Le régime Men'sHealth

27 JOURS POUR SCULPTER VOTRE CORPS
RETROUVEZ UN CORPS D'ATHLÈTE,
RESTEZ AU TOP DE VOTRE PHYSIQUE !

STEPHEN PERRINE

ADAM BORNSTEIN, HEATHER HURLOCK,

et les éditeurs de *Men's Health*

hachette
FORME

Les informations réunies dans cet ouvrage doivent compléter et non remplacer un suivi médical et/ou les enseignements d'un professeur de musculation agréé. Toute forme d'exercices physiques présente des risques. L'éditeur et les auteurs conseillent aux lecteurs de prendre toutes les précautions et toutes les mesures de sécurité nécessaires, et de bien respecter leurs limites physiques. Avant de pratiquer les exercices de ce livre, assurez-vous de la qualité et du bon état de votre équipement ; ne prenez pas de risques au-delà de vos aptitudes, de votre condition physique et de votre niveau d'entraînement.

Les programmes de régime et d'exercices physiques proposés ici ne visent pas à se substituer aux prescriptions d'un médecin. Avant de débuter le régime et le programme de remise en forme *Men's Health*, parlez-en à votre médecin.

Les références faites à des entreprises, organisations ou autorités dans ce livre n'impliquent aucune prise de position de la part des auteurs ou de l'éditeur. Celles-ci ne signifient pas non plus que lesdites entreprises, organisations ou autorités cautionnent cet ouvrage, ses auteurs ou l'éditeur. Les adresses Internet mentionnées dans ce livre ont été vérifiées au moment de la mise sous presse.

Édition originale publiée aux États-Unis d'Amérique par Rodale Inc. en janvier 2011, sous le titre *The Men's Health® Diet: 27 Days to Sculpted ABS, Maximum Muscle & Superhuman Sex!*

© 2011, 2012, Rodale Inc.

Men's Health© est une marque déposée de Rodale Inc.
Conception graphique : direction artistique du département Édition sous licence de *Men's Health* et de *Women's Health* ; Mark Michaelson, Elizabeth Neal, Laura White et Mike Smith, avec George Karabotsos
Photographies intérieures : Mitch Mandell / Coiffure et maquillage : Colleen Kobrick
Photographie de couverture : Beth Bischoff

Édition française
© Hachette Livre (Hachette Pratique), 2013, Paris
Traduction : Karine Descamps
Révision : Dorica Lucaci
Relecture : Claire Fontanieu
Mise en page : Patrick Leleux PAO
Fabrication : Amélie Latsch
Partenariats : Sophie Morier (smorier@hachette-livre.fr)

Toute représentation ou reproduction, intégrale ou partielle, faite sans le consentement de l'auteur, ou de ses ayants droit ou ayants cause, est illicite (art. L 122-4 du Code de la propriété intellectuelle). Cette représentation, ou reproduction, par quelque procédé que ce soit, constituerait une contrefaçon sanctionnée par l'article L. 3345-2 du Code de la propriété intellectuelle.

Achevé d'imprimer en janvier 2013 par Rodesa (Espagne)

Pour l'éditeur, le principe est d'utiliser des papiers composés de fibres naturelles, renouvelables, recyclables et fabriquées à partir de bois issus de forêts qui adoptent un système d'aménagement durable. L'éditeur attend également de ses fournisseurs de papier qu'ils s'inscrivent dans une démarche de certification environnementale reconnue.

Dépôt légal : mars 2013
23-39-0942-01-5
ISBN : 978-2-01-230942-5

Pour Jennifer

LE RÉGIME Men'sHealth

Sommaire

**PRÉFACE DE DAVID ZINCZENKO,
RÉDACTEUR EN CHEF DU MAGAZINE *MEN'S HEALTH*** IX

INTRODUCTION XI
UN CORPS FERME

CHAPITRE 1 1
REMPORTEZ LA BATAILLE CONTRE LA GRAISSE
Soyez prêt à contrôler et à transformer votre vie grâce au régime *Men's Health*.

CHAPITRE 2 17
OÙ EN ÊTES-VOUS DE VOTRE FORME ?
Réalisez le test de forme de *Men's Health* et découvrez vos points forts et vos points faibles.

CHAPITRE 3 39
LE CORPS MASCULIN À 20, 30, 40 ANS ET PLUS !
Tout ce que vous devez savoir sur votre corps... osez le demander !

CAHIER SPÉCIAL 67
ANATOMIE D'UN EMBONPOINT
Cinq raisons pour lesquelles vous pourriez rester gros.

CHAPITRE 4 89
LES PLUS SÉRIEUX DES RÉGIMES N'EN SONT PAS
Comment transformer la graisse en muscle sans renoncer à quoi que ce soit.

CHAPITRE 5 99
COMMENT AMENER VOTRE CORPS À BRÛLER LES GRAISSES
Répondez de la meilleure façon possible face à la prise de poids : augmentez votre masse musculaire.

CHAPITRE 6 117
RÈGLES À SUIVRE POUR AVOIR UN CORPS D'ATHLÈTE
Des règles simples pour être en pleine forme très longtemps.

SOMMAIRE

CHAPITRE 7 .... **139**
MINCISSEZ RAPIDEMENT !
Découvrez les 8 groupes d'aliments indispensables du programme nutritionnel de *Men's health* qui donneront un coup de fouet à votre régime !

CAHIER SPÉCIAL **163**
24 SOLUTIONS ALIMENTAIRES INTELLIGENTES
Pour gérer au mieux les situations de stress, depuis l'angoisse des grandes réunions au trac du non moins grand rendez-vous amoureux.

CHAPITRE 8 .... **175**
PROGRAMME DE MUSCULATION *MEN'S HEALTH*
Le meilleur entraînement qui soit, en salle ou à l'extérieur

CHAPITRE 9 .... **197**
SI VOUS NE VOUS AMUSEZ PAS, VOUS N'Y ARRIVEREZ PAS
Comment adapter le programme de musculation *Men's Health* à vos besoins et vous assurer que vous n'aurez jamais mal, que vous ne serez jamais fatigué et que vous ne vous ennuierez jamais !

CHAPITRE BONUS **219**
LE PROGRAMME MINCEUR ET MUSCULATION POUR ATTEINDRE L'EXTASE
Avec des aliments bien choisis, des exercices adaptés et de bons conseils pour se sortir d'une impasse.

CHAPITRE 10 .... **235**
DES ALIMENTS POUR TOUS LES JOURS
Pour ne faire l'impasse sur aucun groupe d'aliments

CHAPITRE 11 .... **253**
LES RECETTES DU RÉGIME *MEN'S HEALTH*
Des préparations savoureuses pour combattre la graisse et nourrir vos muscles.

INDEX **282**

PRÉFACE

J'ai perdu mes poignées d'amour pour la gloire de l'Amérique.

Ceci est une histoire vraie. Adolescent, j'étais enveloppé, et il m'a fallu un passage par la Navy pour retrouver la ligne en un rien de temps, puis une carrière au *Men's Health* pour la conserver.

Comment mon ventre était-il apparu ? Comme chez beaucoup de gens : je l'ai aidé. Ma mère travaillant l'après-midi, il n'y avait donc personne à la maison pour me récupérer quand je sortais du bus scolaire. Je revenais chez moi, m'affalais dans la cuisine et grignotais ; parfois de bons casse-croûte que je rapportais du fast-food, d'autres fois des biscuits, des chips ou des bonbons que mon frère aîné, Éric, n'avait pas vus. Cela ne devait pas beaucoup l'intéresser d'ailleurs, car je trouvais des tas de choses à manger... et j'en profitais !

J'en suis arrivé à un point où mon frère, qui amenait des copains à la maison, me montrait du doigt en leur disant d'un ton cynique : « Regardez ce gros animal qui se nourrit ». Merci frangin. En enfonçant ton doigt dans mon ventre bedonnant, tu me rendais service – à présent je le sais.

Depuis, j'ai beaucoup appris sur la physiologie, la nutrition, la forme et la santé. C'est normal quand on est journaliste spécialisé dans la santé. Et, pendant que j'étudiais les revues scientifiques, en cherchant à m'y retrouver dans les graphiques et les tableaux, une loi de biologie que j'avais apprise dans la marine s'est imposée à moi comme une évidence : la loi du plus fort. Ou plutôt le bonheur du plus fort. La sensualité du plus fort. La bonne santé du plus fort. L'assurance du plus fort. Le *ka-ching* du plus fort. Les liens entre le poids d'une personne et sa vie sociale sont largement démontrés par les études scientifiques. Dans votre vie privée ou au travail, nombreuses sont les personnes qui vous jugent en fonction de votre poids et de votre apparence en général.

Je ne porterai pas un jugement de valeur en concluant que cela est bien ou mal, mais tout le monde sait que le parti pris santé existe. Chaque article publié dans le magazine *Men's Health* est au service d'une cause noble : aider les lecteurs à s'améliorer en matière de santé, de forme, de sexe et de succès dans la vie. Et pour en tirer profit, vous pouvez commencer par le poids que vous affichez. Votre destin, c'est votre poids, mes amis !

Alors, quand mon collaborateur Steve Perrine m'a proposé de rédiger *Men's Health – le régime*, pour révéler la sagesse de 20 années de publications en un seul volume, il m'a semblé avoir déjà entendu cela quelque part. Cela me rappelait le défi sournois que m'avait lancé mon frère quand j'étais adolescent, moins la partie sournoise. Pouvons-nous aider nos lecteurs à se montrer à la hauteur des circonstances ? Oui, bien sûr.

Après tout, le *Men's Health* a aidé des dizaines de millions d'hommes dans le monde entier – 32 éditions (et cela continue) – à surmonter leurs difficultés avec leur propre tour de taille. Alors pourquoi ne pas faire glisser tous ces conseils entre les deux couvertures d'un livre et apporter davantage encore à nos lecteurs ?

Steve Perrine en sait plus sur la perte de poids que pratiquement n'importe qui sur cette terre, tant il est investi dans le modèle du *Men's Health*. Désormais – et grâce à ces pages – vous aussi vous pouvez bénéficier des meilleurs conseils pour perdre du poids et vous entraîner. Le ventre plat dont vous rêvez est à votre portée. Et pourquoi pas aussi les tablettes de chocolat ? Nul besoin d'endurer les sarcasmes, comme ceux de mon frère, Éric, pour en arriver là.

David Zinczenko, rédacteur en chef
magazine *Men's Health*

REMERCIEMENTS

Tout a commencé avec la corvée de poubelles, un jour d'été de 1991. Je triais les papiers et journaux à recycler quand je suis tombé sur une offre d'emploi émise par un nouveau magazine, Men's Health, qui serait bientôt suivi par une autre publication, Women's Health. Je me suis rendu à Emmaus, en Pennsylvanie, pour passer un entretien d'embauche. Ma famille m'accompagnait dans mon déplacement.

Je n'ai pas eu le poste.

Heureusement, peu de temps après, un poste s'est libéré au sein du magazine et, depuis lors, j'ai la chance de travailler avec la plus grande équipe de journalistes, d'éditeurs et de professionnels de la santé qu'il m'ait été donné de rencontrer, à savoir :

Maria Rodale et la famille Rodale, qui unissent leurs efforts depuis plus de soixante ans pour nous faire prendre conscience de la relation entre notre santé et notre environnement et qui, par le biais de cet ouvrage, aideront les lectrices à envisager un avenir plus sain ;

David Zinczenko, dont le soutien, les encouragements et l'élégance dans les moments de pression ont rendu possible mes initiatives et celles de beaucoup d'autres chez Rodale Inc ;

Michele Promaulayko, dont la direction a permis à Women's Health de devenir une extraordinaire aventure ;

Leah Flickinger, avec laquelle j'ai co-écrit ce livre ;

George Karabotsos, Debbie McHugh, Laura White, Mark Michaelson, Mike Smith, Theresa Dougherty, Ruth David Konigsberg, Ursula Cary, Mike Zimmerman et le pôle édition chez Men's Health ;

les éditeurs des magazines Men's Health et Women's Health, en particulier Adam Bornstein et Adam Campbell, pour leurs compétences, Clint Carter, pour ses connaissances en matière de nutrition, Bill Phillips et Steve Borkowski, pour leur soutien au niveau du site Internet et du marketing, et enfin Lisa Bain et Peter Moore, pour leur calme et leur professionnalisme ;

l'équipe du magazine Best Life, en particulier Heather Hurlock dont la contribution à cet ouvrage a été très précieuse ;

Chris Krogermeier, Beth Lamb, Erin Williams et l'équipe de Rodale Books ;

Fotoulla Euripidou, Meridith Lampert et Philavong Chanda, pour leur parti pris de ne s'en tenir qu'aux faits avérés ;

Allison Falkenberry, Agnes Hansdorfer, Brett LeVecchio, Erin Clinton et Allison Keane qui m'ont aidé à faire connaître partout dans le monde le régime Men's Health ;

Elaine Kaufman, pour sa sagesse et ses encouragements ;

sans oublier mes filles Dominique, Anaïs et Zoë, sans lesquelles j'aurais beaucoup plus d'argent mais beaucoup moins de bonheur.

INTRODUCTION
UN CORPS FERME

En ce moment-même, une guerre fait rage à l'intérieur de votre corps, une guerre qui oppose vos cellules.

D'un côté, le « gentil » – le muscle. Considérez-le comme votre ami proche, il vous met en valeur, il vous veut du bien. De l'autre côté, le « méchant », le parasite – un certain compère appelé graisse.

La graisse déteste le muscle, et ce sentiment est réciproque. Elle veut le chasser définitivement et prendre toute la place. Vous savez de quel côté vous êtes. Le muscle brûle la graisse pour la transformer en énergie, il est donc nécessaire d'en fabriquer et de le garder pour perdre vos bourrelets et pour vous sculpter le corps fin et tonique dont vous avez toujours rêvé.

Le muscle stimule votre métabolisme et vous aide à brûler les calories jour et nuit. Il booste le taux de testostérone, freine le vieillissement et renforce votre libido. Il vous protège de toutes sortes de maux, depuis les maladies du cœur jusqu'aux douleurs dorsales, de l'arthrite à la dépression, et suscite, au passage, l'intérêt des femmes et des éventuels employeurs. Il vous éloigne aussi des médecins et des agences de recouvrement.

Mais voilà le hic : dans cette guerre, la graisse aura toujours un avantage déloyal. Et le muscle ne peut gagner qu'avec votre aide.

Le régime *Men's Health* vous montrera comment remporter cette bataille. Il vous aidera à vous muscler et à brûler la graisse. Vous atteindrez cet objectif en mangeant les meilleurs aliments sans jamais avoir faim. Il vous aidera à être à la fois plus fort, plus mince et plus robuste. Mais aussi plus séduisant, plus en forme et plus épanoui. Et qui plus est, vous en sentirez les effets pratiquement dès la première bouchée.

Voici donc le programme qui vous aidera à transformer la graisse en muscle une bonne fois pour toutes. Êtes-vous prêt à l'essayer ?

VOUS RENDRE MEILLEUR, VITE !

Le régime *Men's Health* est un programme de nutrition et de remise en forme complet destiné à transformer votre corps rapidement et facilement ou, plus précisément, à aider votre corps à se transformer. Après tout, pourquoi devriez-vous faire tout le travail ? Ce programme corps/esprit complet vous conduira exactement où vous le souhaitez : à la plénitude –ce moment où vous n'aurez jamais été en aussi bonne santé, en aussi grande forme et aussi heureux, et cela pour des décennies.

Vous voulez savoir ce qui est le plus fou dans tout cela ? C'est qu'il n'y a absolument rien de compliqué. Il vous suffit de connaître quelques secrets. Et ces secrets, vous les avez déjà entre les mains.

INTRODUCTION

Vous avez sans doute remarqué que certains hommes ont tout le temps l'air d'être au top de leur forme : bien dans leur corps, les vêtements sans un pli et leurs souliers aussi brillants que les pommettes de Jennifer Aniston. Serait-ce la chance, le talent ou les gènes favorables qu'ils ont hérités ? Toujours est-il qu'ils réussissent. On les retrouve souvent dans les lieux en vue : le Super Bowl, les jeux Olympiques, le classement des plus grandes fortunes, voire dans les clips vidéo de Lady Gaga.

Mais ces messieurs restent une exception. Les chances sont minces pour que vous figuriez aux côtés de top-modèles ou bien d'athlètes, dans la une des magazines. Vous n'avez ni oncle riche, ni coach personnel, ni directeur exécutif et encore moins de contrats de promotion se chiffrant à des millions de dollars. Comme moi, vous êtes un homme normal : vous travaillez dur et vous appréciez sacrément votre temps de loisirs. Vous devez faire face aux exigences et aux besognes du quotidien, tout en étant bombardé de tous côtés par des choix à faire en matière de santé et d'alimentation, choix aussi tordus et compliqués que le bilan de la banque Goldman Sachs.

Tout homme normal qui souhaite se sentir mieux, physiquement et mentalement, a besoin d'un coup de pouce, de quelques petits conseils sur lesquels il puisse compter, comme « un grand frère dans les parages » qui l'aide à se diriger dans les méandres de la vie.

C'est pourquoi j'ai créé le régime *Men's Health*. Depuis près de 25 ans, les hommes qui souhaitent améliorer leur corps et leur vie se tournent vers le magazine *Men's Health* pour y découvrir ce qu'il y a de mieux en matière de fitness, de nutrition et de perte de poids. De sa première parution, en 1987, à la puissance mondiale qu'il est devenu, *Men's Health* recueille, analyse, étudie et peaufine les recherches les plus abouties jamais menées pour sculpter et améliorer le corps masculin de façon à le rendre sain et en pleine forme. Le moindre conseil prodigué est validé par les découvertes scientifiques les plus récentes, par les meilleurs experts et par nos propres tests.

CONSEILS

10 ASTUCES QUI PEUVENT VOUS CHANGER LA VIE
EN 10 SECONDES, VOIRE MOINS

1) Finissez votre lait
Vous pensez faire le plein d'énergie avec vos céréales du matin ? Près de 40 % des vitamines contenues dans les céréales enrichies se dissolvent dans le lait. Si vous ne le terminez pas, vous perdez les nutriments dont vous avez le plus besoin !

2) De l'eau glacée pour être au top
Buvez de l'eau glacée avant et pendant vos exercices. Des études ont révélé qu'un élément froid améliore l'endurance d'environ 23 %. Qui plus est, l'eau glacée contraint votre corps à dépenser des calories pour le réchauffer, tout en stimulant votre métabolisme.

3) Plus haut, bon sang !
Exprimer des émotions en soulevant des poids permet d'augmenter la force musculaire de 25 %. (Bien sûr, le pourcentage de risque de vous faire expulser de votre salle de gym est le même...). Vous serez capable de soulever de 5 à 8 % de poids supplémentaire si votre coach ou votre partenaire vous encourage.

4) Pariez sur vous-même
Pariez 50 euros avec un collègue (choisissez celui qui convoite secrètement votre place) que vous pouvez tenir votre programme d'entraînement pendant 6 mois. Des études montrent que le pourcentage de réussite de ceux qui le font est de 97 %. Autre solution, planifiez vos entraînements, puis mettez 5 euros dans un pot chaque fois que vous pratiquez une séance et conservez-les pour des clubs de golf ou pour un petit voyage.

5) Choisissez le rouge
Le chou rouge contient 15 fois plus de bêta-carotène antiride que le chou vert. Le poivron rouge contient 9 fois plus de vitamine C que le poivron vert.

INTRODUCTION

6) L'asperge contre la « gueule de bois »
Pour atténuer les désagréments d'une gueule de bois, rien ne vaut quelques asperges. Quand des chercheurs sud-coréens ont mis en contact un groupe de cellules de foie humain avec de l'extrait d'asperge, celui-ci a supprimé les radicaux libres et a aussi plus que doublé les effets de deux enzymes responsables de la métabolisation de l'alcool.

7) Écoutez vos pieds
Si vous vous entendez courir, c'est que vous risquez de vous blesser. Ce martèlement, signe d'une petite forme, signifie que vous risquez d'abîmer vos articulations. Échauffez-vous bien avant de commencer et optez, en courant, pour une foulée rapide et glissante. Adaptez la vitesse du footing en fonction de votre forme.

8) Renoncez au pain complet
Mieux encore que le pain complet, préférez le pain de seigle. Des chercheurs suédois ont découvert que 8 heures après avoir consommé du pain de seigle, les gens ont moins faim que ceux qui ont choisi du pain à base de blé entier, ceci grâce à la haute teneur en fibres du seigle.

9) Trichez avec l'haltère
Soulevez un haltère le plus grand nombre de fois possible. Et, quand vous ne parvenez plus à répéter le geste, aidez-vous de votre main libre pour soulever à nouveau l'haltère ; une fois en haut, retirez-la et faites redescendre doucement l'haltère. Des études montrent que les exercices de résistance négative, comme celui-ci, sont plus efficaces pour développer la masse musculaire que les exercices classiques.

10) Séchez-vous de la tête aux pieds
Littéralement. Après la douche, commencez par vous sécher la tête et le cou pour éviter de prendre froid. Plus important encore, vous risquerez moins d'attraper une saleté provenant du plancher de la douche.

Au *Energy Center*, notre propre infrastructure de fitness, nous testons ce qu'il y a de plus récent en matière de techniques, de stratégies et de matériels d'exercice. Dans notre bibliothèque, la plus grande bibliothèque médicale privée au monde, nous disposons d'une base de données qui repère et trie les études publiées dans toutes les revues scientifiques du monde entier. À l'institut Rodale, la ferme expérimentale de 160 hectares gérée par notre maison mère, Rodale Inc., nous dénichons les aliments les plus sains de la planète et découvrons les meilleurs moyens de les cultiver, de les récolter et de les consommer. Qui plus est, dans nos cuisines de test et dans les cafétérias de nos entreprises, nous cuisinons et goûtons ces aliments, à l'aide de recettes que des années de recherche nutritionnelle nous ont permis d'améliorer.

Ce faisant, nous avons découvert que le fitness et la nutrition sont au cœur de tout ce qui permet à un homme de vivre mieux, d'être beau (hommes et femmes trouvent les types minces plus attirants) d'avoir une meilleure assise financière (une étude de l'université de New York a révélé que les personnes pesant 20 kilos de trop gagnaient 20 % de moins que leurs collègues plus minces) et d'avoir sur la vie un regard plus positif (les nutriments, comme l'acide folique et les acides gras oméga-3 dont nous reparlerons dans les chapitres 6 et 7, stimulent l'intelligence, l'humeur, voire l'activité sexuelle).

Ce faisant, nous avons exploité la moindre source d'information pour trouver des réponses à chaque situation à laquelle l'homme moderne doit faire face, qu'il s'agisse d'un rasage de près (de préférence après la douche pour que la vapeur ait le temps d'adoucir la barbe), de faire des abdos dans des conditions optimales (les études montrent que vous pouvez faire 17 % d'abdos en plus si vous êtes correctement hydraté) ou de se convaincre de manger moins (des scientifiques de l'université du Massachusetts ont découvert que les personnes qui éteignent la télé avant de se mettre à table absorbent en moyenne 288 calories en moins). Grâce à cette foule d'informations pratiques qui vous permettent de faire évoluer votre mode de vie, ce simple magazine est devenu une grande marque mondiale avec 38 éditions internationales, 20 millions de lecteurs à travers le monde et plus de 85 millions de pages vues par mois sur son site Internet. C'est aussi ce type de recherches reconnues qui a permis l'élaboration des *Règles à suivre pour avoir un corps d'athlète* – la colonne vertébrale du régime *Men's Health* – et des 101 conseils pour changer de vie, qui émaillent ce livre.

Quand je vous dis que la distance qui vous sépare de celui que vous êtes maintenant et de celui que vous voulez devenir est bien plus courte que vous ne le pensez !

UN PROGRAMME EXTRAORDINAIRE POUR DES HOMMES ORDINAIRES

Selon une étude de l'université du Connecticut, les hommes prennent en moyenne 450 g de graisse par an entre 25 et 45 ans. Cela représente très peu d'une année sur l'autre, mais sur plusieurs années, l'addition est lourde – et ce processus semble inévitable et imparable, surtout si vous êtes à la moitié du chemin. Il est toutefois possible de modifier le cours des choses sans pour autant devoir bouleverser vos habitudes. Des scientifiques du département de l'Agriculture des États-Unis ont étudié les habitudes alimentaires de 8 837 adultes et ils ont découvert que, dans le cadre d'une journée ordinaire, un adulte en surpoids consommait à peine plus de 100 calories de plus qu'une personne ayant un poids normal – soit l'équivalent d'un biscuit avec le café de l'après-déjeuner.

Vous avez dit 100 calories ? Seulement ? Pourquoi avoir le corps dont nous rêvons est-il alors aussi difficile pour la plupart d'entre nous ? Pourquoi nous sentons-nous à des lieues des Pitt,

Damon et autres Manning de ce monde ? Parce que nous vivons dans un monde de « mauvais » : mauvais conseils, mauvais choix et, surtout, mauvaise alimentation (y compris bon nombre de produits commercialisés sous l'appellation « aliments diététiques »). En réalité, croire que les producteurs d'aliments veillent sur votre corps relève de la naïveté. Grâce au manque cruel d'aliments sains, plus de 7 hommes sur 10 avec lesquels vous êtes allés au lycée sont trop gros ou obèses (s'ils n'étaient déjà pas comme ça quand vous étiez assis à côté d'eux en cours). En France, l'obésité infantile a quasiment doublé dans les dix dernières années. Et les statistiques sont encore plus accablantes dans des pays comme les États-Unis. Quelle en est la raison ? Il ne s'agit certainement pas d'un tsunami de graisse qui nous aurait submergés. Ce ne sont que quelque 100 calories par jour. Aujourd'hui, hier, avant-hier...

Alors, devinez ! Demain est un nouveau jour qui commence...

VOUS RECONSTRUIRE... EN MIEUX !

Si vous avez déjà essayé des régimes et des programmes de remise en forme, vous connaissez le gros problème auquel tout le monde est confronté : se sacrifier, se rationner et renoncer. Qui aime cela ?

Le régime *Men's Health* est cependant différent à plusieurs titres :

• **VIVRE MIEUX.** L'un des aspects les plus agréables du régime *Men's Health* est que vous pouvez tricher chaque fois que vous en avez envie – dans la mesure où vous trichez au profit de ce qu'il y a de mieux. Les glaces ? Oui. Les hamburgers de fast-food ? Pourquoi pas. Les pizzas à emporter, bien huileuses ? Oui aussi ! Vous pouvez vous faire plaisir autant que vous voulez à une seule petite condition : vous faire plaisir avec le meilleur, à savoir la version la plus goûteuse, la plus équilibrée et la plus saine de vos aliments préférés – y compris ceux des fast-foods (vous trouverez les 250 aliments les plus sains pour hommes – des tranches de saucisson aux frites – au chapitre 10). Vous n'aurez aucun mal à suivre ce régime. Il vous semblera facile lorsque vous découvrirez que vous pouvez manger un hamburger et, en même temps, économiser 800 calories et stimuler votre apport en protéines par de la musculation, en choisissant simplement le meilleur du meilleur.

• **TRAVAILLER AVEC VOTRE CORPS, PAS CONTRE LUI.** Les découvertes scientifiques récentes montrent que, lorsqu'il s'agit de l'alimentation, tout est question de timing. En effet, le corps passe par plusieurs étapes en une journée pour brûler de la graisse, augmenter sa masse musculaire, s'affiner et se fortifier. Il lui faut simplement le bon carburant au bon moment. C'est pourquoi nous vous recommandons de consommer la plupart de vos calories au cours de la première moitié de la journée. Connaissant l'heure propice pour prendre vos repas, vous améliorez vos chances pour prendre du muscle et perdre du poids en un temps record.

• **MANGER PLUS ET NON MOINS.** Certes, mais il s'agit des meilleurs aliments, ceux dont votre corps a besoin. Consommer la quantité de nourriture que votre corps réclame est un vrai défi, puisque la nourriture est le carburant qui permettra de brûler la graisse et de se façonner des muscles fins et forts. C'est la philosophie qui étaie ce que nous appelons le programme de nutrition *Men's Health*, que vous découvrirez dans les pages qui suivent.

• **SE RENFORCER ET SE MUSCLER.** Si un grand nombre de régimes arrivent à amoindrir le corps en cherchant à réduire le poids par tous les moyens possibles, le régime *Men's Health* ne vise qu'à l'améliorer. Vous découvrirez plus loin les détails de la guerre qui

> **CONSEIL N° 1**
>
> **Réduisez le carton.** Le fait de manger dans des assiettes en carton avec des ustensiles en plastique aurait tendance à considérer la nourriture comme une simple collation, alors que la même nourriture servie dans de « vraies » assiettes est davantage perçue comme un repas. Résultat : ceux qui mangent dans des assiettes en carton ont tendance à manger de nouveau peu de temps après.

se livre dans votre corps entre la graisse et les muscles. Celui qui gagnera ce combat déterminera non seulement ce à quoi va ressembler votre corps, mais aussi combien de temps il continuera à fonctionner au mieux.

Alors, soyez prêt à motiver les troupes !

• **PRENDRE DU PLAISIR.** Le programme de musculation *Men's Health* (voir le chapitre 8) ne repose pas sur la sueur et le sacrifice. Bien entendu, on attend de vous un peu de travail, mais une fois que vous aurez compris les principes physiologiques de la gestion du stress et du repos actif – que vous pratiquiez le cerceau, que vous jouiez à chat, que vous dévaliez les pentes ou que vous pêchiez la truite arc-en-ciel – vous verrez qu'il est essentiel de s'amuser pour atteindre son objectif forme.

PRÊT À CHANGER DE MODE DE VIE ?

En ma qualité de rédacteur de *Men's Health* depuis près de 20 ans, j'ai la chance de faire partie de la meilleure équipe éditoriale en matière de santé et de fitness qui existe. Mais je suis aussi un exemple de succès de la méthode *Men's Health*.

J'ai rejoint l'équipe éditoriale au début des années 1990 quand le magazine commençait à décoller. Comme beaucoup dans le secteur de l'édition, j'émettais quelques réserves quant au succès d'un magazine santé pour les hommes. La santé, la forme et la nutrition n'étaient pas vraiment les sujets de prédilection des « vrais » hommes qui préféraient parler de sport, de politique, de femmes et d'actions en bourse. Et si vous vouliez perdre du poids ou vous sentir en meilleure forme, vous vous mettiez au « jogging » ou vous suiviez le dernier régime à la mode... en secret. Et il arrivait même que ça marche. Mais pas si souvent, ni d'ailleurs pour longtemps.

C'était un peu mon cas au début des années 1990. Comme beaucoup de gens, je mangeais des aliments pauvres en matières grasses et je comblais mon manque d'énergie en faisant le plein de glucides. Une grosse journée le lendemain ? Une énorme assiette de pâtes (sans huile d'olive, s'il vous plaît !) et le tour était joué pour rester en forme. Et au moment du coup de barre de 15 h ? Je m'achetais deux bagels au lieu d'un à la boulangerie du coin – pas de matières grasses, pas de problème, n'est-ce pas ?

> **CONSEIL N° 2**
>
> **Préservez vos os.** Des recherches montrent que les oméga-3 contenus dans le saumon stimulent la densité osseuse. La prochaine fois que vous faites un barbecue, préférez des pavés de saumon aux côtes de bœuf.

(J'ignorais alors que j'engrangeais 600 calories supplémentaires par jour !) Finalement, à 27 ans, ma taille de pantalon était passée au 46/48, soit 12 cm de tour de taille en plus par rapport à ma première année d'université.

En effet, l'été dernier, alors que j'aidais ma fille à faire ses bagages pour son grand départ à l'université, j'ai retrouvé une photo d'elle prise le jour de sa rentrée à la maternelle. Ma première réaction a été de me demander : « Mais pourquoi pose-t-elle à côté de Michael Moore ? ». Puis de m'écrier : « Sacré nom d'un gros mangeur de Jell-o[1] ! Mais c'est moi ! ».

---

1. **Jell-O** est la marque déposée par Kraft Foods pour un dessert de gélatine multicolore.

Enfin, ce n'est plus moi. Depuis, grâce aux conseils minceur, nutrition, forme et gestion du stress que nous publions chaque mois, mon corps ressemble davantage à celui que j'avais à 17 ans qu'à 27. (Et je porte de nouveau la taille 40 malgré mes 47 ans). Le magazine *Men's Health* a littéralement bouleversé ma vie. Et il change celle de dizaines de milliers d'autres hommes. Maintenant, c'est votre tour.

Dans le cadre de cette guerre, la graisse aura toujours un avantage déloyal. Le muscle ne peut gagner qu'avec votre aide. Le régime *Men's Health* vous expliquera comment remporter cette bataille.

LE RÉGIME Men'sHealth

LE GRAND SAUT
VOICI UN APERÇU RAPIDE DES GRANDS PRINCIPES DU RÉGIME *MEN'S HEALTH*

COMMENT MINCIR VITE ET BIEN :
LE PROGRAMME DE NUTRITION *MEN'S HEALTH*

CE QUE NOUS MANGEONS Le régime Men's Health repose sur 8 groupes d'« aliments indispensables », c'est-à-dire des aliments reconnus d'un point de vue scientifique pour vous aider à mincir rapidement. Voici ce que vous devez retenir :

Céréales riches en fibres
Avocats, huiles et matières grasses saines
Épinards et légumes-feuilles
Dinde et viandes maigres

Légumineuses
Œufs et produits laitiers
Pommes et autres fruits
Noix et graines

 Protéines de qualité, acide folique pour la bonne humeur, oméga-3 pour le développement du cerveau et glucides riches, tels que les fruits et les légumes.

 Glucides raffinés, sel, sirop de glucose riche en fructose et autres édulcorants, et acides gras trans.

QUELLE QUANTITÉ CONSOMMER Au lieu de compter les calories ou de vous compliquer la vie avec la quantité, remplissez votre assiette d'aliments riches en nutriments et en fibres ; soyez attentifs aux signaux que lance votre organisme et mangez jusqu'à ce que vous soyez repu. Pour les quantités, référez-vous à votre main. Littéralement :

VIANDES : la taille de votre paume
FRUITS ET LÉGUMES : la taille d'un poing serré
HUILES ET AUTRES MATIÈRES GRASSES SAINES : une cuillère à café de la taille de l'extrémité de votre pouce, à partir de l'articulation
LÉGUMES : tout ce qui tient dans la paume de votre main
CÉREALES : la taille d'un poing serré
PRODUITS LAITIERS : la taille de votre paume

5 REPAS | CALORIES PAR REPAS | | **+ BOISSONS/DESSERT** 200 | |

PETIT DÉJEUNER	COLLATION	DÉJEUNER	COLLATION	DÎNER
500 à 700	200 à 300	400 à 500	200 à 300	500 à 600

INTRODUCTION

Avec le régime *Men's Health,* vous mangerez plus et non moins. En suivant les règles pour avoir un corps d'athlète, vous fournirez à votre organisme les nutriments dont il a besoin pour entretenir votre métabolisme, vous vous débarrasserez des poignées d'amour et vous vous fabriquerez un corps fin et musclé pour longtemps. Voici un avant-goût du programme forme et nutrition.

LE PROGRAMME DE MUSCULATION *MEN'S HEALTH*

Le programme de musculation *Men's Health* va accélérer votre perte de poids et vous aidera à vous fabriquer des muscles secs[2] et puissants. Il s'agit d'un nouveau programme d'entraînement révolutionnaire, qui repose sur le temps et non sur des séries et des répétitions barbantes. Vous passerez rapidement d'un exercice de résistance à l'autre, en effectuant le plus de répétitions possible en 30 secondes, puis en marquant un temps de pause de 15 secondes avant de passer à l'exercice suivant.

SÉANCES POIDS ET HALTÈRES PAR SEMAINE : 3

DURÉE DES EXERCICES EN MINUTES : 30

AUTRES EXERCICES POUR BRÛLER LES GRAISSES : choisissez parmi un ensemble d'activités de loisir – pratiquer l'escalade, jouer au golf ou au ballon avec les enfants du quartier. Une séance hebdomadaire « d'activité de détente » est obligatoire dans le cadre de votre nouveau programme d'entraînement !

LES RÈGLES *MEN'S HEALTH* POUR AVOIR UN CORPS D'ATHLÈTE

RÈGLE 1 : « Je mangerai des protéines au cours de chaque repas et de chaque collation ». (Consommez-en de 10 à 15 g par collation, 30 g par repas.)

RÈGLE 2 : « Je ne prendrai pas le pire des petits déjeuners au monde ». (Le pire étant de ne pas en prendre.)

RÈGLE 3 : « Je mangerai avant et après ma séance d'exercices ». (Optez pour un mélange de protéines et de glucides.)

RÈGLE 4 : « Je mangerai tout ce qui pousse sur un arbre ». (Mangez autant de fruits, de légumes, de noix et de haricots que votre estomac peut supporter.)

RÈGLE 5 : « Je mangerai de la salade même si cela m'évoque trop les filles qui veulent maigrir ». (Servez-la en accompagnement du repas et non en guise de repas.)

RÈGLE 6 : «Je ne boirai pas d'eau sucrée ». (Faites attention aux calories contenues dans les boissons.)

RÈGLE 7 : « Je respecterai ces règles à la lettre à 100 %... non, plutôt à 80 % du temps. (Trichez autant que vous voulez ! Nous allons vous montrer comment.)

---

2. C'est-à-dire puissants mais non volumineux.

LE RÉGIME Men'sHealth

1 REMPORTEZ LA BATAILLE CONTRE LA GRAISSE

SOYEZ PRÊT À CONTRÔLER ET À TRANSFORMER VOTRE VIE GRÂCE AU RÉGIME MEN'S HEALTH.

Si, comme la plupart des hommes, vous luttez pour contrôler votre poids et pour conserver la silhouette fine et musclée de vos 20 ans, le régime *Men's Health* vous aidera à atteindre votre objectif. Votre corps est une machine incroyable : préparez-vous à la mettre en route !

LE RÉGIME Men'sHealth

La première étape, et la plus simple, pour obtenir le corps dont vous avez toujours rêvé consiste à changer vos habitudes alimentaires.

Malcom Aylward, qui a perdu plus de 8 kg en 6 semaines et tonifié entièrement son corps grâce au régime *Men's Health*, le résume parfaitement : « Si vous voulez améliorer votre condition physique, ce régime fait 80 % du travail. Vous pouvez faire tous les exercices que vous voulez, si vous ne mangez pas correctement, vous n'obtiendrez pas les résultats escomptés. » Et il a raison. Selon une étude récente, deux hommes sur trois (soit 61 %) entre 35 et 74 ans sont en surpoids (indice de masse corporelle supérieur à 25) et, plus alarmant encore, un Français sur cinq (20,6 % pour les hommes) est obèse (indice de masse corporelle supérieur à 30). L'obésité est devenue une menace pour la santé publique, les coûts des soins liés au surpoids (problèmes cardiovasculaires, diabète...) augmentant régulièrement. Et le problème n'est pas spécifique aux pays européens ; les pays nord-américains ont été atteints par ce fléau avant nous. D'après certaines estimations, d'ici 2030, près de 2 milliards de personnes autour du globe seront en surpoids ou obèses et, parmi eux, 50 % des Américains.

> **CONSEIL N° 3**
>
> **Trouver la bonne alchimie.** Les hommes dont le sang contient un taux élevé de bisphénol-A (BPA) présentent de 2 à 4 fois plus de risque d'avoir un sperme de mauvaise qualité. Pour faire baisser ce taux de BPA, réduisez votre consommation d'aliments en conserve et renoncez aux boissons conservées dans un récipient en plastique du code #7.

Vous pensez donc qu'il vous suffit d'arrêter les barres chocolatées et de courir davantage ? Pas vraiment. Les gourous des régimes vous diront que tout est question de volonté et qu'il est impératif de changer radicalement votre mode de vie pour retrouver la forme. C'est faux. Le fait est que la plupart de ces programmes *régime/exercices* fonctionnent uniquement sur le court terme. Et si vous échouez ? On vous dira que c'est sans doute de votre faute, car vous avez manqué de volonté pour réussir.

REMPORTEZ LA BATAILLE CONTRE LA GRAISSE

Il a perdu 12 kilos de graisse pure !

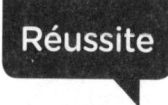

« Je me suis fabriqué des tonnes de muscles secs ! »

NICHOLAS MAAS, 26 ans, Granite City, Illinois

POIDS INITIAL : **98** KILOS/POIDS APRÈS 6 SEMAINES : **86** KILOS. L TAILLE : **1,73** M

Nicholas Maas n'aurait jamais pensé pouvoir mincir tout en développant sa masse musculaire. Quand il a découvert le régime *Men's Health*, il s'est simplement dit « pourquoi pas». Mais il a été ébahi par les résultats – surtout après seulement 27 jours.

« Je mangeais déjà de façon équilibrée puisque je voulais mincir le plus possible » dit-il. Mais au cours des 27 premiers jours du programme, il a eu l'impression de « se faire du muscle beaucoup plus facilement », ajoute-t-il. «J'étais plus souvent de bonne humeur. Alors je dirais que mon alimentation était parfaite ».

Ce qui fait que ce régime était facile à suivre – et ce qui a permis à Nicholas de voir les résultats escomptés – c'est la règle des 80 %. « C'était une approche beaucoup plus détendue que ce que je connaissais. On n'a pas faim et on choisit les aliments, ce qui donne cette petite sensation de plaisir. »

Se débarrasser des poignées d'amour – ET VITE !

Seulement 6 semaines après avoir débuté le régime *Men's Health*, Nicholas confie qu'il n'est plus loin de son objectif : un corps mince et plus ferme. Il remarque déjà un renforcement de sa masse musculaire, une perte de poids et de graisse, notamment au niveau du ventre, et une diminution du stress. Les amis et la famille de Nicholas sont impressionnés par l'évolution de sa silhouette. « Ils me trouvent en pleine forme et les gens qui ne m'avaient pas vu depuis longtemps n'en reviennent pas ». Mieux encore, en voyant son corps se transformer, il commence à reprendre confiance en lui. Nicholas conserve une photo de lui à côté de son miroir : « J'avais besoin de ça pour me motiver ».

Le régime *Men's Health* a été conçu pour changer la donne et vous aider à redonner à votre corps la forme qu'il devrait avoir – une machine à fabriquer du muscle et à brûler de la graisse.

En seulement 6 semaines, vous pouvez perdre jusqu'à 7 ou 8 kilos – voire plus ! – tout en développant votre masse musculaire, et vous sculpter un corps de rêve. Et pour parvenir à cet objectif, vous ne devrez pas changer radicalement de mode de vie, car le régime *Men's Health* a été conçu en pensant à vous : à votre corps, à votre emploi du temps, au temps dont vous disposez. Les principaux éléments de ce programme se composent de 7 règles simples à suivre, que nous avons appelées « règles pour avoir un corps d'athlète ».

Ces 7 règles vous permettront de faire les bons choix en matière d'alimentation pour votre organisme sans faire d'énormes sacrifices. (Règle 2 : « Je ne prendrai jamais le pire des petits déjeuners ». C'est tout ce dont vous avez besoin pour commencer à remodeler votre corps). Si vous suivez ces « règles pour avoir un corps d'athlète », mincir sera simple, presque... automatique ! Qui plus est, vous pourrez créer vos repas selon le programme de nutrition *Men's Health* – un groupe de huit « aliments indispensables », très sains, qui vous feront mincir plus vite tout en renforçant votre apport d'énergie et en améliorant votre humeur. (Pour plus d'informations sur ces aliments, reportez-vous au chapitre 7 !). Et pour vous faciliter la vie, nous vous proposons des recettes à base de nouveaux aliments « mangeurs de graisse » et une liste des 250 meilleurs aliments pour les hommes. Vous pouvez en consommer à volonté tout en regardant vos kilos disparaître !

> **CONSEIL N° 4**
>
> **Mangez des noix pour rester en santé.** Selon une étude publiée dans le *Journal of the American Medical Association*, les hommes qui consomment plus de vitamine E – issue d'aliments, non de compléments alimentaires – réduiraient le risque de souffrir de la maladie d'Alzheimer de 67 % par rapport aux autres.

REMPORTEZ LA BATAILLE CONTRE LA GRAISSE

Il a perdu 5 kilos en 6 semaines !

Réussite « J'étais plus en forme chaque jour. »

TERRY WADSWORTH, 61 ans, Edgewater, Floride

POIDS INITIAL : 99 KILOS/POIDS APRÈS 6 SEMAINES : 94 KILOS. L TAILLE 1,82 M

Les 10 derniers kilos sont toujours les plus difficiles à perdre. Et c'était l'objectif de Terry Wadsworth quand il a débuté le régime *Men's Health*. Il a finalement réussi à passer ce cap tout en se forgeant un corps plus sain et plus fin.

Manger mieux

Terry a décidé de tenter le régime *Men's Health*, car il souhaitait avoir des habitudes alimentaires qui correspondent à son mode de vie. Mais il émettait quelques réserves, au début, quant à certaines parties du programme. « Manger avant et après mes exercices, je ne l'avais jamais fait par le passé, il m'a donc fallu faire quelques efforts pour que cela devienne une habitude », dit-il.

Être en forme toute la journée

Le régime a eu un effet positif sur le moral de Terry. Il se sentait non seulement d'humeur plus joyeuse, mais il a aussi remarqué qu'il conservait son énergie pratiquement intacte toute la journée. « Miser sur le petit déjeuner a vraiment fait la différence en ce qui me concerne », confie-t-il. « J'étais en forme toute la journée ». Il ajoute que le fait qu'il se sente bien pendant son régime et qu'il perde du poids de façon régulière l'a aidé à rester motivé.

La récompense : un corps plus mince

À mesure que son régime progressait, Terry voyait son corps mincir et il pouvait entrer dans ses vêtements. Et il n'était pas le seul à remarquer le changement. « Ma famille et mes amis me demandaient ce que je faisais », confie-t-il. « Le régime *Men's Health* m'a permis d'atteindre ces objectifs sans devoir changer radicalement mes habitudes. C'était naturel. »

Revenons à l'histoire de Malcom Aylward. À l'âge de 48 ans, son 1,80 m devait supporter 122 kilos. Il avait passé sa vie à tenter en vain de se débarrasser de tout ce poids en trop. Cela a changé quand il a découvert le régime *Men's Health*.

Malcom avait déjà tenté d'autres régimes par le passé, mais pour la plupart – pauvre en matières grasses, pauvre en glucides, pauvre en tout – il fallait respecter des habitudes alimentaires assez contraignantes. Et s'il reconnaît avoir perdu du poids en suivant ces régimes, il ne se sentait pas bien du tout. « J'avais toujours mal à l'estomac et c'était comme si je n'avais plus de force, plus d'énergie », confie-t-il. Qui plus est, les médecins lui ayant diagnostiqué un diabète de type 2 peu de temps avant, Malcom avait senti que ces habitudes alimentaires ne l'aidaient en aucun cas à maîtriser son taux de glycémie ni les autres symptômes de la maladie.

Grâce au régime du *Men's Health*, le taux de glycémie est revenu à la normale au fur et à mesure que la taille de ses pantalons s'amenuisait. En associant le programme de nutrition *Men's Health* avec des exercices réguliers, son corps s'est fortifié et il est devenu plus athlétique. Ses amis et son entourage lui ont fait remarquer qu'il avait l'air plus jeune et plus en forme. Il se sentait moins stressé et abordait chaque journée avec plus d'énergie qu'auparavant.

Un régime peut-il vraiment vous aider à transformer radicalement votre mental et votre corps ? Absolument.

Manger plus sans avoir jamais faim

C'est une réalité au sujet de la plupart des régimes : ils sont voués à l'échec. Si vous avez déjà suivi un régime strict, vous savez de quoi je parle. Ces régimes mettent l'accent sur les « bons » et les « mauvais » aliments, ils vous imposent de compter sans arrêt vos calories ou d'éliminer complètement certains groupes d'aliments.

Votre organisme ne peut cependant pas être privé de certains aliments trop longtemps. Tôt ou tard, à force de refouler votre envie d'une part de pizza au fromage, vous risquez de commettre l'irrémé-

REMPORTEZ LA BATAILLE CONTRE LA GRAISSE

Malcom a fait reculer son diabète en 6 semaines !

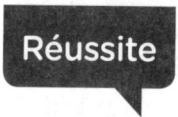 « Je me sens plus fort, plus athlétique ».

MALCOLM AYLWARD, 48 ans, Machesney Park, Illinois

POIDS INITIAL : **111** KILOS/POIDS APRÈS **6** SEMAINES : **103** KILOS. L TAILLE **1,85** M.

Malcom Aylward a découvert le régime *Men's Health* sur le site menshealth.com après avoir regardé la série télévisée américaine *Spartacus : Le Sang des Gladiateurs*. « Je me suis dit que si les acteurs pouvaient transformer leur corps aussi rapidement pour ce type de rôle, il n'y avait aucune raison pour que je ne puisse pas moi aussi y arriver », confie-t-il.

Une forme hollywoodienne
Malcom a débuté le régime *Men's Health* en même temps que le programme de musculation *Men's Health*. Autrefois trop fatigué pour faire quoi que ce soit après le travail, il a désormais l'énergie suffisante pour effectuer ses exercices le soir. « Je me sens plus fort, plus athlétique ». dit-il. « Les tâches du quotidien, comme tondre la pelouse, me semblent plus faciles, car je suis en meilleure forme physique ». Son entourage a vite remarqué l'évolution de son corps et de son humeur.

Des bienfaits inattendus
Malcom souffrait d'un diabète de type 2 et avait du mal à réguler son taux de sucre dans le sang. Ces problèmes ont cependant disparu après avoir commencé le régime. Le programme de nutrition, préconisant de diviser ses repas en 5 petits repas dans la journée pour garder son taux de glucose constant, coïncidait bien avec son traitement contre le diabète. Malcom est même parvenu à renverser le diagnostic de la maladie !

L'objectif d'une vie
Grâce au régime *Men's Health*, Malcom a réussi ce qu'il avait toujours espéré sans pouvoir y arriver : perdre du poids. « Je me suis dit qu'il était temps de changer la donne », confie-t-il. D'atteindre le poids dont j'ai toujours rêvé. Et voilà où j'en suis. Je dois poursuivre, je ne suis pas encore arrivé au bout du rêve, mais je suis déjà à des années-lumière de la personne que j'étais auparavant ».

diable... et de dévorer la pizza entière. La bonne nouvelle avec ce régime, c'est que rien ne vous est interdit.

Vous pourrez même prendre jusqu'à 5 repas et collations par jour en utilisant 8 groupes d'aliments indispensables qui vous aideront à atteindre votre objectif minceur. Vous saurez tout sur ces aliments si vous lisez le chapitre 7. En associant judicieusement l'ensemble des aliments riches en fibres qui renforcent la sensation de satiété, vous mangerez plus, mais vous consommerez moins de calories : la formule idéale pour perdre du poids.

Cette formule a largement fait ses preuves. Dans le cadre d'une étude publiée en 2007 dans l'*American Journal of Clinical Nutrition*, des chercheurs ont comparé des données sur la perte de poids en divisant les participants en deux groupes. On a demandé au premier groupe de consommer un grand nombre d'aliments complets (comme ceux qui figurent dans le programme mentionné), au second de suivre un régime pauvre en matières grasses. Résultat : les participants du groupe 1 ont consommé 25 % de nourriture en plus et ont pourtant perdu en moyenne 2,5 kilos de plus. Pourquoi ? Ils consommaient moins de calories tout en étant repus grâce au taux élevé de nutriments et d'eau que contenaient les aliments.

Il se produit exactement la même chose quand vous suivez le régime *Men's Health*, car vous remplacez les calories indésirables par des calories nourrissantes. En effet, d'après une étude publiée dans le *Journal of Food Composition and Analysis*, près d'un tiers des aliments que la plupart des gens consomment ne vaut absolument rien.

Cinq types d'aliments – friandises et desserts, boissons sans alcool, boissons à base de fruits, biscuits salés et alcool – représentent 30 % de nos calories (rien que le soda représente plus de 7 % de la moyenne quotidienne des calories consommés par une personne !).

Il a perdu 5 kilos en 6 semaines !

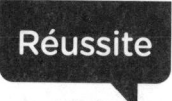

« J'ai gagné du temps et obtenu de meilleurs résultats ».

PEISHU LI, 48 ans, Plano, Texas

POIDS INITIAL : **77** KILOS/POIDS APRÈS 6 SEMAINES : **72** KILOS. L TAILLE **1,55** M

Peishu Li a débuté le régime *Men's Health* dans le but d'atteindre les 72 kilos, voire moins – tout en cherchant un moyen de rester en bonne santé et de bien manger. Tout lui a réussi.

Trouver un programme souple

Peishu avait déjà préparé sa nourriture qu'il consommait sous forme de plusieurs petits repas tout au long de la journée. Les « règles pour avoir un corps d'athlète » – les 7 recommandations qui définissent le régime *Men's Health* – lui ont paru simples à intégrer dans son planning.
« Personnellement, les régimes stricts qui s'appuient sur le calcul du nombre de calories sont tout bonnement barbants, peu pratiques et difficiles à respecter ».

Les exercices en famille

L'épouse de Peishu a été tellement impressionnée par la perte de poids de son mari qu'elle a décidé de se joindre à lui. Peishu affirme que le programme de musculation l'a aidé à rendre ses séances d'exercices plus efficaces. « Il m'a pratiquement fait gagner du temps, puisque, avant, je m'entraînais 4 fois par semaine pendant près de 2h par séance ». Le programme de musculation *Men's Health* a donné de meilleurs résultats et j'ai réduit le nombre d'entraînements à 3 par semaine, à raison de 30 minutes par séance ».

Des changements pour la vie

Peishu est devenu plus mince et le développement de sa masse musculaire est visible. Il se sent plus en forme tout au long de la journée et sa tension artérielle est revenue à un taux normal.
« J'ai définitivement intégré le régime *Men's Health* dans mon alimentation et je continue de mener une vie saine et équilibrée », confie-t-il.

Pour perdre du poids, le secret est de manger plus et non moins, à condition de privilégier les aliments riches en nutriments et pauvres en calories vides et en ingrédients qui favorisent la graisse. C'est ce que nous vous proposons avec le régime *Men's Health*. Vous fournirez à votre organisme les meilleurs aliments, à savoir, les plus savoureux, les plus sains, et les versions les plus saines de ceux dont vous raffolez – par exemple, des tacos à emporter au lieu des hamburgers préparés au barbecue. Et si vous avez envie de consommer autre chose que les « aliments indispensables » ? Trichez à l'envi, mais en choisissant à chaque fois les meilleurs aliments (qu'il s'agisse des hamburgers de fast-food ou des pizzas à emporter). Et je vous ai largement facilité la tâche : grâce à ma liste des 250 meilleurs aliments pour les hommes (voir le chapitre 10), vous serez en mesure de personnaliser ce programme en fonction de vos goûts, de vos objectifs et de votre mode de vie !

Fi de la graisse, place au muscle !

Dans bon nombre de régimes, le nombre de calories est limité, ce qui constitue le meilleur moyen de perdre des kilos en peu de temps et de les reprendre aussi vite, et pour longtemps.

Vous connaissez sans doute le terme « régime yoyo », mais vous ignorez peut-être ce que provoque cet effet yoyo. C'est l'évolution qu'il faut blâmer. Quand l'homme des temps anciens avait du mal à trouver de la nourriture – en raison d'une sécheresse prolongée, d'une période glaciaire ou d'un manque d'arcs et de flèches dans les échoppes du Néandertal – pour surmonter ces temps difficiles, son organisme utilisait sa réserve de masse corporelle et ainsi ses organes vitaux continuaient de fonctionner.

Et devinez quel tissu l'organisme brûle-t-il en premier ? Le muscle.

Voici pourquoi : le muscle brûle beaucoup de calories – jusqu'à 6 par jour par 500 g sans faire quoi que ce soit. En revanche, la graisse ne brûle que 2 calories par jour. Par conséquent, si votre corps a très faim et qu'il a besoin de perdre du poids, lequel va-t-il aban-

Il a perdu 6 kilos en 6 semaines !

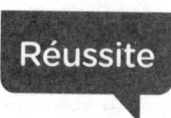

« Moi qui adore manger, je ne me suis privé de rien ».

DAVID KROUSE, 37 ans, Fruita, Californie

POIDS INITIAL : **85** KILOS/POIDS APRÈS 6 SEMAINES : **79** KILOS. L TAILLE **1,77** M

L'idée de devoir se montrer en public peut motiver une personne pour perdre du poids. C'est justement cette idée – en l'occurrence un voyage imminent au Mexique – qui a incité David Krouse à essayer le régime *Men's Health*. Il avait suivi d'autres régimes auparavant, mais celui-ci lui a semblé plus simple, plus réaliste et parfait pour se remettre en forme quand on a une échéance en tête.

Un programme fiable
C'est le côté équilibré du régime *Men's Health* qui a attiré David. Il a ensuite été conquis par la simplicité du programme et par la diversité des choix nutritifs, par les conseils et les recommandations proposés.
« J'ai surtout apprécié la précision, car je ne suis pas vraiment du genre créatif et j'ai besoin de conseils et d'orientations clairs et précis ».
Pendant le régime, « ...je me sentais bien. Ce n'était pas complètement différent de ce que j'avais pu faire auparavant, mais j'aimais bien ce côté structuré. Je n'ai jamais eu faim. J'étais plein d'énergie pour les séances d'exercice. Moi qui adore manger, je ne me suis senti privé de quoi que ce soit ».

Rester mince
Bien que ce soit le voyage au Mexique qui ait motivé David tout au long de ces 6 semaines, ce sont les résultats durables qui constituent pour lui la plus belle récompense. Sa sœur lui a fait remarquer que les muscles du haut du corps étaient « énormes ». Son épouse a concédé qu'il avait vraiment perdu beaucoup de masse graisseuse, et plusieurs de ses collègues de travail l'ont trouvé plus mince.
« Je ne cherche pas à devenir un Brad Pitt ou un Hugh Jackman. Si je peux améliorer ma santé en général, je suis comblé. Et si je suis un peu plus attirant qu'autrefois, c'est encore mieux ».

donner ? Oui, celui du muscle. Bien entendu, quand vous perdez du poids, vous perdez de la graisse, mais vous perdez également du muscle. Et ce faisant, vous perdez le pouvoir « mangeur de graisse » de ce muscle. D'après une étude publiée dans le *Journal of Applied Physiology*, en limitant le nombre de calories (faire baisser le nombre de calories de 16 à 20 %), vous perdez de la masse osseuse, de la masse musculaire et de la force.

Et c'est exactement ce qui se produit quand on suit un régime classique. Dès qu'on l'arrête, on retourne à ses anciennes habitudes alimentaires, mais cette fois, sans ce précieux brûleur de calories qu'est le muscle. Plus le régime est strict, plus on perd de muscles et plus la graisse s'installe pour longtemps.

Avec le régime *Men's Health*, il n'est pas question de vous sous-alimenter, ni d'éliminer vos aliments préférés et encore moins de perdre votre masse musculaire. Et si vous intégrez le programme de musculation *Men's Health* dans votre projet minceur, vous développerez vos muscles et brûlerez davantage de calories. En outre...

Vous aurez plus d'énergie et vous remarquerez les résultats plus vite !

D'après des recherches récentes sur les habitudes alimentaires, lorsqu'il s'agit de manger – et, au bout du compte, de perdre de la graisse et de développer sa masse musculaire – le moment auquel vous prenez vos repas est aussi important que leur contenu. Grâce au régime *Men's Health*, vous fournirez à votre organisme le carburant nécessaire au moment où il en a le plus besoin, mais aussi avant et après vos exercices.

D'après les résultats d'une étude, le risque d'obésité augmente de 450 % si vous sautez le petit déjeuner. Mais en consommant le matin un repas riche en protéines, vous redonnerez à votre corps le carburant perdu pendant que vous dormiez, dans la partie qui brûle les graisses et favorise le développement de la masse musculaire. Dans le cadre d'une étude réalisée en 2008 à la *Virginia Commonwealth University*, les participants ayant pris un petit déjeuner copieux et riche en protéines ont perdu beaucoup plus de poids que ceux qui se sont contentés d'un petit repas du matin moins riche en protéines. Malheureusement, notre industrie alimentaire nous a conditionnés à prendre des glucides raffinés trop riches en sucre le matin, ce qui est exactement l'inverse de ce dont le corps a besoin. Avec le régime *Men's Health*, vous apprendrez à renoncer à ce trop-plein de glucides du matin et à consommer les protéines nécessaires pour brûler de la graisse toute la journée et toute la nuit.

Vous développerez, par ailleurs, votre masse musculaire en planifiant vos repas en fonction de vos séances d'exercices. Des chercheurs hollandais et britanniques ont découvert que le fait de manger avant l'entraînement accélère la croissance musculaire et aide votre organisme à devenir plus résistant et à brûler des calories de manière plus efficace. En outre, selon des études indépendantes menées par des scientifiques finlandais et britanniques, un mélange équilibré de protéines et de glucides avant et après les exercices accélèrerait la récupération et vous aiderait à réduire le risque d'inflammation après une séance d'entraînement intense, en plus de vous aider à fabriquer plus rapidement du muscle.

Vous protégerez votre organisme des maladies sans médicaments !

L'acide folique est crucial pour le bon fonctionnement du cerveau et de l'organisme, selon des chercheurs de Harvard. Une carence en acide folique peut entraîner des symptômes de dépression, une baisse d'énergie, voire des pertes de mémoire. D'après une étude publiée dans l'*American Journal of Clinical Nutrition*, les personnes dont le taux d'acide folique est faible présentent un risque plus important de troubles cognitifs et de démence. Une autre étude publiée dans la revue *Psychotherapy and Psychosomatics* a révélé que les Américains qui souffrent de dépression présentent un faible taux d'acide folique. Et votre esprit n'est pas le seul à souffrir : la carence en acide folique est impliquée dans les principales maladies de notre temps. Elle augmente le risque d'obésité, d'accident cérébral, de crise cardiaque, et même de cancer.

Vous pouvez renverser la tendance et constater en quelques semaines une nette amélioration de votre humeur et de vos fonctions cérébrales en suivant simplement les consignes du régime *Men's Health*. Des études ont permis de découvrir que les légumes verts riches en acide folique peuvent réduire la fatigue, vous redonner de l'énergie et vous aider à dissiper les signes de dépression, ce que ne peuvent faire les compléments vitaminés. Au terme d'une série d'études publiées dans le *Journal of Psychopharmacology,* les chercheurs en sont venus à la conclusion qu'il est nécessaire que les individus déprimés fassent remonter leur taux d'acide folique pour que leur traitement réussisse.

En intégrant les consignes du régime *Men's Health* dans votre quotidien, vous augmenterez en parallèle votre consommation d'acides gras oméga-3 – des lipides sains qui vous aideront à vous protéger de tout, des maladies du cœur aux accidents cérébraux en passant par l'arthrite et l'asthme. Ces nutriments sont essentiels pour améliorer votre humeur et vous garantir une bonne santé cérébrale. Selon certaines recherches, les personnes qui consomment le plus d'aliments riches en oméga-3 vivent plus longtemps et ont moins de graisse abdominale que celles qui en consomment peu. Et ne vous inquiétez pas si vous n'aimez pas les poissons ou les fruits de mer, on trouve des oméga-3 dans quantité d'autres aliments, notamment dans les noix et les kiwis.

> **CONSEIL N° 5**
>
> **Pariez sur vous-même.** Quand vous avez une envie irrésistible de manger, pariez sur vous-même pour atteindre votre objectif minceur. Au lieu de grignoter, placez un peu d'argent dans une tirelire chaque fois que vous avez une fringale. Les pièces récoltées vous rappelleront que vous pouvez surmonter vos envies. Une fois que vous avez suffisamment d'argent, faites-vous un plaisir autre que de la nourriture.

En outre, les « aliments indispensables » sont non seulement plus sains, mais ils sont aussi plus savoureux. Pourquoi ? Parce nos papilles gustatives ont évolué et sont attirées par les arômes et les saveurs, et les aliments les obtiennent grâce aux nutriments.

Vous stimulerez votre vie sexuelle !

Les hommes souffrant d'obésité ont 5 fois plus de chances de souffrir de dysfonction érectile que ceux qui ont un poids normal. Pire encore, un régime riche en graisses saturées et en acides gras trans a tendance à faire diminuer votre libido dans la mesure où il réduit le taux de testostérone. Avec les aliments proposés par le régime *Men's Health*, ces risques disparaissent.

Même les hommes qui n'ont pas besoin de perdre du poids auront une sexualité plus épanouie grâce au programme de musculation *Men's Health,* car pour être performant d'un point de vue sexuel, une bonne santé cardiovasculaire et respiratoire est nécessaire. À l'occasion de l'assemblée de l'*American Urological Association* en 2010, des recherches ont en effet montré que les performances sexuelles étaient de loin meilleures pour les personnes qui pratiquaient une activité physique. Voici pourquoi : en effectuant des exercices, le sang circule vers tous les organes. En clair, votre érection risque moins de flancher au moment le plus critique.

Comment ne pas adhérer à un régime qui permet de manger les versions saines des aliments que vous adorez tout en vous aidant à devenir vous-même une « version » plus forte, plus en forme et plus heureuse de celui que vous êtes ? Il est temps de démarrer ! Votre nouveau corps n'est pas loin.

LE RÉGIME Men'sHealth

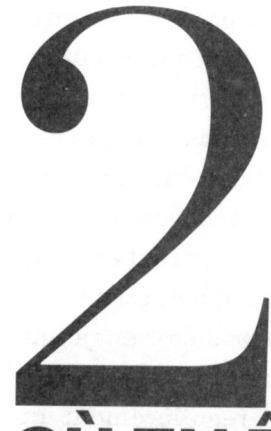

OÙ EN ÊTES-VOUS DE VOTRE FORME ?
RÉALISEZ LE TEST DE FORME DE *MEN'S HEALTH* ET DÉCOUVREZ VOS POINTS FORTS ET VOS POINTS FAIBLES.

Comme la plupart des hommes, quand vous sortez de la douche, vous vous regardez certainement vite fait dans le miroir de la salle de bains en vous disant : pas si mal. Vous vous tenez un peu plus droit, vous rentrez très légèrement le ventre et le tour est joué.

On a tous tendance à se laisser croire que l'on est plus fort, en meilleure forme et en meilleure santé qu'on ne l'est réellement. En réalité, combien même on s'efforce de bien manger et de faire de l'exercice, on se borne à des mouvements, des positions et des habitudes identiques qui, jour après jour, finissent par avoir raison de notre corps : des journées entières affalé devant un ordinateur, des navettes interminables au volant de notre voiture – heure après heure, semaine après semaine, à imposer des rituels à votre corps qui n'a pas été bâti pour cela. À force d'adopter les mêmes positions, certains muscles raccourcissent et se contractent, d'autres s'étirent et s'affaiblissent et l'alignement naturel du corps subit sans cesse des modifications jusqu'à qu'il soit complètement de travers. Même si vous fréquentez régulièrement une salle de gym, les exercices ne réparent pas forcément ce qui s'est lentement et inexorablement cassé.

La raison ? Presque tous ceux qui fréquentent une salle de gym ou s'entraînent chez eux commettent l'erreur la plus élémentaire en matière d'exercice : être en petite forme. La plupart des gens ne savent pas comment effectuer correctement les exercices les plus simples et les quelques séances d'entraînement réalisées depuis que vous êtes inscrit à votre centre de fitness ne vous ont pas muni des outils nécessaires pour faire réellement la différence. Une mauvaise technique d'entraînement est la cause numéro 1 pour laquelle les personnes qui fréquentent les salles de gym ont du mal à apporter des transformations visibles et durables à leur corps. Le seul moyen de renverser la tendance est de s'entraîner régulièrement, d'identifier ses plus grandes faiblesses, de choisir les bons exercices et de les effectuer correctement, jour après jour.

> **CONSEIL N° 6**
>
> **Les graines de lin en vedette.** Pour augmenter facilement votre apport en fibres et en acides gras oméga-3, parsemez vos céréales, vos tartines, vos yaourts et vos smoothies de graines de lin moulues. Cela ne vous tente pas ? Alors, essayez les graines de potiron ou de tournesol – deux autres excellentes sources de graisses saines et de fibres.

Cet ouvrage se propose de vous aider à atteindre cet objectif. Une fois que vous saurez identifier les zones fragilisées et améliorer votre façon de bouger, vos exercices seront de meilleure qualité au fur et à mesure des séances.

N'oubliez pas ceci : si vous effectuez un exercice de manière incorrecte, ou si vous vous concentrez sur une ou deux parties du corps aux dépens des autres, vous exposez votre corps à une série de défaillances. Si vous partez du principe qu'un mauvais exercice équivaut à 10, que vous multipliez ce chiffre par 3 séries réalisées 3 fois par semaine, ce sont au final 90 répétitions de mouvements qui mettent les articulations à rude épreuve et provoquent un déséquilibre du corps. Si vous exécutez mal vos exercices, ou si vous avez une faiblesse cachée, vous n'aurez pas vraiment les résultats escomptés.

> **CONSEIL N°7**
> **Gardez votre bouche occupée.** Mâchez du chewing-gum en préparant vos repas ou quand vous êtes entourés d'aliments qu'il vaut mieux éviter.

Néanmoins, dans le cadre d'une étude sur les blessures résultant des exercices de gym, étude menée pendant 27 ans, les chercheurs ont révélé que de 70 % de celles qui sont liées aux charges lourdes se traduisaient soit par des entorses ou des foulures, soit par de légères lésions des tissus résultant d'une méforme (seuls 2 % se traduisaient par des commotions, ce qui signifie que, peu importe votre forme, vous ne vous lâcherez probablement pas de poids sur la tête). Et même si vous effectuez les exercices correctement, vous risquez malgré tout de finir allongé dans votre canapé. En effet, des chercheurs de la *Nova Southeastern University*, en Floride, ont découvert que les hommes qui pratiquent la musculation sont plus sujets aux douleurs des épaules et à des lésions des parties hautes du corps qui freinent la pratique des exercices. En cause ? Les mauvais programmes d'entraînement qui mettent trop l'accent sur les pectoraux et les biceps et négligent les muscles protégeant vos épaules, tels que les deltoïdes postérieurs et les trapèzes.

Bien entendu, ce n'est pas une raison pour ne pas soulever d'haltères. Les bénéfices de la musculation l'emportent largement sur le risque de blessure, que l'on peut tout à fait éviter. L'âge n'est pas non plus à pointer du doigt. Selon une étude récente, 64 % des adultes actifs de moins de 45 ans souffrent de douleurs articulaires, car ils ne soulèvent pas correctement leurs haltères. Ce qui signifie que si vous vous entraînez régulièrement, vous souffrez probablement ou vous perdez les bénéfices des exercices.

> **CONSEIL N° 8**
> **Faites redescendre votre tension avec du thé.**
> Dans le cadre d'une étude de l'*University College* de Londres, 75 hommes ont bu du thé avant d'accomplir deux tâches stressantes. Leur taux de cortisol est ensuite descendu en moyenne à 47 % contre 27 % pour ceux à qui n'avaient pas bu de thé.

Maintenant imaginez l'inverse. Et si vous réalisiez correctement chaque répétition de chaque série ? Ne vous regarderiez-vous pas d'un autre œil ? Plus vous réaliserez correctement vos mouvements, mieux vous vous sentirez. Des chercheurs du *College* de New Jersey ont découvert qu'un rapide changement dans la technique du développé-couché peut instantanément améliorer vos exercices d'au moins 10 %. Cela ne paraît pas énorme, mais que diriez-vous de passer de 65 à près de 75 kilos à soulever en une journée ? C'est ce que vous serez capable de faire si vous êtes en pleine forme. Par ailleurs, selon des scientifiques norvégiens, le risque de se froisser un muscle tombe à 68 % et le nombre de répétitions grimpe de 17 % pour chaque série si les exercices sont réalisés correctement.

Ceci est, en revanche, impossible sans une évaluation sérieuse mettant en avant les zones qui ont besoin d'être améliorées. Vous pouvez la réaliser à l'aide d'un bon coach ou bien évaluer et corriger vous-même vos mouvements. C'est pourquoi j'ai mis au point ce test simple qui vous donnera la ligne à suivre pour être en pleine forme plus vite. Comme vous le verrez dans le chapitre 3, vous pouvez utiliser d'autres méthodes – quel que soit votre âge – pour évaluer votre état de santé global. L'évaluation qu'on vous propose porte sur vos capacités physiques. S'il existe des milliers d'exercices différents, quelques mouvements élémentaires forment la base de tout exercice.

Mike Robertson, CSCS (*Certified Strength and Conditioning Specialist*), éminent spécialiste en travail correctif du corps, a mis au point 5 exercices qui vous aideront à mettre le doigt sur les zones à améliorer. En adoptant la bonne position pour ces exercices, vous atteindrez plus facilement vos objectifs et vous éliminerez les faiblesses et les déséquilibres qui conduisent aux douleurs et aux maux divers. Faire travailler les muscles que vous ne voyez pas – comme ceux qui se trouvent à l'intérieur des hanches et des épaules – n'est pas si simple, mais en ciblant bien ces zones, c'est tout le corps qui en tire profit. Vous effectuerez vos séries de manière plus efficace, sans ressentir de douleur, et les résultats seront on ne peut plus rapides.

Les tests présentés dans ce chapitre détermineront votre niveau de forme. Ne vous découragez pas si les résultats vous paraissent insuffisants. Les exercices du programme de musculation *Men's Health* présentés au chapitre 8 ont été conçus pour cibler tous les mouvements et les muscles de votre corps et pour remédier aux faiblesses qui auront été identifiées grâce à ces tests. Alors si vos abdos ou vos épaules ne sont pas assez musclés, le programme de musculation *Men's Health* remédiera à ces problèmes pour que vous puissiez rajeunir de 10 ans, perdre du poids et être plus séduisant que jamais. Au bout de 6 semaines, recommencez la première évaluation pour voir où vous en êtes, et ne soyez pas surpris si vous réussissez chaque test haut la main.

> **CONSEIL N°9**
>
> **Dormez et laissez fondre la graisse.**
> Dans le cadre d'une étude, les participants au régime dormant 8h30 par nuit ont perdu davantage de graisse. Ceux dont le sommeil n'excédait pas 5h30 ont perdu davantage de muscles.

LE RÉGIME Men'sHealth

Test de forme
MEN'S HEALTH

Réalisez les 5 exercices de base présentés dans les pages suivantes pour identifier les parties de votre corps qui doivent être renforcées. Lisez les indications, réalisez les mouvements, puis demandez à un ami de vous observer ou regardez-vous dans le miroir. Utilisez le guide qui accompagne chaque exercice pour évaluer votre performance et déterminer vos points faibles.

TEST DU SQUAT (FLEXION)

COMMENT PROCÉDER : tenez-vous le plus droit possible, pieds écartés à la largeur des épaules. Faites descendre le corps le plus bas possible en poussant les hanches vers l'arrière et en pliant les genoux. Marquez une pause, puis revenez doucement en position de départ.

VUE DE FACE

ÉVALUEZ VOTRE FORME : quand vous faites descendre le corps, que font vos genoux ? Les hanches, les genoux et les pieds doivent être alignés. Si les genoux se rapprochent l'un de l'autre, le risque de lésion du genou augmente, qu'il s'agisse d'une usure naturelle occasionnant des douleurs articulaires ou, plus grave, d'une faiblesse des hanches pouvant conduire à une lésion des ligaments, comme une déchirure du ligament croisé antérieur ou du ménisque.

VOTRE POINT FAIBLE : vos hanches et vos tendons latéraux sont des muscles abducteurs et des rotateurs externes. Ce qui veut dire qu'ils contrôlent les mouvements de vos membres inférieurs et qu'ils permettent aux genoux de conserver la bonne direction. Vous pouvez corriger ces points faibles en renforçant vos fessiers et vos ischio-jambiers grâce à des exercices comme le soulevé de terre jambes tendues (voir page 180).

OÙ EN ÊTES-VOUS DE VOTRE FORME ?

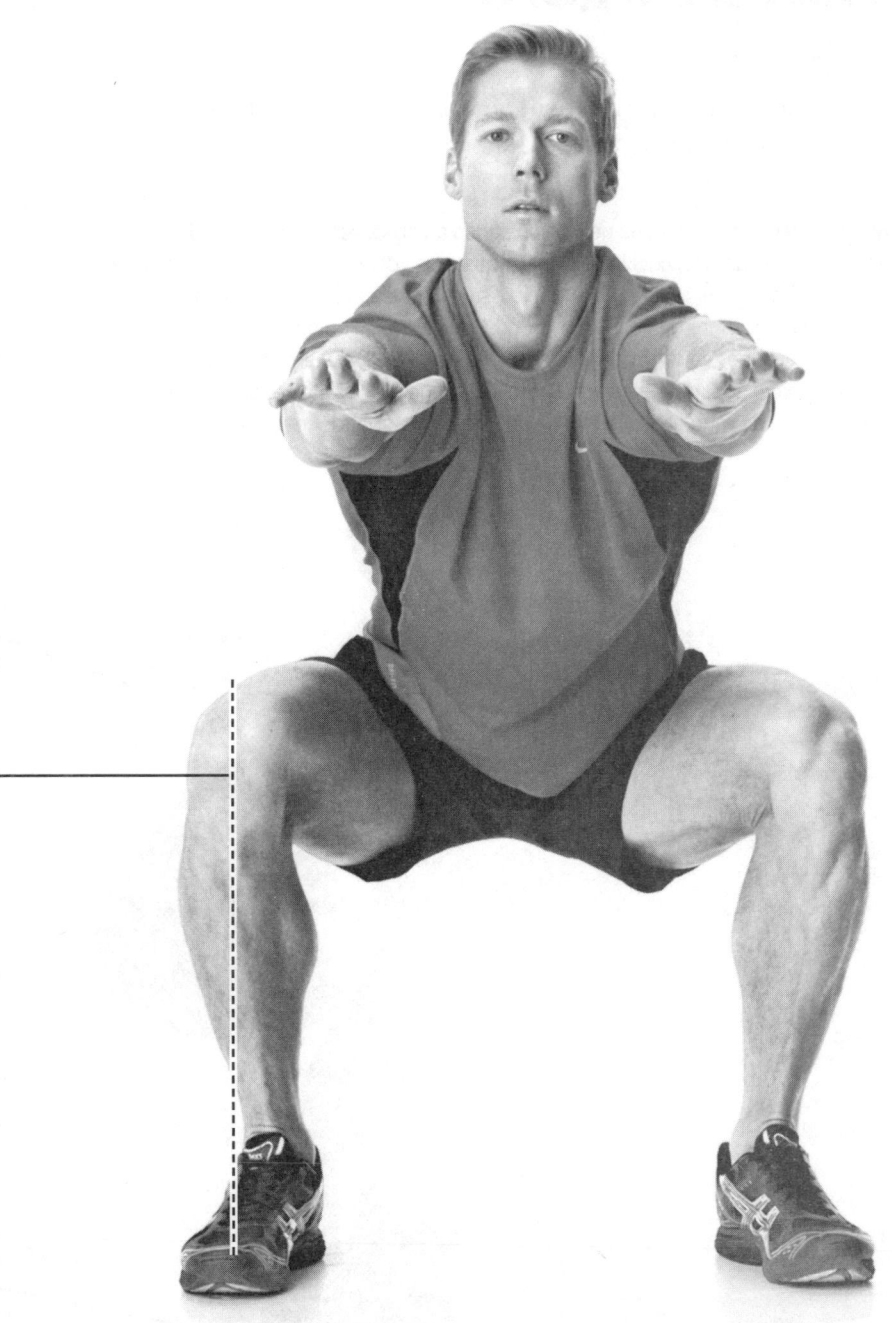

LE RÉGIME Men'sHealth

TEST DU SQUAT

VUE DE PROFIL

ÉVALUEZ VOTRE FORME : au moment où vous vous accroupissez, comment est positionné le torse ? Il doit rester droit et ne pas pencher en avant.

VOTRE POINT FAIBLE : si vous ne parvenez pas à conserver le torse bien droit et les épaules en arrière, ceci indique peut-être que votre colonne dorsale manque d'extensibilité ; vous avez donc une faiblesse au niveau du milieu du dos. Ce problème peut entraîner des douleurs du cou, des épaules ou du bas du dos. Vous pouvez le corriger en renforçant le haut du dos avec des exercices avec des haltères (page 181) et le soulevé d'haltères (page 182) ; faites aussi des exercices à l'aide de rouleaux en mousse pour la partie supérieure du dos.

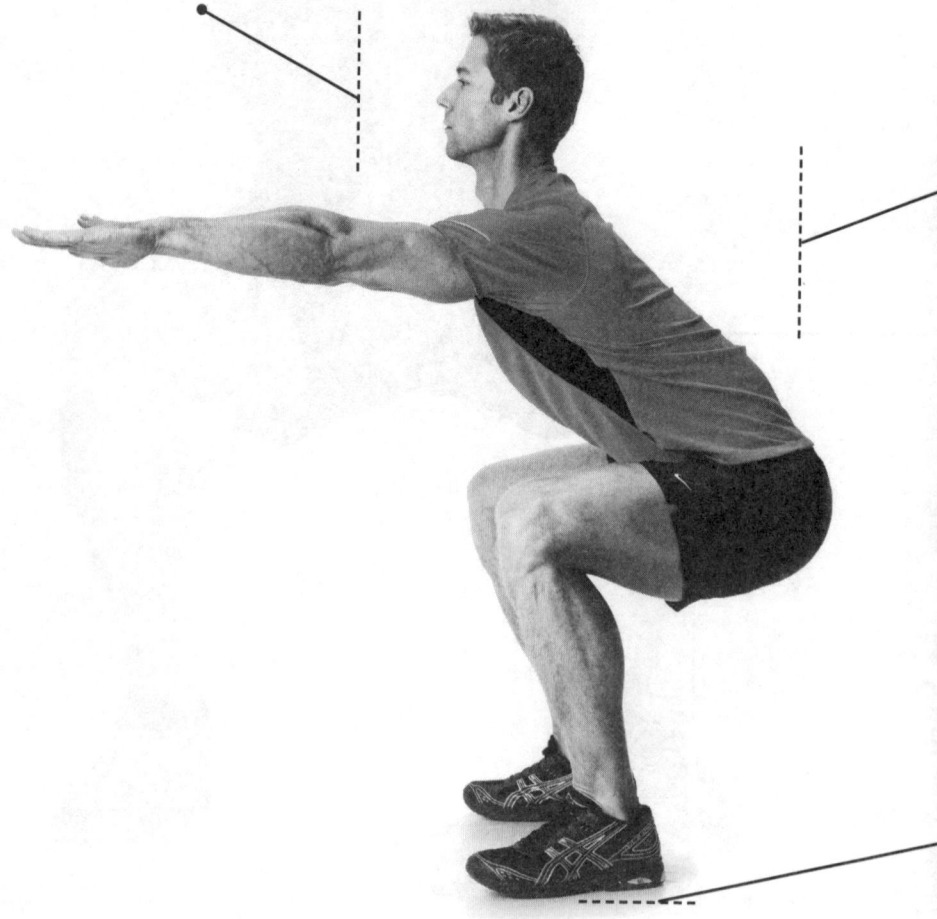

OÙ EN ÊTES-VOUS DE VOTRE FORME ?

ÉVALUEZ VOTRE FORME : en vous accroupissant, jusqu'où pouvez-vous descendre sans perdre l'alignement du bas du dos – c'est-à-dire, conserver le torse droit sans arrondir le bas du dos ? Vous devez être capable de vous accroupir jusqu'à ce que le haut des cuisses soit au moins parallèles au sol. Si vous réalisez l'exercice avec une résistance supplémentaire, les ligaments des genoux sont mieux protégés quand vous faites descendre les cuisses parallèlement.

VOTRE POINT FAIBLE : si vous ne parvenez pas à faire descendre les hanches sous les genoux sans arrondir le bas du dos, vous avez besoin d'améliorer la mobilité de la hanche. Avec le temps, ce problème peut entraîner des douleurs du bas du dos. Renforcez le torse à l'aide du mouvement du grimpeur (page 185) et assouplissez les hanches avec un rouleau en mousse.

ÉVALUEZ VOTRE FORME : au moment où vous vous accroupissez, où se situe l'équilibre de votre poids ? Le poids du corps doit se situer vers le milieu du pied ou sur les talons.

VOTRE POINT FAIBLE : si vous êtes sur la pointe des pieds, vos quadriceps sont trop puissants par rapport à vos fessiers et vos ischio-jambiers, et une faiblesse du postérieur peut entraîner des douleurs du dos ou de l'avant des genoux. Quand vous réalisez les exercices d'accroupissement avant pour la première fois, comme indiqué dans le programme de musculation *Men's Health*, placez un banc à hauteur des genoux à environ 5 cm derrière vous, puis accroupissez-vous de façon que vous puissiez vous asseoir. Cette astuce vous permettra d'apprendre à repousser les hanches. Vous pouvez renforcer vos fessiers et vos ischio-jambiers en pratiquant le soulevé de terre jambes tendues avec haltères (page 180).

LE RÉGIME Men'sHealth

TEST DE LA FENTE AVANT SUR PLACE

COMMENT PROCÉDER : tenez-vous debout, le torse bien dressé, les pieds écartés de la largeur des hanches (alignement) et les mains sur les hanches. Avancez d'un pas avec la jambe gauche et descendez doucement vers le sol jusqu'à ce que le genou soit fléchi et que la jambe forme un angle de 90 degrés (l'autre genou doit être à quelques centimètre du sol). Marquez une pause, puis poussez sur les pieds pour revenir à la position de départ le plus vite possible. Recommencez avec l'autre jambe.

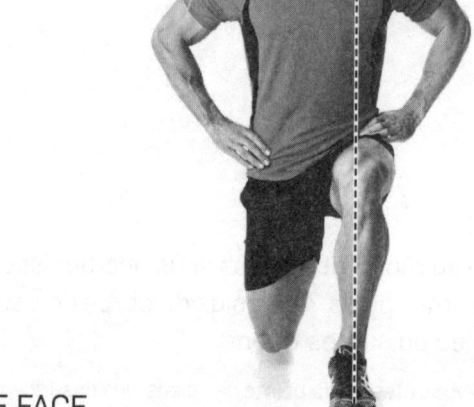

VUE DE FACE

ÉVALUEZ VOTRE FORME : quel est l'alignement de votre genou et de votre pied quand vous faites descendre le corps ? En position debout, votre pied, votre genou et votre hanche doivent être alignés. Quand vous faites descendre le corps, les genoux doivent rester dans l'alignement de la jambe et les cuisses dans le même axe l'une de l'autre.

VOTRE POINT FAIBLE : si les genoux se rejoignent, c'est sans doute parce que vos hanches ne sont pas assez musclées. Cela peut entraîner des douleurs du dos, des hanches ou des genoux. Enlevez vos chaussures (ou portez des chaussures nu-pieds) quand vous pratiquez l'exercice de la fente pour vous améliorer la stabilité du pied et pour permettre un meilleur mouvement des hanches.

VUE DE PROFIL

ÉVALUEZ VOTRE FORME : votre torse bouge-t-il quand vous effectuez la fente ? Quand vous avez terminé le mouvement, le torse doit être bien dressé, perpendiculaire au sol.

VOTRE POINT FAIBLE : si le torse penche vers l'avant ou sur le côté, il se peut que vous soyez trop raide au niveau des muscles fléchisseurs de la hanche. Ces muscles provoquent souvent des douleurs dans le bas du dos ou à l'avant des genoux. Assouplissez cette zone en étirant ces muscles avant d'accomplir l'exercice. Agenouillez-vous sur la jambe gauche, le pied droit sur le sol et le genou droit fléchi à 90 degrés. Posez les mains sur les hanches et poussez le bassin vers l'avant, de façon à sentir l'étirement du muscle fléchisseur de la hanche gauche et du quadriceps. Restez dans cette position pendant 30 secondes, puis recommencez le mouvement avec la jambe droite.

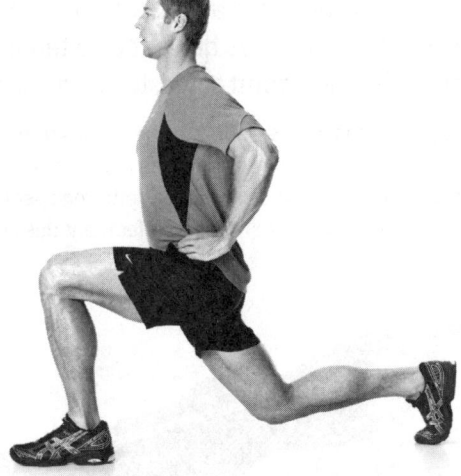

ÉVALUEZ VOTRE FORME : l'exercice de la fente demande un bon équilibre. Le poids du corps doit être situé vers le milieu du pied ou le talon (presque entièrement sur la jambe avant ; la jambe arrière a un rôle de soutien).

VOTRE POINT FAIBLE : si vous êtes sur la pointe des pieds, les quadriceps sont trop puissants par rapport aux fessiers et aux ischio-jambiers. Si votre postérieur n'est pas assez musclé, vous risquez de ressentir des douleurs dans le bas du dos ou à l'articulation des genoux. Quand vous effectuez le mouvement, regardez-vous dans un miroir. Tenez-vous bien droit, y compris quand vous faites descendre le corps, au lieu de le pencher vers l'avant ou vers l'arrière. Si vous n'y parvenez pas, placez un banc à quelques centimètres devant vous, ceci afin d'éviter que le genou ne parte vers l'avant quand vous réalisez l'exercice.

LE RÉGIME Men'sHealth

TEST DES POMPES

COMMENT PROCÉDER : placez-vous à 4 pattes, les mains sur le sol légèrement en avant, de part et d'autre des épaules (l'écartement des mains doit être légèrement supérieur à la largeur des épaules). Étendez les jambes en plaçant le poids du corps sur la pointe des pieds. Votre corps doit former une ligne droite des pieds à la tête. C'est la position de départ. Descendez ensuite en fléchissant les coudes – le corps bien droit, les abdominaux contractés – jusqu'à ce que la poitrine touche le sol. Marquez une pause, puis poussez sur les bras pour revenir en position de départ.

VUE DE PROFIL

ÉVALUEZ VOTRE FORME : votre torse bouge-t-il quand vous réalisez l'exercice ? Votre corps doit être aussi raide qu'une planche et former une ligne droite. Les jambes doivent être tendues, les abdominaux et les fessiers contractés, le torse sorti.

VOTRE POINT FAIBLE : si le bas du dos s'affaisse quand vous remontez le corps pendant l'exercice, c'est que vos abdos ou vos muscles fléchisseurs de la hanche sont trop faibles. Là encore, une faiblesse au niveau de cette zone peut entraîner des douleurs du bas du dos. Vous pouvez la corriger en effectuant des pompes inclinées[1].

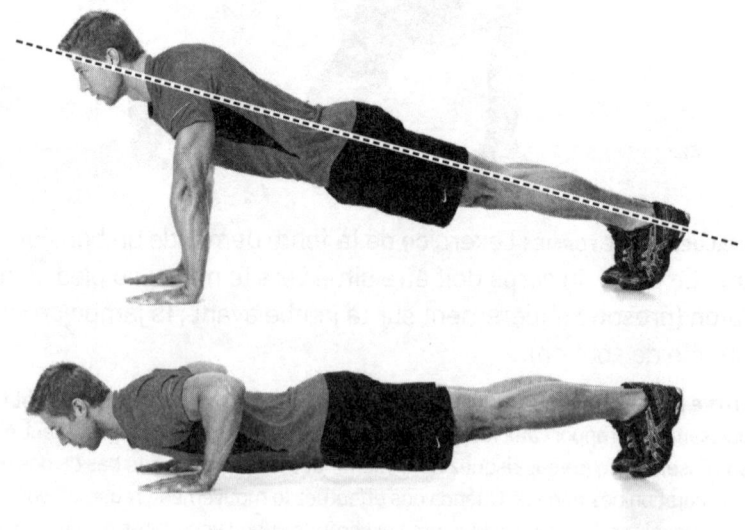

---

1. Les pompes inclinées travaillent davantage la partie haute des muscles pectoraux : prendre appui avec les pieds sur un banc, les jambes tendus sur la pointe des pieds, le dos bien droit ; descendre le plus bas possible (les coudes sont dans l'axe de l'épaule).

OÙ EN ÊTES-VOUS DE VOTRE FORME ?

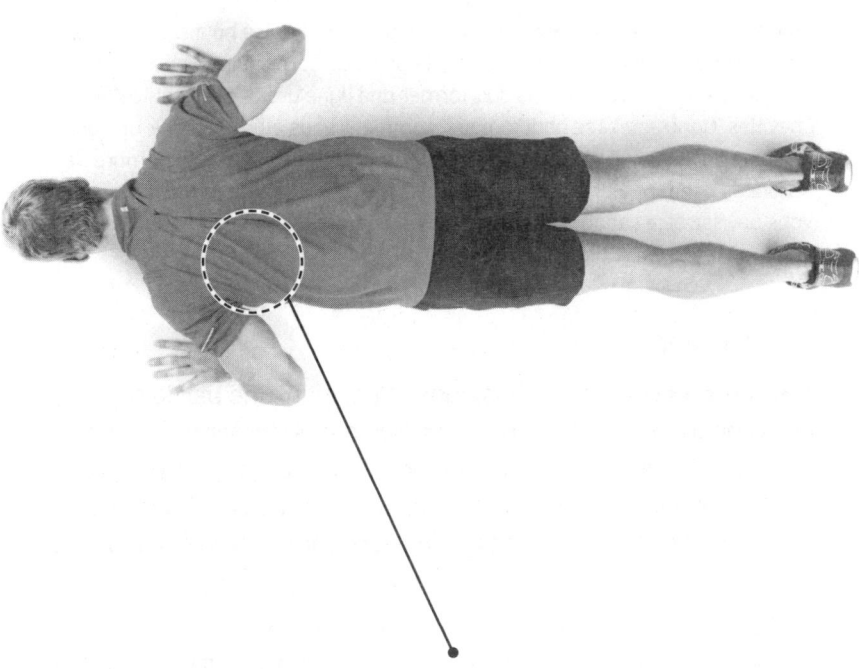

VUE DU HAUT

ÉVALUEZ VOTRE FORME : demandez à un ami de vous observer pour ce mouvement. Quel est le mouvement de vos omoplates quand vous descendez le corps ? Pendant l'exercice, les omoplates doivent être solidaires du thorax et ne doivent pas être saillantes.

VOTRE POINT FAIBLE : si vos omoplates sont saillantes, c'est que le muscle dentelé antérieur est trop faible, le « muscle du boxeur » situé sur le côté du torse le long des côtes ; il est rattaché à l'omoplate lui permettant sa rotation. Si ce muscle est trop faible, il peut entraîner des douleurs des épaules. Réalisez des pompes inclinées pour perfectionner le travail des pompes classiques. Fixez une barre sur un repose-barres à hauteur des hanches (ou réglez la Smith Machine[1]) et effectuez une pompe. Au fur et à mesure que vous progressez, faites descendre la barre plus près du sol jusqu'à ce que vous réalisiez une pompe parfaite.

---

1. Une Smith Machine est un appareil de musculation complet pour s'entraîner chez soi.

TEST DE LA PLANCHE SUR LES COUDES

COMMENT PROCÉDER : placez-vous dans la position requise pour une pompe, mais pliez les coudes et faites reposer le poids du corps sur les avant-bras et non sur les mains. Votre corps doit former une ligne droite des épaules aux chevilles. Contractez les abdominaux, comme si vous alliez recevoir un coup de poing dans l'estomac, et maintenez cette position. Comptez le nombre de secondes pendant lesquelles vous pouvez maintenir cet alignement parfait. Vous devriez être capable de maintenir l'alignement pendant 2 minutes.

VUE DE PROFIL

ÉVALUEZ VOTRE FORME : une fois dans la position, une partie de votre corps bouge-t-elle ? Cet exercice permet de tester la force et l'endurance de vos muscles du torse. Votre corps doit être raide comme une planche et former une ligne droite des épaules aux doigts de pied, les abdos et les fessiers contractés et la poitrine sortie.

VOTRE POINT FAIBLE : si l'alignement est rompu d'une manière ou d'une autre, que les hanches se soulèvent ou s'affaissent, c'est le signe que les muscles du torse sont trop faibles, y compris vos abdos, vos fessiers, voire vos épaules. Pour améliorer votre alignement, placez une longue règle ou un tuyau en PVC le long du dos de manière qu'il touche les fesses, le haut du dos et l'arrière de la tête. Le meilleur moyen d'améliorer la stabilité du tronc est de pratiquer le plus de planches possible. Commencez par de courtes répétitions, puis améliorez progressivement votre endurance.

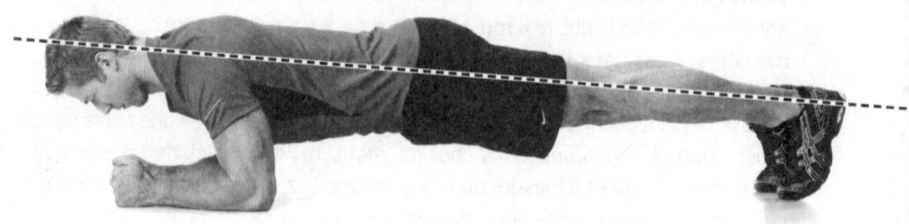

TEST DE LA PLANCHE LATÉRALE

COMMENT PROCÉDER : allongez-vous sur le côté en gardant les genoux tendus. Appuyez le poids du haut du corps sur le coude et l'avant-bras gauche. Contractez les abdominaux comme si vous alliez recevoir un coup de poing dans le ventre. Poussez les hanches vers le haut jusqu'à ce que le corps forme une ligne droite des chevilles aux épaules. Comptez le nombre de secondes pendant lesquelles vous pouvez maintenir un alignement parfait. Votre objectif final devrait être de conserver un alignement optimal pendant 1 min 30. Changez de côté. Observez les différences entre les deux côtés.

VUE DE PROFIL

ÉVALUEZ VOTRE FORME : votre alignement est-il correct ? Le corps doit former une ligne droite et être raide comme une planche. Les jambes doivent être tendues, le ventre et les fesses contractés et la poitrine sortie.

VOTRE POINT FAIBLE : ne laissez pas les hanches s'affaisser vers le sol ou dévier derrière les pieds et le torse. Si vous ne parvenez pas à maintenir l'alignement, c'est que vos muscles obliques et pectoraux ne sont pas assez puissants. Améliorez ces zones à l'aide de pompes en T (page 187).

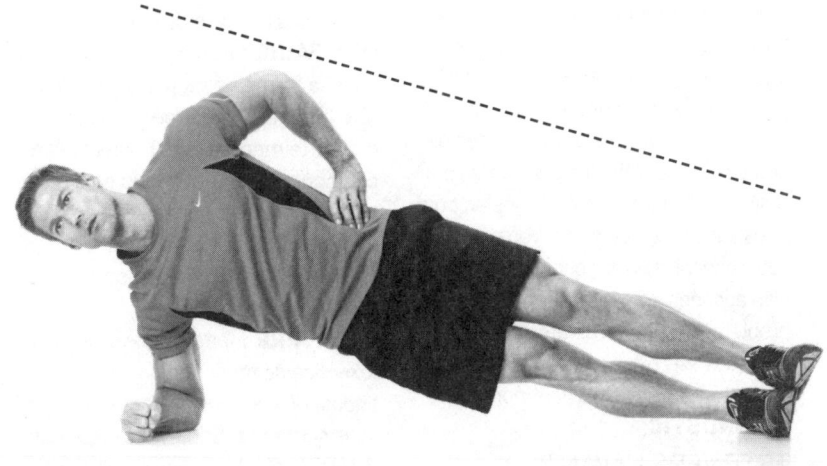

LE RÉGIME Men'sHealth

Perfectionnez votre maintien

Même si vous suivez le programme de musculation *Men's Health* à la lettre, il est impossible de remonter le temps et de faire l'impasse sur les années de manque d'exercices ou tout le temps passé ratatiné sur votre chaise de bureau. Le stress quotidien a bel et bien un impact sur la forme du corps, au point que l'on ressemble davantage à un bossu qu'à un bellâtre. Avec le temps, ce mauvais maintien a des effets dévastateurs sur la colonne vertébrale, les épaules, les hanches et les genoux. Il peut causer une multitude de défauts structurels engendrant des problèmes graves, comme les douleurs articulaires dans tout le corps, une diminution de la souplesse et un affaiblissement musculaire, qui tous risquent de compromettre votre faculté à brûler la graisse et à développer votre masse musculaire.

Mais ne vous en faites pas – tous ces problèmes peuvent être corrigés. Êtes-vous prêt à vous redresser ?

Vérifiez votre alignement

Enfilez un short et prenez 2 photos de vous en pied, l'une de face, l'autre de profil. Décontractez les muscles, mais tenez-vous le plus droit possible, les pieds légèrement écartés par rapport à la largeur des hanches. Comparez ensuite les deux images avec celles de droite pour identifier les problèmes de maintien. Regardez bien la ligne en pointillés sur l'image de profil. Votre oreille, votre hanche et votre cheville sont-elles bien alignées ? Si vous identifiez l'un des problèmes suivants, ajoutez ces quelques exercices correctifs à votre programme d'entraînement normal.

DIAGNOSTIC
TÊTE VERS L'AVANT
Votre menton dépasse de votre poitrine et vos épaules sont en arrière.

SIÈGE DE LA DOULEUR : le cou
LE PROBLÈME : une raideur des muscles à l'arrière du cou
QUE FAIRE : Étirements quotidiens sous la forme de mouvements de la tête. Bougez uniquement la tête, dirigez le menton vers le bas et vers le cou pour étirer l'arrière du cou. Maintenez la position pendant 5 secondes et répétez 10 fois le mouvement.
LE PROBLÈME : faiblesse des muscles à l'avant du cou
QUE FAIRE : faites des « crunchs » (exercice de musculation sollicitant les abdos) du cou tous les jours. Allongez-vous sur le dos. Soulevez légèrement la tête du sol. Maintenez la position pendant 5 secondes et effectuez 2 ou 3 séries de 12 répétitions par jour.

OÙ EN ÊTES-VOUS DE VOTRE FORME ?

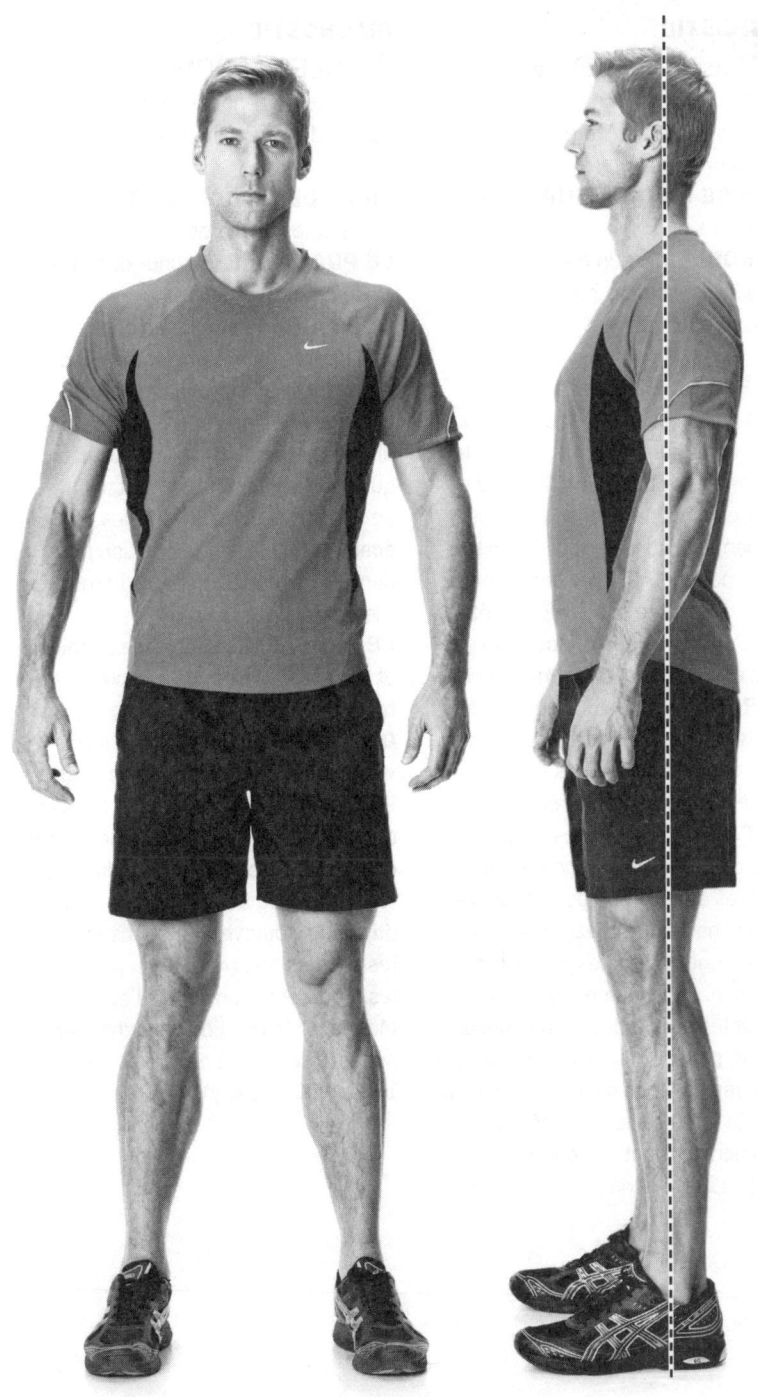

DIAGNOSTIC
ÉPAULES SURÉLEVÉES

Vos épaules ne sont pas alignées par rapport à votre clavicule et remontent vers les oreilles.

SIÈGE DE LA DOULEUR : le cou et les épaules

LE PROBLÈME : un trapèze raccourci (le muscle qui part de l'arrière du cou et court le long du haut du dos).

QUE FAIRE : effectuez des étirements du trapèze supérieur. Placez la partie supérieure du bras derrière le dos et éloignez la tête de la partie élevée en l'inclinant jusqu'à ce que vous sentiez l'étirement de votre trapèze supérieur. Appuyez légèrement avec la main libre sur le muscle étiré. Maintenez la position pendant 30 secondes et répétez 3 fois le mouvement.

LE PROBLÈME : faiblesse du grand dentelé, le muscle situé juste sous les pectoraux qui courent des côtes supérieures aux omoplates.

QUE FAIRE : essayez les *shrugs* (exercices de musculation pour travailler les épaules) en position assise sur une chaise. Asseyez-vous bien droit sur une chaise, les mains près des hanches, la paume à plat sur le siège et les bras tendus. Sans bouger les bras, poussez sur la chaise jusqu'à ce que les hanches décollent du siège et que le torse se soulève. Maintenez la position pendant 5 secondes. Effectuez 2 ou 3 séries de 12 répétitions par jour.

DIAGNOSTIC
ÉPAULES ARRONDIES

Vos épaules sont devant les hanches au lieu d'être en alignement avec elles.

SIÈGE DE LA DOULEUR : le cou, les épaules ou le dos

LE PROBLÈME : raideur des muscles pectoraux

QUE FAIRE : essayez un étirement tout simple contre une porte. Placez les avant-bras sur chaque côté de l'embrasure d'une porte, les coudes pliés à 90 degrés. Avancez jusqu'à ce que vous sentiez l'étirement au niveau de la poitrine et de l'avant des épaules. Maintenez la position pendant 30 secondes. Répétez le mouvement 4 fois par jour.

LE PROBLÈME : faiblesse au milieu et sous les parties des muscles trapèze.

QUE FAIRE : allongez-vous sur le ventre et placez les bras à un angle de 90 degrés, les mains dans la position du pouce levé – les épaules, la paume des mains et les avant-bras doivent toucher le sol. Sans changer l'angle du coude, soulevez les 2 bras en tirant les épaules en arrière et en pressant les omoplates l'un contre l'autre. Maintenez la position pendant 5 secondes. Effectuez 2 à 3 séries de 12 répétitions par jour.

DIAGNOSTIC
DOS VOÛTÉ

Vos épaules sont arrondies vers l'avant et votre torse est concave.

SIÈGE DE LA DOULEUR : le cou, les épaules ou le dos

LE PROBLÈME : faible mobilité du haut du dos

QUE FAIRE : allongez-vous sur le dos sur un rouleau en mousse placé au niveau du milieu du dos et perpendiculaire à la colonne vertébrale. Placez les mains derrière la tête et cambrez le haut du dos sur le rouleau 5 fois de suite. Ajustez le rouleau et répétez les mouvements sur d'autres zones du haut du dos.

LE PROBLÈME : faiblesse des muscles dorsaux

QUE FAIRE : effectuez le cobra sur le ventre. Allongez-vous sur le ventre, les bras le long du corps et la paume des mains sur le sol. Soulevez légèrement la tête, la poitrine et les mains et ramenez les omoplates l'un vers l'autre tout en gardant le menton replié. Maintenez la position pendant 5 secondes. Effectuez 2 ou 3 séries de 12 répétitions par jour.

DIAGNOSTIC
BASCULE ANTÉRIEURE DU BASSIN

Votre bas-ventre part vers l'avant et le bas de votre dos est cambré.

SIÈGE DE LA DOULEUR : le bas du dos (en raison de la cambrure plus prononcée au niveau de la colonne lombaire). La bascule fait ressortir le ventre quand bien même vous n'avez pas une once de graisse.

LE PROBLÈME : raideur des muscles fléchisseurs des hanches

QUE FAIRE : posez le genou droit et le pied gauche à plat sur le sol devant vous. Contractez vos fessiers jusqu'à ce que vous sentiez l'avant de la hanche droite s'étirer facilement. Levez haut le bras droit et faites un étirement vers la gauche. Maintenez la position pendant 30 secondes puis répétez 3 fois le mouvement. Changez de jambe et recommencez l'exercice.

LE PROBLÈME : faiblesse des fessiers

QUE FAIRE : faites l'exercice du pont pour les fessiers. Allongez-vous sur le dos, les genoux pliés à environ 90 degrés. Contractez bien les fessiers et poussez les hanches vers le haut jusqu'à ce que votre corps soit bien droit des genoux aux épaules. Maintenez la position pendant 5 secondes. Effectuez 2 à 3 séries de 12 répétitions par jour.

DIAGNOSTIC
HALLUX VARUS
Déviation vers l'intérieur d'un ou des 2 gros orteils.
SIÈGE DE LA DOULEUR : les genoux, les hanches et le bas du dos
LE PROBLÈME : raideur de la partie extérieure de la cuisse (muscle tenseur du *fascia lata*).
QUE FAIRE : en position debout, placez la jambe trop raide derrière l'autre et penchez-vous de façon à vous éloigner du côté affecté par la raideur jusqu'à ce que vous sentiez que la hanche s'étire facilement. Maintenez la position pendant 30 secondes et recommencez 3 fois l'exercice.
LE PROBLÈME : faiblesse des muscles moyens fessiers
QUE FAIRE : effectuez un relevé latéral du genou. Allongez-vous sur le côté, les hanches et les genoux pliés à 90 degrés et les talons serrés. Talons joints et sans bouger les hanches, levez le genou du dessus (comme un coquillage). Marquez une pause de 5 secondes, puis ramenez le genou en position de départ. Effectuez 2 ou 3 séries de 12 répétitions tous les jours.

DIAGNOSTIC
PIEDS EN CANARD
L'une ou les 2 pointes de pied dévie(nt) légèrement vers l'extérieur.
SIÈGE DE LA DOULEUR : les hanches ou le bas du dos
LE PROBLÈME : manque de souplesse dans les muscles des hanches
QUE FAIRE : à 4 pattes, placez un pied derrière le genou opposé, en laissant reposer la cheville sur le haut du mollet. En veillant à bien garder la cambrure naturelle de la colonne vertébrale, déplacez le poids du corps en arrière et laissez les hanches plier jusqu'à ce que vous sentiez l'étirement. Maintenez la position pendant 30 secondes, répétez 3 fois le mouvement et changez de côté.
LE PROBLÈME : faiblesse des obliques et des muscles fléchisseurs de la hanche
QUE FAIRE : essayez le ballon d'exercices. Adoptez la position d'une pompe, mais en faisant reposer les tibias sur une balle suisse. Sans arrondir le bas du dos, repliez les genoux sous le torse en faisant rouler la balle vers l'avant à l'aide des pieds. Faites ensuite revenir la balle dans sa position de départ. Effectuez 2 ou 3 séries de 12 répétitions par jour.

Vous maintenir en forme vous permettra d'être séduisant et de vous sentir bien, mince, fort et en bonne santé tout au long de votre vie.

LE RÉGIME Men'sHealth

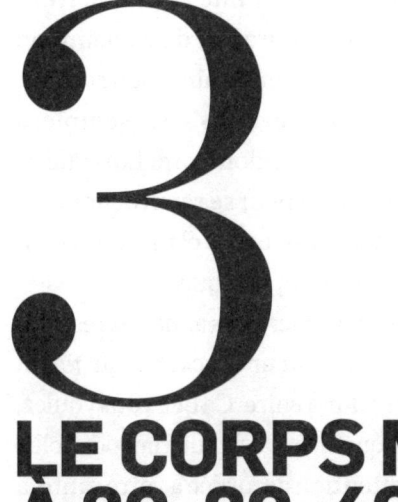

LE CORPS MASCULIN À 20, 30, 40 ANS ET PLUS !
TOUT CE QUE VOUS DEVEZ SAVOIR SUR VOTRE CORPS... OSEZ LE DEMANDER !

Chaque jour de sa vie, un homme doit prendre des décisions qui ont une influence plus ou moins rapide, plus ou moins considérable sur l'évolution de son corps : que manger au petit déjeuner ? Que faire à la pause déjeuner ? Après le travail, séance de sport ou *happy hour* à 18 h ? Un film ou une bonne nuit de sommeil ?

Peu de ces décisions modifieront le cours de votre vie, mais jour après jour, ces choix finissent par s'accumuler et créer un modèle qui se renforcera au fil des années. Lorsqu'un homme atteint la trentaine, ces décisions l'auront déjà façonné : il aura l'air d'un champion élégant ou celui d'un rabat-joie éreinté. La quarantaine bien sonnée, ce sont ses choix quotidiens qui détermineront s'il ressemblera davantage à un athlète ou à un bonhomme rondouillard. Lorsque ce même homme approchera la soixantaine, il peut se rapprocher plus d'un type dynamique, à la silhouette harmonieuse et élancée, ou bien d'un personnage plus pantouflard au visage apathique.

Vous devez déjà savoir auquel de ces hommes vous aimeriez ressembler. Mais vous ne voulez pas être ce type qui *fut* une rock star, qui *fut* un athlète, qui *fut* si cool, avant-gardiste et dur à cuire. Ce que vous voulez, c'est *être* ce même homme, à n'importe quel âge. C'est tout à fait possible.

Cela commence par beaucoup d'attention accordée à votre santé, à votre alimentation et à votre forme. Il est difficile de garder l'avantage si tous vos carrés sont devenus flasques et ramollis. Le programme de nutrition et le programme de musculation *Men's Health* ont été mis au point pour vous aider à éliminer la graisse, à commencer par celle qui s'accumule sur le ventre, peu importe votre âge et depuis combien de temps cet embonpoint vous empoisonne l'existence.

Ce qui importe également dans cette bataille est de bien comprendre l'évolution de votre corps au cours des premières décennies de l'âge adulte et de procéder à quelques ajustements dans votre quotidien en matière de santé et de nutrition. L'équipe de *Men's Health* a fait appel à des cardiologues, à des neuroscientifiques, à des nutritionnistes et à quelques-uns des coachs les plus éminents pour créer ce guide et vous accompagner

> **CONSEIL N° 10**
>
> **De l'exercice pour préserver votre vue** Le risque de dégénérescence maculaire liée à l'âge (DMLA) – la principale cause de cécité chez les adultes – diminuerait notablement lorsqu'on fait de l'exercice trois fois par semaine, d'après une étude américaine.

LE CORPS MASCULIN À 20, 30, 40 ANS ET PLUS !

à vingt, trente, quarante ans et au-delà. Cet ouvrage vous aidera à anticiper les changements physiologiques de votre organisme, puis vous guidera pour que les ajustements nécessaires à chaque âge correspondent à votre mode de vie. Oui, vous allez vieillir, mais vous pouvez aussi devenir plus fort, plus séduisant, voire plus intelligent. Voici ce que vous devez savoir pour que ces changements tournent à votre avantage et pour vous bâtir le corps le plus parfait possible quel que soit votre âge.

> **CONSEIL N° 11**
>
> **Commandez à la carte** Beaucoup de restaurants proposent des aliments équilibrés – du riz brun pour remplacer le blanc, par exemple – qui ne figurent pas forcément au menu du jour. Alors n'hésitez pas à demander si l'on ne peut pas vous proposer un meilleur accompagnement pour votre plat si celui qu'on vous offre ne vous convient pas.

Vos vingt ans

VOS MUSCLES

À vingt ans, le corps possède la capacité de gérer un exercice intense et fréquent. En effet, les niveaux de testostérone (même les femmes sécrètent cette hormone) et l'hormone de croissance humaine – qui stimulent la croissance des fibres musculaires permettant les activités intenses – sont à leur plus haut niveau. Peu importe votre âge ou votre sexe, développer une masse musculaire sèche, c'est comme mettre de l'argent à la banque : cela vous aidera à conserver un métabolisme au mieux de sa forme dans les années suivantes, à repousser la prise de poids et à réduire le risque de diabète. Qui plus est, cela vous protégera contre les blessures. Mais tout comme avec l'argent, plus tôt vous le mettez de côté, plus grand sera le bénéfice à long terme.

VOTRE PLAN D'ACTION : ruez-vous sur les poids lourds. Vous n'avez pas vraiment besoin d'un entraînement cardio, car votre métabolisme fait encore disparaître votre pizza en un rien de temps. Inutile également de vous soucier de votre souplesse, vos articulations sont en pleine forme et votre amplitude de mouvement ne nécessite pas (encore) de préparation.

VOTRE PEAU

Au cours de cette période, elle ne nécessite pas d'entretien particulier, d'après les dermatologues. Votre peau contient encore beaucoup d'élastine (la protéine qui donne à la peau son élasticité) et de collagène (la protéine fibreuse qui permet de conserver la souplesse et la tonicité des tissus).

> **CONSEIL N° 12**
>
> **Gardez les calories à l'œil** D'après une étude réalisée pendant 3 mois l'Université de l'Arkansas, les personnes au régime qui conservaient une trace écrite de ce qu'elles mangeaient pendant 3 semaines ou davantage perdaient 1,5 kg de plus que celles qui ne le faisaient pas.

VOTRE PLAN D'ACTION : l'essentiel des futures rides et des décolorations dues au soleil est acquis avant et pendant cette période-là, alors protégez votre peau avec un écran solaire sans huile avec un indice de protection maximal. Offrez-vous, par ailleurs, une protection à large spectre contre les rayons UVA/UVB grâce à des produits contenant du dioxyde de titane et de l'oxyde de zinc. Pour ne pas oublier de l'utiliser, mettez-en tous les jours à la place de votre baume après-rasage.

VOTRE NIVEAU DE STRESS

Les premiers épisodes de dépression frappent souvent les hommes à l'approche de la trentaine : travail soutenu et longues soirées de jeunesse fatiguent. La cause est sans doute liée à une accumulation des facteurs de stress inhérents à cet âge. La tête n'est pas la seule à en payer le prix. Quand on a un mode de vie trépidant, on a tendance à se nourrir de plats préparés qui manquent souvent de vitamines et de minéraux, mais qui sont riches en sucre, en matières grasses et en calories. Résultat : le corps n'utilise jamais tout son potentiel.

VOTRE PLAN D'ACTION : avalez 1 cuillerée à soupe de graines de lin moulues. C'est la meilleure source d'acide alphalinolénique qui soit – une graisse saine qui améliore le fonctionnement du cortex cérébral, la partie du cerveau qui traite l'information sensorielle, y compris celle du plaisir, selon des chercheurs en nutrition de l'hôpital Fernand-Widal de Paris. Vous trouverez ce type de graines dans les rayons bio des grands magasins. Pour un apport suffisant, saupoudrez-en vos salades, vos légumes et céréales, ou mélangez-les dans un jus de fruits ou de légumes.

> **CONSEIL N° 13**
>
> **Musclez vos jambes avec le badminton**
>
> Au badminton, environ 15 % des mouvements sont des fentes : cela signifie que vous travaillez les grands muscles des jambes, essentiels pour la formation des os. Ainsi les joueurs de badminton auraient une densité osseuse supérieure à la moyenne.

LE RISQUE DE CANCER

À chaque heure qui passe, votre corps reproduit 6 milliards de cellules en créant des copies de votre ADN. Cependant, si vous ne consommez pas suffisamment d'acide folique – une vitamine B qui contribue à la fabrication de ces cellules – votre organisme pourrait produire un ADN irrégulier pouvant évoluer en un cancer, confie le Dr Ann Yelmokas McDermott, chercheuse en nutrition à l'Université Tufts. Le problème, c'est que l'acide folique est difficile à trouver. Le meilleur aliment naturel qui en contienne se trouve être le foie de poulet, rarement consommé, et peu d'hommes en trouvent une quantité suffisante dans les seuls fruits et les légumes.

VOTRE PLAN D'ACTION : Le programme de nutrition *Men's Health* a été conçu pour vous inciter à consommer plus de légumes et, par conséquent, d'acide folique. En guise de plan B, consommez un bol de céréales enrichies en acide folique 4 jours par semaine. Choisissez une marque fournissant au moins 400 microgrammes d'acide folique par portion, puis complétez avec une tasse de mûres, de framboises ou de fraises. Les baies sont non seulement une bonne source d'acide folique, mais elles contiennent en outre quantité d'antioxydants qui contribuent à contrecarrer le cancer en neutralisant les radicaux libres qui endommagent l'ADN.

VOS OS

Les os ressemblent beaucoup à des collaborateurs solitaires : jusqu'à ce que ce que l'un d'eux se blesse ou se casse, personne ne leur prête vraiment attention. Or le développement, le maintien et la solidité des os se réalisent seulement jusqu'à l'âge d'environ 30 ans. Quand vous passez le cap des 30 ans, votre squelette n'évolue plus. Une mauvaise alimentation freine non seulement votre capacité à développer votre masse osseuse, mais elle augmente le risque de maladie, de prise de poids et de déclin cognitif – dès maintenant et pour toutes les années à venir.

VOTRE PLAN D'ACTION : buvez deux verres de lait enrichi en vitamine D tous les jours, qui apporte en outre à votre corps du calcium, une combinaison parfaite d'éléments nutritifs pour construire des os résistants. Qui plus est, dans le cadre d'une étude menée pendant 20 ans, des chercheurs britanniques ont découvert que les hommes qui boivent plus de 180 ml de lait par jour réduisent de moitié le risque d'accident vasculaire cérébral par rapport aux autres. Le brocoli mérite aussi une place dans vos menus. Il contient des doses non négligeables de calcium ainsi que du magnésium, de la vitamine K et du phosphore, qui jouent tous un rôle essentiel pour vous aider à rester solide.

> **CONSEIL N° 14**
>
> **Faites l'amour jusqu'à la fin de vos jours.** Les relations sexuelles régulières feraient baisser le taux de mortalité chez l'homme, selon une recherche suédoise. D'autres études mentionnent, parmi les bienfaits de l'acte amoureux, la prévention des problèmes cardiaques et même de certains cancers.

VOS BIJOUX DE FAMILLE

Le cancer des testicules est le cancer le plus courant chez les hommes de 15 à 34 ans. Il présente aussi le taux de rémission après 5 ans le plus élevé – plus de 90 %, selon l'*American Cancer Society*. La douleur étant rarement un symptôme, il est crucial que vous vous examiniez régulièrement.

VOTRE PLAN D'ACTION : une fois par mois, vérifiez qu'il n'y ait pas de gonflement anormal et/ou de grosseur (en principe de la taille d'un petit pois) à l'aide du pouce et de l'index. Procédez à cet examen de préférence après une douche chaude quand votre scrotum est détendu.

VOTRE STATUT VIH

Selon les chiffres de l'Institut national de veille sanitaire, environ 6 100 découvertes de séropositivité ont été relevées en 2011 en France. Le nombre de découvertes est stable depuis 2008, alors qu'il avait diminué entre 2004 et 2007. Parmi ces 6 100 personnes, 40 % d'hommes, gays ou bisexuels, souvent diagnostiqués après une conduite à risque. 15 % des personnes découvrent encore leur séropositivité à un stade tardif de l'infection, lorsque le système immunitaire est déjà affaibli. C'est pourquoi il est recommandé à chacun – y compris les personnes qui font partie des groupes à faible risque – de pratiquer un test de dépistage annuel.

> **CONSEIL N° 15**
>
> **Une protéine contre le vieillissement** La protéine de lactosérum vous aide non seulement à augmenter votre masse musculaire, mais elle stimule aussi la production de glutathion dans l'organisme. Une carence en glutathion se rencontrerait souvent dans des maladies associées au vieillissement.

VOTRE PLAN D'ACTION : un dépistage tardif est préjudiciable à la santé. Si vous avez des conduites à risque (relation non protégée, rupture de préservatif, partage d'une seringue…), le mieux est de pratiquer un dépistage (15 jours après la prise de risque). Et mieux encore, de ne pas avoir de conduites à risque !

Le test de dépistage permet de détecter les anticorps spécifiques du VIH présents dans l'organisme. Il consiste en un prélèvement sanguin qui ne nécessite pas d'être à jeun. Il est remboursé à 100 % par la sécurité sociale lorsqu'il est effectué dans un laboratoire d'analyses médicales, ou gratuit et anonyme lorsqu'il est effectué dans un centre de dépistage.

En cas de résultat négatif au test après une prise de risque, un second contrôle sera effectué 6 semaines après.

VOTRE TAUX DE GLYCÉMIE

Le diabète est un trouble de l'assimilation, de l'utilisation et du stockage des sucres, normalement régulés par une hormone (insuline) produite par le pancréas. Chez un diabétique, l'insuline est insuffisamment produite (c'est le diabète de type 1, 10 % des cas) ou ne joue plus son rôle (diabète de type 2), et le taux de glucose n'est pas régulé. Le diabète de type 1, ou insulinodépendant, se déclare chez des personnes jeunes, et on ne peut pas le prévenir. Le diabète de type 2, en revanche, non insulinodépendant, survient généralement chez des personnes plus âgées ou en surpoids. On estime à près de 3 millions le nombre de diabétiques en France, sans compter ceux qui s'ignorent !

VOTRE PLAN D'ACTION : l'augmentation du diabète est liée à notre mode de vie – surpoids, obésité, manque d'activité physique, sédentarité en sont les causes principales. Aussi, faites régulièrement des exercices physiques, perdez du poids grâce à une alimentation riche en fruits, en légumes et en fibres, et le risque de diabète sera réduit. Si vous êtes en surpoids, faites un test de glycémie à jeun régulièrement.

> **CONSEIL N° 16**
>
> **Prolongez les exercices.** Si vous avez besoin de vous arrêter au milieu d'une course à pied ou d'une promenade à bicyclette, prenez une profonde inspiration et soufflez fort. Cette technique conçue pour s'aérer et libérer l'esprit est appelée « expiration explosive ». Le fait d'expirer de manière brève et explosive produit un effet dynamisant.

VOS DENTS

Une étude, publiée dans le *Journal of Periodontology* (revue de parodontologie), confirme les découvertes d'après lesquelles les personnes atteintes de maladies parodontales présentent un plus grand risque de maladies cardio-vasculaires. D'après les recherches effectuées, les gencives de personnes atteintes de maladies parodontales sévères libéreraient dans le sang des taux élevés de toxines qui peuvent atteindre le cœur et provoquer des maladies cardiaques.

VOTRE PLAN D'ACTION : rendez-vous régulièrement chez le dentiste (une fois par an) pour effectuer un contrôle et un détartrage afin de conserver une bouche et des dents saines.

VOTRE VENTRE

D'après l'enquête ObÉpi, plus de 47 % des hommes sont en surpoids, 12 % étant même définies comme obèses, et ces chiffres sont en constante augmentation. L'ignorance peut être mortelle, l'obésité est liée à un certain nombre de maladies : hypertension, diabète, maladies cardiovasculaires...

VOTRE PLAN D'ACTION : calculez votre indice de masse corporelle (par exemple sur imc.fr), qui évalue la quantité de masse grasse dans l'organisme, en fonction de votre taille et de votre poids, pour déterminer si vous êtes dans la zone dangereuse. Mesurez-vous tous les trois ans ou dès que vous prenez du poids à partir de vingt ans. Un résultat entre 18,5 et 24,9 (d'après la définition de l'Organisation mondiale de la santé) est normal. La table de calcul ne tient pas compte de la masse musculaire, donc si vous travaillez souvent avec des poids (comme vous le devriez), servez-vous de méthodes de calcul plus précises qui se fondent aussi sur le tour de poitrine et de hanches. Vous devrez prendre quelques mensurations, mais vous aurez un résultat plus précis.

> **CONSEIL N° 17**
>
> **Des multivitamines ?** Prendre des multivitamines pourrait faire de vous un adepte des multitâches, selon des chercheurs britanniques. Optez pour des multivamines contenant 300 % de la valeur quotidienne de vitamine B6, 150 % VQ d'acide folique et de 50 % VQ de vitamine B12.

LE RÉGIME Men'sHealth

VOTRE MODE DE VIE

D'après l'Insee, les « causes externes », suicide et accidents de voiture, sont la principale cause de mortalité (72 %) chez les jeunes de 15 à 24 ans. L'alcool est mis en cause dans un quart des décès, mais le manque de vigilance au volant fait aussi des dégâts.

VOTRE PLAN D'ACTION : ne faites pas plusieurs choses en conduisant : éteignez votre téléphone portable et gardez vos grignotages pour plus tard.

Vos trente ans

VOS MUSCLES

Vous sentez peut-être que vous ne pouvez plus soulever autant de poids qu'à 20 ans. C'est que votre taux de testostérone commence à diminuer de 1 % par an dès que vous atteignez l'âge de 30 ans. Il vous faudra donc plus de temps pour redonner à vos muscles leur pleine force après chaque séance d'entraînement.

VOTRE PLAN D'ACTION : mangez des brocolis et des poivrons. Tous deux contiennent quantité de vitamines C et E, deux nutriments qui luttent contre les radicaux libres – des molécules toxiques qui ralentissent le rétablissement des muscles endommagés au cours d'une séance d'exercices.

VOTRE PEAU

Il s'agit d'une période de transition pour la peau. C'est un peu la fin de la peau ultra-brillante : la production de sébum diminue d'environ 10 % au cours de cette décennie et la peau s'affine dans les mêmes proportions. Les dégâts causés par le soleil auparavant prennent la forme de pattes d'oie et la peau s'affaisse en raison de la perte de collagène. Une nuit blanche vous laissera davantage de cernes...

VOTRE PLAN D'ACTION : si vous aimez faire du sport en plein air, essayez de prévoir vos séances avant 10h le matin ou après 16h l'après-midi. La sueur altère les défenses de la peau et permet à la lumière ultra-violette et aux polluants d'atteindre les cellules de la peau. Si vous restez à l'abri de la lumière du soleil en fin de matinée et début d'après-midi, vous éviterez aussi les rayons UVB, les plus dangereux. Portez chapeau et lunettes pendant les journées chaudes et ensoleillées.

VOTRE MÉTABOLISME

La vitesse de métabolisme, qui vous permettait de brûler les hamburgers géants quand vous aviez 20 ans, ralentit – diminuant de 1 % tous les 4 ans. Des études révèlent qu'entre 30 et 50 ans, vous perdrez 10 % de vos muscles environ. La raison probable : la diminution de testostérone fait que vous avez plus de mal à développer – voire à conserver – des muscles qui boostent le métabolisme.

VOTRE PLAN D'ACTION : continuez à faire de la musculation. « En renforçant vos muscles, le taux de testostérone que votre corps produit augmente », explique le Dr David Zava, du laboratoire d'analyses d'hormone de l'Oregon, aux États-Unis. Soyez toutefois raisonnable quant au poids que vous soulevez et à la fréquence des séances : deux fois par semaine suffisent pour voir des résultats. Alors, faites en sorte d'intégrer ce repos actif dans votre stratégie de remise en forme. Pour quelques excellentes idées sur la façon d'améliorer votre forme avec des exercices ailleurs que dans un centre de remise en forme/fitness, rendez-vous page 201).

VOS ARTICULATIONS

Bien que les problèmes d'arthrite ne fassent pas en principe leur apparition avant la cinquantaine, leur cause, la dégénérescence cartilagineuse, apparaît dès la trentaine.

VOTRE PLAN D'ACTION : consommez trois portions de poisson d'eau froide 3 fois par semaine, notamment du saumon, du maquereau, de la truite ou du thon blanc. Chacun contient plus de 1 000 mg d'huile de poisson. Selon une étude britannique, une consommation régulière de ce volume d'huile de poisson tend à freiner les enzymes qui détruisent le cartilage chez 86 % des personnes qui ont subi une arthroplastie. « L'huile de poisson ralentit la dégénérescence cartilagineuse et réduit les facteurs responsables d'inflammation », explique le Dr Bruce Caterson, directeur de recherche. Une étude de 1989 sur l'huile de foie de morue a montré que 10 ml de cette huile apportent une amélioration de la mobilité après 6 semaines de traitement.

VOTRE TENSION ARTÉRIELLE

Dès l'âge de 30 ans, votre pression systolique augmente de 4 points tous les 10 ans (probablement plus si vous passez trop de temps devant la télé). Des chercheurs néerlandais ont récemment découvert que, si l'on exclut les facteurs évidents – obésité, manque d'activité physique et consommation trop élevée de sel – les régimes alimentaires contenant trop peu de potassium sont les premiers responsables d'hypertension. Dans le cadre de leurs analyses, les scientifiques ont fixé à 3 500 mg par jour la limite pour déterminer un « faible » taux de potassium. Les Occidentaux, en général, ont du mal à atteindre ce niveau, les principales sources de potassium étant les légumes, trop peu consommés. D'où la pertinence de la recommandation : « Mangez cinq fruits et légumes par jour »...

On ignore généralement si l'on est hypertendu, car il n'existe pas ou peu de symptômes. Mais à long terme, les conséquences peuvent être graves : risques d'AVC, d'infarctus, d'insuffisance rénale...

VOTRE PLAN D'ACTION : ajoutez une demi-tasse (60 g) de haricots, une banane ou une poignée de raisins secs dans vos plats quotidiens. Chacun de ces aliments va augmenter votre prise de potassium d'environ 400 mg par jour. Un médecin pourra vérifier régulièrement votre tension.

Une tension normale est fixée à 120/80 mmHg, mais toute valeur supérieure à 140/90 mmHg indique un problème. Si la vôtre se situe entre ces deux valeurs, vous êtes au stade de la pré-hypertension, ce qui signifie que vous serez sans doute sujet à l'hypertension si vous ne prenez pas les mesures nécessaires dès maintenant.

LES TESTS DU TEMPS

AUDITION
TEST : rendez-vous sur le site http://testauditif.info
SIGNES INDIQUANT UN PROBLÈME : certains sons de consonnes, tels que C, D, K, P, S et T sont difficiles à distinguer, consultez un spécialiste de l'audition.
QUE FAIRE : consommez plus de viandes maigres, de produits laitiers et de légumes-feuilles. Une carence en vitamine B12 et en acide folique peut être associée à une perte auditive liée à l'âge.

VUE
TEST : à quelle distance tenez-vous votre livre ? Elle doit être inférieure à la longueur de votre bras.
SIGNES INDIQUANT UN PROBLÈME : vous devez tenir un livre à une distance plus importante qu'autrefois. Une baisse de la vision peut aussi être annonciatrice de problèmes plus graves.
QUE FAIRE : quand vous lisez, veillez à lumière. Mangez des carottes et du chou frisé, tous deux riches en vitamine A et en lutéine, essentielles à une bonne vision.

MÉMOIRE
TEST : vous devez être capable de retenir 7 chiffres aléatoires après les avoir vus seulement 3 secondes.
SIGNES INDIQUANT UN PROBLÈME : si vous oubliez où se trouvent vos clés, c'est normal, mais ne pas savoir à quoi elles servent, ce ne l'est pas.
QUE FAIRE : stimulez votre cerveau en faisant des puzzles, conservez une activité physique et sortez régulièrement avec des amis pour garder l'esprit vif.

ÉQUILIBRE
TEST : vous devez être capable de fermer les yeux, de tenir sur une jambe et de maintenir l'autre contre la poitrine pendant 30 secondes sans sautiller dans tous les sens.
SIGNES INDIQUANT UN PROBLÈME : si vous trébuchez, glissez et vous prenez les pieds dans des objets au quotidien ou que vous avez souvent la tête qui tourne ou que vous vous sentez étourdi, consultez un médecin.
QUE FAIRE : le *tai-chi* améliore la coordination des muscles et la circulation du sang tout en renforçant la masse musculaire et le tonus.

MASSE MUSCULAIRE
TEST : vous devez être capable d'effectuer 8 squats et 2 séries de 8 pompes.
SIGNES INDIQUANT UN PROBLÈME : la sarcopénie, la perte de masse musculaire due à l'âge, progresse lentement et de manière presque imperceptible.
QUE FAIRE : suivez le programme de musculation *Men's Health* – au chapitre 8.

VOTRE CŒUR

La moitié des infarctus surviennent chez les personnes présentant un taux normal de cholestérol LDL (dit le « mauvais » cholestérol). Si vous vous situez par conséquent dans un groupe à risque en raison de votre tension artérielle ou d'antécédents familiaux, il serait peut-être bon de consulter un médecin pour qu'il procède à d'autres analyses de sang.

VOTRE PLAN D'ACTION : des prises de sang régulières permettent de mettre en évidence des taux de cholestérol anormaux. Parfois le test de base ne révèle aucun signe alarmant. Un bilan lipidique fournit davantage de données : il permet d'évaluer les différents composants lipidiques présents dans le sang afin d'évaluer les risques athérogènes (artères bouchées) d'un patient pour prendre des mesures préventives (habitudes alimentaires, hygiène de vie) ou thérapeutiques adaptées.

Le dosage de la protéine C réactive produite par le foie en cas d'inflammation ou d'infection peut aussi être prescrit pour mieux suivre les personnes dont le risque d'infarctus ou d'AVC est majoré. Avant que les plaques d'athérome ne bouchent complètement une artère, il semblerait que le taux de cette protéine s'élève, en particulier chez les personnes qui souffrent en même temps de déséquilibre lipidique. Seul votre médecin habituel est en mesure de vous indiquer si des examens sont nécessaires.

> **CONSEIL N° 18**
>
> **Calculez 1+1=3**
> Commandez des brocolis sur votre pizza ou mixez-les et ajoutez-les dans une sauce pour pâtes. Selon certaines études, l'association brocoli-tomates fait réduire le nombre de cellules du cancer de la prostate plus rapidement et de manières plus efficace que n'importe quel autre traitement.

VOTRE LIBIDO

Peut-être avez-vous grimpé les échelons de l'entreprise, êtes-vous marié, avec des enfants... Et vous êtes tendu ou stressé. Votre vie sexuelle, elle, est aussi emballante qu'un tracteur rouillé. Une diminution du taux de testostérone, doublée d'une augmentation du stress, peuvent mettre à mal votre sex-appeal.

VOTRE PLAN D'ACTION : mangez 2 poignées de noix, de cacahuètes ou d'amandes non salées tous les jours. Des recherches ont révélé que les hommes dont le régime est riche en matières grasses mono-insaturées – celles qu'on trouve dans les noix – présentent un taux plus élevé de testostérone que ceux qui ne consomment pas suffisamment de matières grasses saines. C'est aussi dans les noix que l'on trouve le plus d'arginine, un acide aminé qui améliore la circulation sanguine partout dans le corps et qui aide à sortir de la fatigue pour atteindre l'orgasme.

VOTRE VENTRE

Dès la trentaine, le métabolisme ralentit et le pourcentage du tissu adipeux (c'est à dire de la graisse superflue) grimpe. C'est ce taux qui fournit des indications, plus que tout autre mesure, sur l'état de santé général.

VOTRE PLAN D'ACTION : travaillez pour conserver votre indice de masse corporelle sous 22 (dans l'idéal 18). Des recherches ont révélé que, de cette manière, vous réduisez les risques d'hypertension, de diabète et de maladie cardiaque. En prenant le bon petit déjeuner, contenant quantité de protéines, vous parviendrez à tenir le grossissement de votre ventre à distance, selon de nombreuses études sur le sujet. (Cet aspect revêt une telle importance dans un contexte de régime amincissant que les programme de nutrition *Men's Health* insiste sur le fait qu'il faut toujours, toujours prendre un petit déjeuner). Les protéines sont la clé : les personnes au régime consommant, par exemple, des

> **CONSEIL N°19**
>
> **Tout se mange dans le yaourt.** Le liquide clair qui surnage au-dessus de votre yaourt est de la pure protéine de petit-lait ou lactosérum – ce que l'on vous propose sous forme de soda à 5 euros à la salle de gym. Alors ne le jetez pas, mélangez-le au yaourt et savourez.

œufs au petit déjeuner, perdent 65 % plus de poids que ceux qui avalent un bagel contenant le même nombre de calories, d'après une étude parue dans le *International Journal of Obesity*.

VOTRE DOS

En prenant de l'âge, il faut penser à réduire la charge que supporte votre colonne vertébrale quand vous faites de la musculation.
VOTRE PLAN D'ACTION : protégez votre dos en remplaçant les courtes séries avec des poids lourds par de plus longues séries avec des poids plus légers, et en faisant des exercices sur une jambe pour résoudre les problèmes de déséquilibre musculaire. En augmentant le nombre de répétitions avec un poids plus léger, vous obtenez toujours de bons résultats, mais vous réduisez les tensions sur votre squelette. Pratiquez aussi des exercices avec un Swissball (ballon de gymnastique) pour améliorer la force du tronc et l'endurance. Mettez-vous à genoux et placez les avant-bras et les poings sur la balle : faites avancer doucement la balle en redressant les bras et en gardant le dos bien droit. Servez-vous ensuite de vos abdos pour faire revenir la balle vers les genoux. Les hommes dont l'endurance musculaire est faible au niveau du bas du dos ont trois fois plus de chances de souffrir de douleurs dorsales que ceux qui ont une relativement bonne endurance, selon une étude parue dans la revue *Clinical Biomechanics*.

> **CONSEIL N° 20**
> **Stop aux raisins secs de grande surface** Les raisins secs contenus dans les céréales prêtes à l'emploi sont recouverts d'une couche de sucre, alors achetez plutôt des flocons de blé et ajoutez vos propres fruits secs. Vous économiserez ainsi 7 grammes de sucre – assez pour perdre 2,5 kg par an si vous le faites tous les jours.

5 MOYENS FACILES
D'AUGMENTER VOTRE FORCE

Comme si la perte de masse musculaire, de densité osseuse et le taux de testostérone en berne n'étaient pas suffisant, des recherches récentes viennent de révéler qu'une diminution de l'hormone mâle pourrait également augmenter le risque de cancer de la prostate et de maladies cardiaques. Suivez ces quelques conseils pour améliorer et prolonger votre vie.

1 DÉVOILEZ VOS ABDOS
Une augmentation de 4 points de votre indice de masse corporelle – soit 15 kg supplémentaires pour un homme de 1,77 m – risque d'accélérer de 10 ans le déclin de la testostérone lié à l'âge.

2 DÉVELOPPEZ VOS BICEPS
Des chercheurs finnois ont récemment découvert que le taux de testostérone libre augmente de 49 % chez les hommes qui pratiquent régulièrement la musculation. Vous devez donc pousser de la fonte au moins 2 fois par semaine pour que cela s'applique à vous.

3 GARDEZ UN PEU DE GRAS
Réduire la consommation de gras dans le cadre de votre alimentation quotidienne peut vous aider à rester mince, mais y renoncer complètement peut entraîner la chute de votre niveau de testostérone. Une étude publiée dans la revue *International Journal of Sports Medicine* a révélé que les hommes qui consommaient beaucoup de matières grasses présentaient le taux le plus élevé de testostérone. Pour protéger votre cœur et préserver ce taux, mangez plus d'aliments riches en graisses mono-insaturées, comme le poisson et les noix.

4 ÉLOIGNEZ-VOUS DU BAR
Les *happy hours* peuvent sérieusement endommager vos hormones mâles. Dans le cadre d'une récente étude menée par des chercheurs néerlandais, les hommes ayant consommé un volume modéré d'alcool par jour pendant 3 semaines ont vu leur taux de testostérone baisser de 7 %. Limitez votre consommation à 1 ou 2 verres par jour.

5 DÉSTRESSEZ
Le stress psychologique ou physique peut faire rapidement chuter votre taux de testostérone. Le stress provoque une poussée de cortisol qui « empêche le corps de fabriquer de la testostérone », explique le Dr Zava. Les exercices cardio peuvent vous aider à maîtriser votre stress, sauf si vous en abusez. Les blessures et la fatigue sont le signe que vos séances d'exercices ont davantage tendance à faire baisser votre taux de testostérone qu'à le faire augmenter.

VOTRE NIVEAU DE STRESS

Passé le cap des 30 ans, les hommes doivent faire face à de nouvelles sources de stress : la famille, une hypothèque, de plus grandes responsabilités professionnelles, pour n'en citer que quelques-unes ; ce qui fait naturellement monter en flèche le taux d'hormones de stress. Le cortisol est l'hormone du ventre : il peut faire chuter la production de testostérone dans l'organisme et faire augmenter le volume de l'abdomen.

VOTRE PLAN D'ACTION : il suffit d'un bon fou rire pour faire diminuer les excès de cortisol et d'adrénaline générés par le stress de respectivement 39 et 70 % selon des chercheurs de la *Loma Linda University*. Le fou rire est également bon pour le cœur. Quand des participants à une étude lancée à l'Université du Maryland ont visionné des extraits de film stressants, cela a déclenché chez eux une vasoconstriction, une diminution du calibre des vaisseaux sanguins. Celui des participants ayant visionné des extraits de films drôles a augmenté en revanche de 22 %. Voilà une bonne nouvelle, à moins que vous ne soyez fan des films de Scorsese.

> **CONSEIL N° 21**
> **Allez vers la lumière**
> Faire ses exercices sous la lumière directe du soleil vous aidera à perdre jusqu'à 20 % de tissu adipeux en stimulant la leptine, l'hormone qui supprime la sensation de faim.

VOTRE VIE

La route est la première cause de mortalité chez les hommes de 30 à 40 ans. « Les hommes de cette tranche d'âge boivent et conduisent moins, mais ils voyagent plus dans le cadre de leur travail », explique le Dr Alexander Weiss, ancien Directeur du *Northwestern University Center for Public Safety*. « Ils aiment toujours la vitesse et ont tendance à être plus agressifs dans leur manière de conduire ».

VOTRE PLAN D'ACTION : éteignez votre téléphone portable quand vous êtes au volant. Près de 50 % des accidents de la route mortels sont dus au manque de vigilance du conducteur, et il suffit du bip signalant l'arrivée d'un texto pour que ne vous regardiez plus la route. Faites également attention à vos horaires de conduite : les accident mortels surviennent le plus souvent entre 2 h et 3 h du matin. « La nuit, votre corps est programmé pour dormir » explique le Dr Anne T. McCartt, vice-présidente directrice de recherche du *Insurance Institue for Highway Safety*. Alors n'hésitez pas à vous arrêter pour dormir un peu. Il vaut mieux une petite sieste qu'une longue nuit avant l'heure.

Vos quarante ans et au-delà

VOTRE VIE SEXUELLE

Pour avoir l'impression que l'on a toujours 20 ans, rien ne vaut que d'avoir une vie sexuelle du même âge (ou d'en avoir une au moins). Mais la formation de plaque touche le flux sanguin dans les petites artères du pénis plus tôt que n'importe quelle autre partie du corps, selon le Dr Steven Lamm, interne et auteur de *The Hardness Factor*. C'est l'une des raisons pour lesquelles l'angle de l'érection chute à 100 degrés vers l'âge de 45 ans, par rapport aux 130 degrés de ses 20 ans.

VOTRE PLAN D'ACTION : mangez le plus de fruits et légumes par jour, par exemple des épinards, du brocolis ou des choux de Bruxelles cuits. Ils font baisser le taux de cholestérol qui permettra de faire reculer les maladies cardio-vasculaires et renforcera le flux du sang vers le pénis. Les légumes-feuilles sont riches en acide folique, en calcium, en magnésium et en zinc. Les agrumes offrent quantité de vitamines. Ne lésinez pas sur les myrtilles, ce sont les fruits qui contiennent le plus d'antioxydants luttant contre les radicaux libres. Et relevez vos plats de piment, de gingembre et autres épices, ils peuvent améliorer votre sexualité en renforçant la circulation sanguine.

> **CONSEIL N° 22**
>
> **Soyez dans le vent.** Quand vous faites du vélo ou que vous courez, commencez le vent dans le dos et revenez face à lui, cela donne un coup de fouet si vous avez froid. Pédaler le vent dans le visage devient plus supportable quand on a plus chaud.

VOS MUSCLES

En moyenne, un homme perd 3 kilos de muscles vers l'âge de 49 ans. Cette perte musculaire est tout simplement due à du laisser-aller. N'ayant plus d'activité physique, le muscle est remplacé par de la graisse, selon une étude publiée dans le *Journal of the American College of Nutrition*. Là où le bât blesse, c'est que 250 g de graisse occupe 18 % de volume supplémentaire sur le corps par rapport à la même quantité en muscles. Par conséquent, si vous pesez le même poids qu'au jour de votre mariage, vous n'exhiberez sans doute plus la même séduisante silhouette qu'à l'époque.

VOTRE PLAN D'ACTION : en plus de pratiquer la musculation, vous pouvez protéger vos muscles gagnés à la sueur de votre front en leur fournissant les bons aliments. À quantité égale, le thon est l'une des meilleures sources de protéines essentielles au développement musculaire – et il ne contient aucune graisse saturée. De récentes recherches menées en laboratoire à la *State University* du New Jersey ont permis de mettre en avant que la sécrétine, une substance contenue dans l'épinard et qui ressemble à une hormone, augmente la synthèse des protéines. L'épinard est aussi riche en vitamines K, en potassium et en calcium, lesquels protègent de l'ostéoporose.

> **CONSEIL N° 23**
>
> **Comptez à l'envers** Quand vous comptez vos répétitions, commencez par le nombre que vous voulez atteindre et comptez à l'envers – vous compterez ainsi celles qu'il vous reste et non celles que vous avez faites.

VOS ARTICULATIONS

Vos fibres nerveuses perdent de leur efficacité, ce qui fait diminuer la coordination. Votre cœur bat plus lentement, ralentissant le flux sanguin qui fournit les nutriments aux articulations et aux muscles et élimine les déchets. Tout ceci s'ajoute au fait que vous perdez environ 0,5 % de votre masse musculaire par an. Vos articulations deviennent par conséquent plus vulnérables aux blessures et à un début d'arthrite.

VOTRE PLAN D'ACTION : vos exercices doivent mettre l'accent sur la souplesse. « Le yoga est particulièrement bénéfique pour les hommes ayant atteint la quarantaine dans la mesure où c'est la période au cours de laquelle la souplesse fait de plus en plus défaut », explique le Dr Mehmet Oz, professeur en chirurgie à l'Université de Columbia. D'après les nouvelles recherches en matière de sciences, le yoga permet d'améliorer la souplesse, de soulager les douleurs du dos et de réduire le stress. Des chercheurs de l'Université de Boston affirment qu'en pratiquant le yoga une fois par semaine, le taux de substances chimiques du cerveau luttant contre l'anxiété (GABA) augmente de 27 %. Le yoga aide, par ailleurs, le corps à maintenir son taux d'antioxydants, qui est très bas quand vous êtes à plat, selon des chercheurs indiens.

> **CONSEIL N° 24**
> **Buvez du thé pour conserver vos dents** Des chercheurs japonais ont étudié les habitudes de consommation de boissons de quelque 25 000 adultes et découvert que les personnes qui boivent au moins une tasse de thé vert par jour risquaient moins de perdre leurs dents que celles qui n'en boivent pas du tout.

VOTRE PEAU

Passé le cap de la quarantaine, les pattes d'oie se transforment en rides et les lignes d'expression de votre menton ne passent plus inaperçues. La perte de tissu sous les yeux donne parfois un regard creux. La production d'humidité tombe de nouveau de 10 % et le taux de collagène continue de chuter pour apporter quelques rides supplémentaires à votre visage.

VOTRE PLAN D'ACTION : appliquez une crème très hydratante sur la peau desséchée la nuit, de préférence une crème de nuit qui contient l'un de ces composants actifs : rétinol (vitamine A), antioxydants, vitamine C ou peptide.

LE RÉGIME Men'sHealth

LE RISQUE DE CANCER DE LA PEAU

Des scientifiques ont découvert que les hommes de plus de 40 ans avaient 2 fois plus de chances de développer des mélanomes que les femmes du même âge. Les dommages causés par le soleil peuvent être dangereux, et il faut traiter à temps tout ce qui peut être potentiellement cancéreux.

VOTRE PLAN D'ACTION : inspectez votre peau à la recherche des taches de naissance et des grains de beauté présentant une forme ou un aspect anormal : asymétriques, bords irréguliers, changement de couleur ou diamètre supérieur à 6 mm. Chaque année, le syndicat national des dermatologues organise en France une journée nationale de dépistage des cancers de la peau. Profitez-en ! Si vous avez passé beaucoup de temps au soleil ou que vous n'avez pas consulté un dermatologue depuis 5 ans, vous pouvez aussi demander à votre généraliste de procéder à un examen.

Protégez votre peau en consommant des aliments adaptés. Des chercheurs du *National Cancer Institute* ont découvert que les personnes qui consommaient le plus de caroténoïdes – pigments présents naturellement dans les végétaux – ont 6 fois moins de chances de développer un cancer de la peau que les autres. Mangez 2 portions de patates douces, de carottes ou de melon cantaloup chaque semaine pour que votre régime alimentaire contienne le même volume hebdomadaire de bêta-carotènes que les hommes présentant le plus faible risque de cancer.

> **CONSEIL N° 25**
> **Dormir ou faire de l'exercice ?**
> Dormez !
> Des chercheurs de l'Université de Chicago ont découvert que le manque de sommeil fait grossir dans la mesure où il ralentit le métabolisme et augmente l'appétit.

VOTRE VISION

Même si vos yeux affichent toujours un 20 sur 20, deux maladies oculaires qui peuvent conduire à une perte de la vision – la cataracte et la dégénérescence maculaire – peuvent très bien commencer à se développer pendant cette période de votre vie. En France, près de 1,3 million de personnes en sont atteintes. Outre l'âge, le deuxième facteur de risque de DMLA est le tabac. Les individus fumant plus de 20 cigarettes par jour ont un risque multiplié par 2,5.

VOTRE PLAN D'ACTION : les personnes qui consomment le plus de lutéine – un caroténoïde présent dans les aliments d'origine végétale – présentent un risque inférieur de 43 % de développer une dégénérescence maculaire liée à l'âge (DMLA). La lutéine aide, en effet, à filtrer la lumière bleue, l'empêchant ainsi d'endommager les tissus rétiniens. Consommez 2 portions de légumes verts tous les jours. Tous les 2 ans, effectuez un test de dépistage de glaucome (tonométrie). D'ici à 2020, le nombre de personnes de plus de 40 ans souffrant d'un glaucome atteindra 3,3 millions, selon le *National Eye Institute*. Un simple examen oculaire – visant à déceler des symptômes tels qu'une augmentation de la pression oculaire et à vérifier votre vision générale – suffit largement pour identifier la maladie à un stade précoce. Consommez chaque jour deux portions de légumes verts : une portion représentant de 120 à 150 g d'épinards cuits, de brocolis ou de choux de Bruxelles.

> **CONSEIL N° 26**
>
> **Changez de viande.** En remplaçant le bœuf ou le porc par du blanc de dinde, vous gagnez en moyenne 108 calories par repas.

VOTRE PROSTATE

30 % des hommes de 40 ans et plus souffrent d'un cancer de la prostate asymptomatique, selon des recherches menées au *Barbara Ann Karmanos Cancer Institute*, à savoir un cancer avéré, dont les symptômes sont pratiquement indécelables. Ne paniquez pas : cela ne veut pas dire que vous développez un cancer déjà bien avancé, mais que vous devez vous protéger.

VOTRE PLAN D'ACTION : des chercheurs de Harvard ont découvert que les hommes ayant un régime alimentaire riche en sélénium sont moins nombreux à souffrir d'un cancer avancé de la prostate que les autres. Pour remédier à cela, rien de plus simple : mangez 3 noix du Brésil par jour. Vous aurez ainsi les 200 ×g de sélénium requis pour maintenir le risque de cancer de la prostate à un niveau très faible. Vous pouvez aussi manger des champignons : 100 g de champignons cuits – surtout les bruns et les portobello – contiennent plus 20 % du volume requis par jour. Des chercheurs du *Fred Hutchinson Cancer Research Center* de Seattle ont par ailleurs découvert que le risque de développer un cancer de la prostate est inférieur chez les hommes qui mangent 3 fois plus de légumes crucifères (roquette, brocoli, chou-fleur) par semaine que chez les autres. En outre, il est recommandé de réaliser le test sanguin APS (antigène prostatique spécifique) une fois par an pour mesurer votre concentration d'antigène prostatique spécifique. Une augmentation de plus 0,75 sur l'année indique un risque plus élevé de cancer, il convient donc de faire d'autres examens : *(1)* veillez à ce que votre médecin prenne en compte la taille de votre prostate, car la glande grossit et produit plus d'APS avec le temps et, *(2)* demandez-lui quelle quantité de l'antigène « circule librement ». Le taux de cet antigène circulant sous une forme libre est en effet plus faible chez les hommes atteints d'un cancer de la prostate.

VOTRE COEUR

Jusqu'à l'âge de 44 ans, les accidents sont la principale cause de mortalité chez les hommes. Mais passé le cap des 45 ans, les maladies cardiaques arrivent en première position. « Ces hommes ne se considèrent pas comme vulnérables, alors ils ne prêtent pas attention aux signaux d'alarme », confie le Dr Richard Stein, professeur de cardiologie du *New York University Langone Medical Center* de New York.
VOTRE PLAN D'ACTION : avec un entraînement physique approprié (de préférence des activités intenses comme l'entraînement en circuit), vous pouvez augmenter le volume systolique de votre cœur et l'absorption d'oxygène. Ceci permet au cœur de pomper le sang plus lentement et de manière plus efficace. « L'espérance de vie moyenne chez l'homme est d'environ 3 milliards de battements de

cœur », explique le Dr Michael Lauer du *National Heart, Lung, and Blood Institute*. « Si vous pouvez réduire votre fréquence cardiaque au repos, vous pouvez allonger votre espérance de vie ». C'est aussi simple que cela. (Le programme de musculation *Men's Health* amènera votre rythme cardiaque dans la zone aérobie tout en vous aidant à développer et à protéger votre masse musculaire, de façon à rendre le cœur plus efficace et à améliorer votre santé cardio-vasculaire. Une activité en zone aérobie est d'intensité modérée, c'est donc un effort que vous pourrez soutenir assez longtemps. Classée dans la catégorie de l'endurance, elle va mobiliser entre 65 % et 80 % de votre fréquence cardiaque maximale. Les réserves d'énergie utilisées pour la circonstance sont essentiellement graisseuses.)

Pour vérifier l'état de votre cœur, réalisez un scanner 64 barrettes dès l'âge de 40 ans, puis tous les 5 ans ou aussi souvent que nécessaire selon les résultats. Ce type de scanner enregistre les images à une telle vitesse qu'il est capable de capturer votre cœur entre chaque battement et de fournir une image en 3-D de vos artères coronaires plus nette que n'importe quel autre type de scanner. Il détecte les plaques molles ou dures dans les artères et estime ainsi votre risque de crise cardiaque dans le futur.

LE RISQUE D'ACCIDENT VASCULAIRE CÉRÉBRAL (AVC)

Les accidents vasculaires cérébraux représentent la troisième cause de mortalité et la première cause de handicap. En France, 125 000 personnes en sont victimes chaque année et près de 50 000 en meurent... Un AVC se produit lorsque la circulation sanguine vers une région du cerveau est interrompue, et qu'une hémorragie cérébrale se produit. Les symptômes apparaissent de façon brutale ; pourtant, certains facteurs de risque ont été identifiés : âge, hypertension, tabagisme, diabète, cholestérol, maladie cardiaque... 80 % de ces accidents sont dus à des caillots de sang provoqués par une plaque, et la moitié du temps, le premier symptôme est aussi le dernier.

VOTRE PLAN D'ACTION : effectuez un doppler carotidien dès l'âge de 40 ans, puis aussi souvent que nécessaire, selon les résultats. Ce test de 10 minutes, non-invasif, peut révéler si vous présentez un risque. Il fournit deux vues des artères du cou qui révèlent les dégâts causés par la formation de plaque et la manière dont est perturbé le flux sanguin vers le cerveau. Enfin, les AVC étant liés en partie à des facteurs de risque contre lesquels on peut lutter (cholestérol, hypertension...), bon nombre de nos conseils précédents vous aideront à rester en bonne santé, grâce à une bonne alimentation et à des exercices appropriés.

VOTRE CÔLON

Le cancer du côlon est le troisième type de cancer le plus courant chez les hommes, en France, et le deuxième plus mortel (après celui du poumon et de la prostate). Des études récentes ont toutefois révélé que la majorité des hommes n'avaient jamais réalisé de test de dépistage. Il est maintenant systématique en France pour les individus de 50 à 74 ans. Voici une bonne raison de le déceler rapidement : le taux de rémission est de 93 % si ce cancer a été décelé au stade précoce avant qu'il ne se propage jusqu'aux parois du côlon.

VOTRE PLAN D'ACTION : de tous les tests utilisés pour déceler le cancer du côlon, la coloscopie est de loin le meilleur. Le problème des autres techniques est qu'elles ne permettent pas d'examiner directement le côlon (ex. le test de sang occulte fécal recherche des traces de sang dans les selles) ou elles ne vont pas assez loin à l'intérieur du côlon. Il s'agit d'un organe très long, et la moitié des cancers du côlon surviennent dans la région qu'un sigmoïdoscope n'examine pas. Avec la coloscopie, le moindre recoin est analysé, jusqu'au petit intestin. Si vous avez des antécédents familiaux de cancer colorectal, ce test doit être pratiqué 10 ans avant l'âge auquel le cancer de votre parent a été diagnostiqué, ou au début de la quarantaine si personne de votre famille n'a été atteint auparavant.

Plus votre tour de taille grimpe, plus votre taux de testostérone diminue, mais chez les hommes qui pratiquent la musculation, ce taux augmente de 49 %.

LE RÉGIME Men'sHealth

CAHIER SPÉCIAL

ANATOMIE D'UN EMBONPOINT
CINQ RAISONS POUR LESQUELLES VOUS POURRIEZ RESTER GROS

Il existe deux types de bedaine – les molles et les fermes. Et c'est celle qui vous caractérise qui peut faire toute la différence, dans le temps, sur la manière dont vous allez vivre. Pour bien comprendre cette différence, imaginez un sumo qui fait reposer tout son poids sur vous… Le grondement du tapis sous ses pieds est causé par le poids de toute cette graisse qui s'agite de haut en bas au fur et à mesure qu'il se précipite vers vous, prêt à casser net votre colonne vertébrale comme s'il s'agissait d'une allumette. Comment peut-on être si fort et si rapide quand on est aussi gras ?

CAHIER SPÉCIAL   LE RÉGIME Men'sHealth

C'est le type de graisse qu'il porte qui fait la différence.

Selon une étude japonaise publiée dans l'*International Journal of Sports Medicine*, la graisse qui entoure le ventre des sumos est presque entièrement sous-cutanée, c'est-à-dire qu'elle est située juste sous la peau, devant les muscles abdominaux – ce qui explique pourquoi leur ventre gigote comme de la gelée alimentaire en plein tremblement de terre. La plupart des Occidentaux ont toutefois un type très différent d'embonpoint – un ventre ferme et rond, comme s'ils avaient avalé un ballon de football. Ce type de ventre est composé de graisse logée derrière les muscles abdominaux, qui entoure vos organes internes (les viscères). Cette graisse pousse les muscles abdominaux vers l'extérieur, présentant alors la forme d'un abdomen proéminent, rond et dur.

Au cours des 10 dernières années, des scientifiques ont conclu que plus votre ventre est rond et ferme, plus vous mettez votre santé en danger.

Il est important de comprendre que la graisse – abdominale ou sous-cutanée – n'est pas seulement un tissu sans vie dont la seule tâche est de vous faire grimacer à l'idée de devoir enlever votre t-shirt en public. « La graisse est un organe endocrine qui secrète de nombreuses substances, appelées "adipokines", et bon nombre d'entre elles sont nocives », explique le Dr Robert Ross, physiologiste de l'exercice à la *Queen's University* au Canada, qui étudie les effets du

---

> **CONSEIL N° 27**
>
> **Exercice de respiration ventrale**
>
> Allongez-vous sur le dos, la main sur le ventre. Inspirez profondément par le nez et faites entrer autant d'air dans vos poumons que vous le pouvez tout en « gonflant » votre ventre. Expirez maintenant tout l'air contenu dans vos poumons en une seule fois en soufflant l'air par la bouche. Creusez le ventre et contractez les abdominaux. Restez sans respirer quelques instants, puis recommencez l'exercice plusieurs fois.

mode de vie sur la graisse abdominale depuis 18 ans. Parmi les adipokines, on trouve la résistine, une hormone responsable d'hypertension, l'angiotensinogène, un composé qui fait grimper la pression artérielle, l'adiponectine, une hormone qui régule le métabolisme des lipides et du glucose (le volume de cette hormone diminue à mesure que la graisse abdominale augmente), et l'interleukine-6, une protéine impliquée dans l'inflammation des artères. Et comme la graisse abdominale est bien plus active que la graisse sous-cutanée, elle produit davantage de ces sécrétions dangereuses pour la santé. La taille est aussi un facteur non négligeable : plus une cellule de graisse abdominale se développe, plus elle devient active.

VOTRE MÉTABOLISME EST SOUMIS À DES AGRESSIONS

Comprenez bien ce que tout ceci signifie : si votre ventre est rempli de graisse abdominale, il est probable que vous ayez les prémices de ce que l'on appelle le syndrome métabolique. Il est diagnostiqué quand un homme est atteint d'un ensemble de facteurs de risques de maladies cardiaques – surtout embonpoint abdominal = taille de 93 cm (ou plus), taux élevé de triglycérides (la graisse dans le sang) et hypertension artérielle, selon l'*American Heart Association*. Cet ensemble augmente la probabilité d'un diabète de 500 %, d'une crise cardiaque de 300 % et d'un décès dû à une crise cardiaque de 200 %. (En devenant diabétique, il y a 80 % de chances que vous mouriez d'une maladie cardiaque.)

Ce qui nous ramène à notre sumo qui lance maintenant ses 200 kg dans votre direction.

En dépit du fait que leur tour de taille excède de loin les 93 cm, la plupart des sumos ne présentent aucun des 3 marqueurs sanguins associés au syndrome métabolique – triglycérides élevés, hypertension ou faible taux de cholestérol HDL (le « bon » cholestérol).

CAHIER SPÉCIAL

LE RÉGIME Men'sHealth

Tout est dans le gigotement – davantage de graisse sous-cutanée, moins de graisse abdominale, risque plus faible de diabète et de maladie cardiaque. Ce qui soulève cette question : comment peut-on savoir si son ventre abrite un niveau dangereux de graisse abdominale ou si l'on revêt le maquillage interne d'un sumo ?

La première étape consiste à mesurer votre tour de taille. Si elle frôle les 93 cm, la première mesure à prendre – en dehors d'un nouveau régime accompagné d'une batterie d'exercices – est de consulter votre médecin à qui vous demanderez un bilan complet de votre « profil métabolique ». Si votre tour de taille augmente et que vous présentez deux des facteurs associés au syndrome métabolique, il ne fait presque aucun doute que vous avez une grosse quantité de graisse abdominale, ce qui est plus probable encore que vous ne le pensez : selon des estimations américaines récentes, près de 17 % des hommes de plus de 20 ans et plus de 40 % des hommes de plus de 40 ans en souffrent. Les données en France sont moins précises actuellement.

Contrairement à la graisse sous-cutanée, cette graisse abdominale dangereuse ne peut pas être éliminée par liposuccion, mais il est possible de s'en débarrasser par des moyens moins radicaux. Voici quelques conseils simples :

> **CONSEIL N° 28**
>
> **Domptez votre faim.** Contenez vos envies de grignoter en faisant de l'exercice. Dans le cadre d'une étude britannique, après s'être entraînées tous les jours pendant 12 semaines, 58 personnes ont constaté qu'en prenant le même petit déjeuner, la sensation de faim avait finalement diminué de 24 % par rapport au début de l'étude. « La pratique d'une activité physique peut augmenter le taux d'hormones impliquées dans la sensation de satiété », explique l'auteur de l'étude, le Dr Neil King.

ANATOMIE D'UN EMBONPOINT

CIBLEZ LA GRAISSE ABDOMINALE GRÂCE À DES EXERCICES

Comment faire dégonfler votre ventre en moins de 30 minutes, 3 fois par semaine

1 TRAVAIL DE MUSCULATION
Choisissez 4 exercices pour le haut du dos, 2 pour le bas du corps et 2 pour la ceinture abdominale (abdos et bas du dos). Réalisez-les en circuit, les uns après les autres, sans marquer de pause entre chaque série – mais en faisant en sorte d'alterner les exercices du haut du corps et ceux du bas du corps et de la sangle abdominale. « Faire reposer et travailler les muscles de cette façon permet de travailler plus dur en moins de temps », explique Jean-Paul Francœur, propriétaire du JP Fitness, un club de forme de Little Rock au Texas. Essayez ce circuit : développé-couché, squat, mouvements du rameur, montée sur banc, traction sur barre fixe, redressement assis, développé des épaules et extension du dos. Effectuez 2 circuits, en vous reposant 2 minutes entre les deux, et répétez de 10 à 15 fois chaque exercice.

Durée : 18 minutes

2 ENTRAÎNEMENT CARDIO
Utilisez la méthode par intervalles. Commencez à un rythme facile (environ 40 % de votre force) pendant 1 min 30 s. Augmentez ensuite votre rythme jusqu'à la vitesse maximale que vous parvenez à maintenir (environ 95 % de votre maximum) pendant 30 s.
Il s'agit de l'intervalle 1. Recommencez 5 fois pour un total de 6 intervalles. C'est un travail court mais intense, il vous fera donc gagner du temps. Et contrairement aux exercices « aérobic », votre corps continuera de brûler de la graisse à un niveau élevé des heures après votre séance de travail. Vous pouvez les pratiquer à même le sol ou sur un tapis roulant, mais si vous avez plus de 10 kg à perdre, optez pour un vélo d'intérieur pour réduire la pression sur les genoux.

Durée : 12 minutes

Total: 30 minutes

CAHIER SPÉCIAL

LE RÉGIME Men'sHealth

CONTENTEZ-VOUS D'UN SEUL VERRE : d'après une étude menée à l'Université de Buffalo, les hommes présentant le plus de graisse abdominale ne prenaient de l'alcool qu'une ou deux fois par semaine tous les 15 jours, mais consommaient plus de 4 verres à chaque fois. Ceux qui en avaient le moins consommaient, en revanche, une petite quantité d'alcool chaque jour – en moyenne 1 verre.

MARCHEZ. « Les recherches montrent que le corps préfère utiliser la graisse abdominale pour produire de l'énergie », explique le Dr Ross. Dans le cadre d'une étude qu'il a publiée dans la revue *Annals of Internal Medicine,* son équipe et lui ont demandé à des hommes obèses de marcher d'un bon pas ou de trottiner tous les jours pendant 3 mois tout en mangeant suffisamment pour maintenir leur poids. Résultat : leur graisse abdominale a diminué de 12 %.

FONCEZ. Les exercices modérés s'attaquent à la graisse abdominale, mais les activités plus soutenues ont encore plus d'effet. Des chercheurs canadiens ont découvert qu'en perdant seulement 11 % de son poids, on peut réduire la graisse abdominale de 42 %. Ce qui veut dire qu'un homme pesant 102 kg peut éliminer de près de moitié sa graisse abdominale en perdant 11 kg. Le meilleur programme d'amaigrissement : entraînement cardio et musculation, tous deux 3 fois par semaine. Des scientifiques coréens ont découvert que cette formule permettait de perdre 2 kg en plus et 11 % de graisse abdominale supplémentaire qu'un entraînement cardio seul. (Vous trouverez un programme fonctionnant à

> **CONSEIL N° 29**
> **Évitez l'alcool avant le repas**
> L'alcool peut ruiner votre régime en stimulant votre appétit. Des personnes ayant bu de l'alcool avant de se mettre à table ont consommé 15 % d'aliments en plus, d'après une étude britannique récente. Prenez votre petit verre après le dîner.

ANATOMIE D'UN EMBONPOINT

merveille quand vous lirez tout sur le programme de musculation *Men's Health* dans le chapitre 8).

ET CONTINUEZ À VOUS ENTRAÎNER. Les sumos consomment jusqu'à 7 000 calories par jour, mais dans la mesure où ils s'entraînent – et que leurs réserves de graisse sont logées sous la peau –, le risque de maladie cardiaque et de diabète reste faible. En revanche, s'ils arrêtent l'entraînement et qu'ils continuent à manger autant une fois qu'ils ont pris leur retraite, le risque de diabète monte en flèche. Alors retenez bien ceci : ne vous préoccupez pas de vos bourrelets. Contentez-vous de vous entraîner et de transpirer.

Mais rappelez-vous que cet embonpoint disgracieux n'est pas, au départ, entièrement de votre faute. Le paysage alimentaire des pays occidentaux, avec « l'aide » de la « science alimentaire » moderne, ne fait absolument rien pour nous défaire de ce dépôt de graisse abdominale, bien au contraire. Dans les aires de repos, les stations-service, les aéroports, les centres commerciaux et même dans les salles de gym, nous sommes envahis par des aliments qui n'en sont d'ailleurs pour ainsi dire pas – il s'agit ni plus ni moins de mélanges de maïs et de soja dans lesquels on a ajouté du sucre, et tous font grossir si on en consomme trop. Et pour sûr, on en consomme vraiment trop.

> **CONSEIL N° 30**
> **La santé par la bière ?** En raison de leur teneur élevée en levure, les bières de froment peuvent en réalité contribuer à la stabilisation du taux de sucre dans le sang et pourraient même accélérer la perte de poids.

LES DERNIERS-NÉS DU MAÏS ET DU SOJA

Presque tous les aliments emballés figurant dans les rayons des magasins d'alimentation contiennent du maïs ou du soja. Et quand des chercheurs de l'Université d'Hawaï ont analysé 480 échantillons (hamburgers, sandwichs au poulet et frites) provenant des chaînes de restaurants les plus populaires aux États-Unis, ils ont découvert que sur ces 480 échantillons, seuls 12 hamburgers ne révélaient aucune trace de maïs. Ils en ont trouvé dans la graisse des frites et dans tous les sandwichs au poulet. Ils ne se sont même pas donné la peine d'analyser les boissons sucrées qui sont en gros composés de sirop de glucose riche en fructose (HFCS) et de colorants alimentaires.

Le problème qui découle de tout ce maïs et de ce soja, c'est que l'on consomme trop d'acides gras oméga-6 – une famille d'acides gras provenant des semences, qui se disputent l'espace avec les oméga-3 dans les cellules de nos membranes. Les acides gras oméga-3 réputés pour leurs bienfaits pour le cœur et le cerveau sont, en revanche, issus de produits de la mer, des légumes-feuilles et des noix. Qui plus est, un niveau disproportionnellement élevé d'acides gras oméga-6 favorise les inflammations chroniques, qui conduisent aux affections cardiaques, au cancer, à la maladie d'Alzheimer et à la dépression. Nous avons malgré tout besoin de ces oméga-6 dans notre régime alimentaire. Ils sont essentiels au bon fonctionnement du cœur et du cerveau. Mais en raison de l'invasion du maïs et du soja dans l'alimentation moderne, le ratio oméga-3/oméga-6 est de 10/1, alors qu'il devrait se situer dans l'idéal à 1/1.

Comment a-t-on pu en arriver à un tel chamboulement ? Commencez par jeter un œil sur les emballages des aliments qui se trouvent dans votre placard. Si un produit contient des « gras polyinsaturés », c'est souvent synonyme d'acides gras oméga-6, comme dans le « sirop de glucose riche en fructose » et les « isolats de protéine de soja ».

> **CONSEIL N° 31**
>
> **Pour jouer les machos, mangez des nachos.** Quelquefois – comme les jours de grand match –, on sait qu'on va manger des cochonneries. Mais si vous vous entraînez juste avant, vos muscles épongeront une bonne partie des glucides, ce qui évitera le stockage de la graisse.

ANATOMIE D'UN EMBONPOINT

POURQUOI LE STRESS FAIT-IL GROSSIR ?

1. LE STRESS TOUCHE LE CERVEAU

Hypothalamus : cette glande du cerveau réagit au stress en secrétant une hormone de la libération de corticotrophine (CRH) qui traverse les capillaires jusque vers l'hypophyse, ou glande pituitaire.

Glande pituitaire : elle réagit à la corticolibérine en secrétant de la corticotrophine, ou hormone adrénocorticotrope (ACTH).

Glandes surrénales : elles réagissent à l'ACTH en inondant le système sanguin de deux hormones du stress, l'épinéphrine (appelée plus couramment l'adrénaline) et le cortisol.

2. L'ADRÉNALINE

L'adrénaline déclenche la réponse instantanée combat-fuite du corps.
- le rythme cardiaque et le pouls s'accélèrent pour envoyer du sang supplémentaire vers les muscles et les organes.
- les tubes bronchiques se dilatent pour recevoir plus d'oxygène et nourrir le cerveau afin que nous restions vigilants.
- les vaisseaux sanguins se compriment pour arrêter le sang en cas de blessure.

3. LE CORTISOL (VOTRE AMI)

Le cortisol et l'adrénaline libèrent de la graisse et du sucre (glucose) dans le sang qui sont transformés en énergie pour gérer le facteur de stress en cas d'urgence. Ceci fonctionne à merveille à l'occasion d'un stress à court terme, notamment quand vous devez repousser un rottweiler qui court après votre vélo.

4. LE CORTISOL (VOTRE ENNEMI)

Le cortisol peut par ailleurs signaler à vos cellules de stocker le plus de graisse possible et empêcher le corps de brûler des graisses pour les transformer en énergie. Ce phénomène survient quand le taux de cortisol reste élevé, en cas de facteurs de stress à long terme comme un patron insupportable, un avocat casse-pieds qui s'occupe de votre divorce ou un ado qui insiste pour fumer du cannabis dans le salon. Un taux élevé de cortisol de façon chronique perturbe le système de contrôle du métabolisme ; les muscles s'affaiblissent, le taux de glycémie grimpe, l'appétit augmente, et vous grossissez ! Pire encore, la graisse tend à s'accumuler dans la région abdominale sur les parois artérielles, car la graisse abdominale contient plus de récepteurs de cortisol que celle qui se trouve juste sous la peau.

CAHIER SPÉCIAL

LE RÉGIME Men'sHealth

Par ailleurs, des recherches récentes ont montré qu'un déséquilibre dans le ratio oméga-3/oméga-6 conduit à l'adipogénèse (la fabrication de cellules adipeuses). D'après une étude publiée dans le *British Journal of Nutrition*, des souris nourries selon une ration de 6/1 (oméga-6/oméga-3) ont développé beaucoup plus de graisse que celles dont le ratio était de 1/1,2. Selon une autre étude publiée dans la revue *Progress in Lipid Research*, une consommation plus élevée d'oméga-6 que d'oméga-3 augmenterait le risque de développement du tissu adipeux.

> **CONSEIL N° 32**
> **Augmentez le son.** Les personnes pourraient effectuer 10 mouvements supplémentaires en écoutant leur musique préférée, révèle une étude du *College* de Charleston.

Ceci explique pourquoi, même si vous suivez un régime et que vous faites de l'exercice, vous n'obtenez pas les résultats escomptés. Et ce n'est en aucun cas de votre faute.

L'objectif n'est pas de se débarrasser complètement des oméga-6, car ils sont essentiels pour vous aider à conserver un bon état général. Mais le fait de diminuer votre consommation d'aliments tout préparés et de vous nourrir d'aliments à valeur nutritive plus élevée – voir la liste des aliments recommandés dans le chapitre 7 – vous aidera à retrouver un juste équilibre.

LES FAUX AMIS

Les fabricants de produits alimentaires glissent du maïs et du soja bon marché dans tous les aliments, qu'il s'agisse du pain du hamburger ou du hamburger lui-même, et ceci explique en partie pourquoi votre poids n'est pas que de votre fait. Voyez comment le stress, les produits chimiques, les sucres dissimulés, le manque de sommeil et le marketing alimentaire bataillent chaque jour pour contrecarrer vos efforts pour perdre du poids.

LE STRESS : que vous affrontiez un client en colère, une épouse mécontente ou un sumo fonçant sur vous, la réponse de votre organisme est toujours la même – votre hypothalamus inonde votre sang d'hormones pour vous contraindre à réagir. Le cortisol et l'épinéphrine sont les hormones d'alarme de votre organisme. Elles font battre votre cœur plus vite et dilatent vos tubes bronchiques pour qu'ils puissent fournir davantage d'oxygène au cerveau et que vous restiez vigilant. Elles libèrent également de la graisse et du glucose dans le sang pour fournir de l'énergie d'urgence. Cependant, si vous êtes trop stressé, votre niveau de cortisol reste constamment élevé, ce qui perturbe le métabolisme et donne l'ordre à vos cellules de stocker le plus de graisse possible. Pire encore, cette graisse tend à s'installer sur le ventre sous la forme de graisse viscérale nocive, laquelle est logée derrière vos muscles abdominaux et contient plus de récepteurs de cortisol que n'importe quelle autre type de graisse. (Pour un compte rendu détaillé de ce processus chimique, voir « Pourquoi le stress fait-il grossir ? », page précédente.)

> **CONSEIL N° 33**
> **Exploitez au maximum les minéraux.** La mauvaise haleine pourrait avoir un avantage : les oignons et l'ail cuit aident l'organisme à absorber davantage de minéraux essentiels comme le fer et le zinc des céréales et des graines, d'après une étude parue dans le *Journal of Agricultural and Food Chemistry*.

RIPOSTEZ : pour vous défendre contre cette prise de poids due au stress, prenez l'habitude de faire des exercices 3 jours par semaine, en vous référant aux principes définis par le programme de musculation *Men's Health*. Cela vous permettra de réguler votre taux de cortisol, selon des chercheurs de l'*Ohio State University*. Consommez également le plus d'aliments bio possible pour vous tenir à

CAHIER SPÉCIAL LE RÉGIME Men'sHealth

l'écart du pesticide atrazine. Une étude menée par le *National Health and Environmental Effects Research Laboratory* a démontré que l'atrazine déclenchait une très forte augmentation du taux des hormones de stress chez les rats. Cette réaction au stress est identique à celle des animaux quand ils sont retenus contre leur volonté, selon cette même étude.

LES PERTURBATEURS ENDOCRINIENS : une nouvelle menace pèse sur votre abdomen – un type de substances d'origine chimique ou naturelle appelées perturbateurs endocriniens ou, comme les chercheurs commencent à les appeler, « obésogènes ». Ces obésogènes sont des substances chimiques qui perturbent la fonction de notre système endocrinien et entraînent la prise de poids et bon nombre des maladies qui frappent la population occidentale. (L'atrazine ci-dessus mentionnée est l'une d'entre elles.) Et puisque nos connaissances scolaires en biologie remontent un peu, voici une rapide séance de révisions : le système endocrinien est composé de l'ensemble des glandes et des cellules qui produisent les hormones régulant notre organisme. Croissance et développement, fonction sexuelle, reproduction, humeur, sommeil, faim, stress, métabolisme et la manière dont notre corps utilise les aliments – tout est contrôlé par les hormones. Mais le système endocrinien est un instrument d'une grande précision qui peut être facilement déréglé. « On suppose que les obésogènes agissent en trompant le système régulateur du poids », explique Frederick vom Saal, professeur de biologie à l'Université du Missouri. C'est pourquoi les perturbateurs endocriniens sont si doués pour nous faire grossir – et c'est pourquoi les

> **CONSEIL N° 34**
> **En route pour Rio.**
> Il suffit de 4 noix du Brésil pour que vous ayez votre apport journalier complet en sélénium, un anxiolytique naturel.

conseils en matière de régime ne fonctionnent pas toujours, car même en suivant à la lettre le conseil le plus judicieux qui soit, la menace des obésogènes pèsera toujours. Par exemple, le vieil adage « une pomme par jour éloigne le médecin », prononcé il y 250 ans par Benjamin Franklin, est bien dépassé aujourd'hui si cette pomme est pleine de substances chimiques qui favorisent l'obésité.

DÉCODER L'ÉTIQUETTE D'UN ALIMENT EN QUATRE ÉTAPES

Utilisez cette liste toute simple pour déjouer le marketing des fabricants alimentaires et trouver les aliments les plus sains. Commencez par la première étape et éliminez les produits à partir de là.

1 DITES NON AUX MAUVAISES GRAISSES : si un produit contient des huiles partiellement hydrogénées ou interestérifiées, vous consommez des acides gras trans que l'on associe aux troubles de la mémoire, au diabète et à l'obésité. Le terme « riche en stéarate » veut dire en gros la même chose.

2 LIMITEZ LE SUCRE : choisissez toujours l'aliment qui en contient le moins. Si l'un d'entre eux en contient plus de 8 g, laissez-le de côté.

3 OPTEZ POUR LES FIBRES : plus vous en trouvez, mieux c'est, car les fibres ralentissent la digestion et empêchent les pics de glycémie qui mènent à l'obésité et à l'insulinorésistance. Attention quand vous achetez vos produits : des fabricants rusés ajoutent souvent des fibres isolées comme l'inuline et la maltodextrine pour faire valoir la présence de fibres sur l'emballage, mais elles ne remplacent en aucun cas les grains entiers.

4 COMPTEZ LES INGRÉDIENTS : choisissez le produit qui en contient le moins (une longue liste d'additifs ne présage rien de bon).

CAHIER SPÉCIAL

LE RÉGIME Men'sHealth

RIPOSTEZ : les obésogènes pénètrent dans l'organisme de diverses manières – par le biais des hormones naturelles que l'on trouve dans les produits à base de soja, des hormones artificielles qui servent à nourrir les animaux, des polluants en plastique qui servent à emballer certains aliments, des substances chimiques que l'on ajoute dans les aliments préparés, et des pesticides dont on asperge les aliments. Lisez notre « Guide pour éviter les substances chimiques qui perturbent le système endocrinien et font grossir » à la fin de ce chapitre pour avoir plus d'informations sur la façon dont vous pouvez nettoyer votre organisme de ces envahisseurs qui favorisent l'embonpoint.

LES SUCRES CACHÉS : quand on commence à manger un peu de sucre, on finit toujours par en vouloir plus, ce qui se traduit par une augmentation du nombre de calories et du tour de taille. Le sucre crée une dépendance, sérieuse même. Une équipe de chercheurs de l'Université de Princeton a découvert que la consommation de sucre déclenche la libération d'opioïdes, des neurotransmetteurs qui déclenchent les récepteurs du plaisir dans le cerveau. Les drogues qui entraînent une dépendance, notamment la morphine, ciblent les mêmes récepteurs opioïdes. Oui, le sucre déclenche les mêmes mécanismes que les drogues, telles que l'héroïne et la morphine – ce qui explique pourquoi on en consomme tant. Une bonne partie des sucres consommés provient de sodas, de pâtisseries ou de viennoiseries, de céréales pour le petit déjeuner, de bonbons et de boissons à base de fruits. Mais le sucre est présent dans une telle quantité de produits, et sous des noms tellement différents, que c'est à peine si l'on sait qu'on le consomme.

> **CONSEIL N° 35**
> **Choisissez le bon apéritif.**
> En moyenne, une margarita contient 3 fois plus de calories qu'un Cosmopolitan et 4,5 fois plus qu'un verre de vin.

IDENTIFIEZ CES ALIAS : maltose, sorgho, sorbitol, dextrose, lactose, fructose, sirop de glucose riche en fructose et glucose. Et les versions plus saines : mélasse, sucre de riz brun, jus de fruits, malt d'orge, miel et jus de canne bio.

RIPOSTEZ : tous les sucres font flamber le taux d'insuline et nuisent de la même façon à l'organisme. Dans l'idéal, renoncez à tous les produits qui classent le sucre parmi les 4 premiers ingrédients. De cette façon, vous éviterez le pire, le fructose. De récentes recherches menées par des chercheurs de l'Université de Californie à San Francisco ont révélé que le fructose peut titiller votre cerveau pour qu'il en veuille encore plus, même si vous êtes repu. « D'après des recherches préliminaires, le fructose pourrait même jouer un rôle dans la perturbation du système endocrinien, en interférant avec notre capacité à produire de la leptine, l'hormone qui nous prévient quand on est rassasié », ajoute le Dr Robert Lustig, endocrinologue en pédiatrie à l'UCSF (*University of California*, San Francisco). Le HFCS (mieux connu sous le nom de sirop de glucose-fructose, ou isoglucose, c'est un sirop de maïs à haute teneur en fructose, largement utilisé dans les sodas) et le sirop de table ne sont pas vos seuls ennemis ; le jus de fruits peut être aussi mauvais que le soda : un jus « 100 % jus de fruit » contient 1,8 g de fructose pour 30 ml, le soda en contient 1,7 g.

> **CONSEIL N° 36**
> **Consommez le bon beurre.** Le beurre d'amande contient davantage de magnésium et de calcium, 60 % de graisses saines supplémentaires et 3 fois plus de vitamines E que le beurre d'arachide.

CAHIER SPÉCIAL — LE RÉGIME Men'sHealth

LE MANQUE DE SOMMEIL : des horaires de sommeil réguliers sont indispensables dans le cadre d'un programme d'amaigrissement. Dormir trop ou pas assez peut vous valoir quelques kilos supplémentaires. Dans le cadre d'une étude récente, des scientifiques canadiens ont découvert qu'en dormant 5 ou 6 heures par nuit, le risque de prendre du poids augmente de 69 % par rapport à une nuit de 8 heures. Et ce qui est surprenant, c'est qu'en dormant 9 ou 10 heures par nuit, le risque de surpoids augmente également de 38 %. « Le manque de sommeil déclenche la libération d'hormones qui stimulent l'appétit », explique le Pr Jean-Philippe Chaput, auteur de l'étude en question. « Mais trop dormir implique que vous dépenserez moins d'énergie dans la journée puisque vous n'êtes pas aussi actif. » Par ailleurs, d'après une étude australienne, quand on fait une grasse matinée le week-end, on se sent plus fatigué le lundi et le mardi que si l'on maintenait l'horaire de réveil de la semaine. Les personnes souffrant d'un déficit de sommeil tendent à manger plus (et à dépenser moins d'énergie) parce qu'elles sont fatiguées, selon des chercheurs de la *Wake Forest University*. À l'inverse, celles qui dépassent les 8 heures de sommeil sont moins actives.

RIPOSTEZ : veillez à avoir un bon rythme de mélatonine. Quand le soleil se couche, votre glande pinéale, ou épiphyse, se met en marche telle une horloge pour secréter de la mélatonine, une hormone qui favorise l'endormissement et régule le rythme circadien. Elle fait descendre la température du corps – laquelle empêche de dormir si elle est trop élevée. Les pics de production de mélatonine surviennent au milieu de la nuit, sachant que ce mécanisme peut

> **CONSEIL N° 37**
>
> **On se lève tous pour être en forme.** Vous augmentez la force de travail de votre torse de 20 % en effectuant un développé militaire debout plutôt qu'un développé-couché classique avec barre fixe.

être perturbé par la moindre petite lumière artificielle. Pour conserver un bon rythme de mélatonine, il est donc essentiel de dormir dans le noir. Installez des rideaux épais, couvrez votre réveil et éteignez tous les gadgets lumineux. Faites en sorte que vous ne puissiez plus voir vos mains. Si vous allez aux toilettes et que vous allumez la lumière, votre taux de mélatonine diminue instantanément, alors optez pour une veilleuse rouge (ou une lampe à infrarouge), la couleur ayant un moindre effet sur la mélatonine que le bleu ou le blanc.

LES RUSES DES SUPERMARCHÉS : les fabricants de produits alimentaires nous prennent pour des imbéciles. Et leur stratégie de marketing repose là-dessus. Prenez, par exemple, les étiquettes « sans matières grasses » collées sur certaines boîtes, ou « sain », ou « ne fait pas grossir », et vérifiez ce que contient réellement le produit. Généralement beaucoup plus de sucres qu'il n'en faut. Il s'agit ni plus ni moins d'un moyen de semer la confusion : les fabricants de produits alimentaires font en sorte de mettre en avant ce qui retiendra votre attention. Ils peuvent aussi nous induire en erreur avec le nombre de calories indiqué – par exemple, en indiquant celui correspondant à 2 verres alors qu'il va de soi que vous allez boire toute la bouteille. Nombre de ces stratégies sur les aliments préparés sont évidentes, mais un grand nombre des produits les plus nocifs sont des agents doubles. Ils se font passer pour des aliments sains, étiquetés avec des mots rassurants comme « enrichi », « léger », « 100 % naturel », voire « multi-céréales », mais vous seriez surpris de découvrir combien ces mots sont en réalité vides de sens.
RIPOSTEZ : pensez à votre magasin d'alimentation comme à un champ de bataille où les côtés du magasin – là où sont vendus les aliments frais, produits laitiers et viandes – sont votre zone verte.

CAHIER SPÉCIAL

LE RÉGIME Men'sHealth

Restez là et ne faites que quelques petites incursions stratégiques dans les allées du milieu pour prendre des haricots et des céréales complètes. Mais apprenez à lire les étiquettes ! En France, les premiers textes de lois concernant l'étiquetage alimentaire sont apparus en 1993, mais certaines étiquettes restent encore floues aujourd'hui. Et tout est affaire de pourcentage avec les « allégations nutritionnelles » des fabricants. Par exemple, pour un aliment portant la mention « Enrichi en vitamines », la teneur finale du produit doit contenir de 15 à 40 % des AJR (apports journaliers recommandés) pour 100 Kcal.

Évidemment, l'étiquetage a un impact sur le choix du consommateur. Des chercheurs travaillent actuellement sur un système restreint de classification des allégations nutritionnelles, afin que les industriels ne puissent pas en inventer de nouvelles. Et par exemple, si un fabricant veut marquer la mention « diététique » ou « énergétique », il devra respecter une directive européenne. De même, pour les produits qui portent les mentions « naturel », « pur » ou « fermier », vérifiez toujours que les labels correspondants, régis par le Code rural, soient présents (label AB).

ANATOMIE D'UN EMBONPOINT

GUIDE POUR ÉVITER LES SUBSTANCES CHIMIQUES QUI PERTURBENT LE SYSTÈME ENDOCRINIEN ET FONT GROSSIR

Nos aliments, y compris ceux que l'on considère comme « équilibrés » ou « aliments de régime », sont remplis de perturbateurs endocriniens (PE) qui préparent le corps à stocker de la graisse. Voici ce que vous devez faire pour les éviter.

SAVOIR QUAND MANGER BIO.

En 2010, l'association Générations futures a réalisé une enquête sur les substances chimiques présentes dans les aliments traditionnels, qui a révélé que plus d'une centaine de résidus chimiques avaient été identifiés en une seule journée d'enquête. Plus d'une quarantaine de ces résidus étaient des perturbateurs endocriniens, qui détournent le métabolisme et conduisent à stocker de la graisse. Des chercheurs ont même inventé un terme pour expliquer leur menace : ce sont des « obésogènes ». C'est vrai, les aliments bio sont parfois coûteux, mais il n'est pas nécessaire d'opter pour un régime 100 % bio – beaucoup d'aliments présentent des taux de pesticides tellement faibles qu'acheter bio ne vaut pas le coup. L'*Environmental Working Group* (EWG) a découvert que l'on pouvait réduire le risque d'exposition aux pesticides de près de 80 % simplement en optant pour le bio pour les 12 fruits et légumes les plus contaminés identifiés par leurs tests. Baptisés les « Dirty 12 », ces fruits et légumes sont les suivants, en commençant par le pire : céleri, pêches, fraises, pommes, myrtilles, nectarines, poivrons, épinards, chou vert, cerises, pomme de terre et raisin. Vous pouvez en revanche vous rabattre sur les 15 fruits et légumes issus de l'agriculture conventionnelle que l'EWG a baptisés les « Clean 15 » en raison de leur faible taux de résidus de pesticides : oignon, avocat, maïs doux (surgelé), ananas, mangue, petits pois (surgelés), asperge, kiwi, chou, aubergine, cantaloup, pastèque, pamplemousse, patate douce et melon miel.

NE MANGEZ PAS DE PLASTIQUE

Vous pensez sans doute que j'affabule. Pourtant, vous en consommez. Il y a même des risques pour que vous présentiez un taux détectable de bisphénol-A (BPA) ou de phtalates dans l'organisme. Tous deux sont des substances chimiques d'origine synthétique qui miment l'action de

CAHIER SPÉCIAL

LE RÉGIME Men'sHealth

l'œstrogène. Ces substances chimiques à base de plastique amènent le corps à stocker de la graisse au lieu de développer ou de conserver de la masse musculaire. En minimisant votre exposition aux obésogènes renfermant du plastique, vous augmentez vos chances de perdre cet embonpoint disgracieux et de renforcer votre masse musculaire sèche. Voici comment :

1. Ne faites jamais chauffer vos récipients en plastique et ne les placez jamais dans le lave-vaisselle, pour éviter de faire grimper le taux de BPA qu'ils libèrent. Le BPA s'échappe des bouteilles de boissons énergétiques en polycarbonate 55 fois plus vite que lorsqu'elles sont exposées à un liquide bouillant, selon une étude publiée dans la revue *Toxicology Letters*.

2. Évitez les aliments gras emballés dans du plastique, car les perturbateurs endocriniens sont stockés dans les tissus graisseux. Les emballages en plastique utilisés dans les supermarchés se composent le plus souvent de PVC ; ceux que vous achetez pour emballer vos objets sont, en revanche, de plus en plus souvent fabriqués en polyéthylène, et ne représentent aucun danger.

3. Réduisez la consommation des produits en conserve.

CHOISISSEZ DE LA VIANDE MAIGRE

Lorsque c'est possible, choisissez des viandes issues d'animaux élevés en plein air qui, d'après plusieurs études, contiennent moins de matières grasses que celles provenant d'animaux élevés en milieu confiné et nourris aux grains, et pas d'hormones favorisant la prise de poids. Qui plus est, la viande des bovins nourris à l'herbe contient 60 % d'oméga-3 supplémentaires, 200 % de vitamine E en plus et de 2 à 3 fois plus d'acide linoléique conjugué (ALC, un nutriment qui contribue à réduire le risque de maladies cardiaques, de cancer et d'obésité et aide à perdre du poids, selon une étude publiée dans l'*American Journal of Clinical Nutrition*) que le bœuf d'élevage traditionnel. Choisissez aussi du poisson maigre issu de la pêche durable et contenant peu de toxines comme le mercure et le PCB (polychlorobiphényle). Une étude publiée dans la revue *Occupational and Environmental Medicine* a révélé que l'on trouve encore aujourd'hui des traces du pesticide DDT, malgré son interdiction depuis 1973, et de son produit de dégradation, le DDE, dans le poisson gras. Les gros poissons mangeant les petits, ils portent donc en eux une charge toxique plus élevée. Évitez le thon obèse ou ahi, le tile, l'espadon, le requin et le marlin. Préférez l'anchois, le maquereau et le saumon sauvage. Choisissez de la truite arc-en-ciel d'élevage, des moules d'élevage, des pétoncles, du flétan ou du thon blanc. Pour faire cuire le poisson, faites-le griller ou passez-le au four.

FILTREZ L'EAU

Le meilleur moyen d'éliminer les perturbateurs endocriniens de votre eau courante est d'appliquer un filtre à charbon actif. Prévus pour les robinets, les pichets et les installations sous l'évier, ces filtres éliminent presque tous les pesticides et les polluants. Avant votre achat, vérifiez qu'il s'agit bien d'une marque agréée.

Plus votre ventre est rond et ferme, plus vous compromettez votre santé.

LE RÉGIME Men'sHealth

4
LES PLUS SÉRIEUX DES RÉGIMES N'EN SONT PAS
COMMENT TRANSFORMER LA GRAISSE EN MUSCLE SANS RENONCER À QUOI QUE CE SOIT.

Arrivé à ce stade du livre, vous en avez déjà beaucoup appris sur la remise en forme, la nutrition et la perte de poids. Vous êtes maintenant prêt à vous lancer avec audace vers l'avenir – avec un nouveau corps.

Mais avant d'aller plus loin, trouvez la bonne réponse à la question suivante :

Vous risquez des problèmes de surpoids si :

A) La dernière récompense sportive que vous ayez reçue est un fût de bière.
B) Le terme « régime » ne vous évoque que celui de bananes.
C) « Barre aux fruits et aux noix » ne vous rappelle que ce bar où on vous a servi un apéritif si exotique.
D) Vous êtes en ce moment même au régime.

Et la bonne réponse est : D !

Cela semble paradoxal, mais les études ont montré à maintes reprises que le risque de surpoids dans un avenir plus ou moins proche est intimement lié au fait que soyez au régime EN CE MOMENT MÊME. Car presque tous les régimes sont destinés à vous faire gagner du poids à long terme.

Enfin, presque tous... Puisque le programme de nutrition *Men's Health* est radicalement différent. Mais avant de vous expliquer en quoi, voici ce que vous devez savoir...

Les inconvénients des régimes traditionnels

Il existe quantité de régimes dans le monde, dont des médecins, des célébrités ou des athlètes vantent les mérites, et toutes sortes de programmes minceur, certains très cohérents, d'autres complètement fous. Et ils ont un point commun : ils fonctionnent. Jusqu'à un certain point.

Ils fonctionnent, car tous vous obligent à prêter attention à la nourriture que vous consommez et à réduire l'apport calorique. Qu'importe si certains semblent un peu farfelus : régime à base de pamplemousse, de soupe au chou, de fromage blanc ou encore de bâtonnets de viande à la mayonnaise (le dernier est pure invention !). Et qu'importe également si cet acte naturel de manger devient un exercice de trigonométrie quand il s'agit de procéder au calcul précis du nombre de calories, de rationner, de mettre des points ou de doser au gramme près.

Qu'importe, en effet, car à court terme, chaque régime va fonctionner. Mais des questions apparaissent sur le long terme : les deux tiers des personnes qui perdent du poids pendant un régime finissent par peser plus que le jour où elles ont commencé. Et pourtant, le marché des régimes est extrêmement florissant...

Alors comment savoir si un régime est voué à l'échec ? De la même façon que l'on sait si un pilier de rugby ou le marché de l'immobilier va s'effondrer : on lui fait passer une batterie de tests.

Voici le diagnostic en 3 points que vous propose *Men's Health*.

INCONVÉNIENT N° 1 : les régimes prescrivent souvent d'éliminer un groupe entier d'aliments. Lorsqu'un régime se définit comme « pauvre en matières grasses » ou « riche en glucides », ou qu'il implique un nettoyage du corps avec des cocktails ou des smoothies à base d'aliments naturels, il s'agit ni plus ni moins d'une restriction du nombre de calories, et non d'une perte de poids magique. Une étude britannique récente a révélé que quel que soit le régime que vous suivez – qu'il interdise les glucides, les lipides, le sodium, la viande ou les produits laitiers, les omelettes ou les cakes aux fruits –, vous perdrez de toute façon du poids puisque la suppression d'un groupe d'aliments va automatiquement générer un déficit en calories. Plusieurs études recoupent cette constatation.

Mais la diminution de l'apport calorique n'est pas viable, elle peut même nuire à votre santé (surtout si vous souhaitez développer et conserver votre masse musculaire) et elle est vouée à une reprise de poids sur le long terme. Dans le cadre d'une recherche,

> **CONSEIL N° 38**
> **Un soupçon de lait.** Consommer 1 800 mg de calcium par jour pourrait bloquer l'apport d'environ 80 calories, d'après une étude scientifique américaine. Buvez du lait avant votre café et gardez-en aussi pour mettre dans le café. Cela représente déjà 300 milligrammes !

dont les résultats sont parus dans la revue *Psychosomatic Medicine*, des scientifiques ont observé la façon dont l'organisme réagit lorsque l'apport calorique est soit sous surveillance, soit limité. Ils ont mis en évidence que la restriction du nombre de calories entraîne une augmentation du taux de l'hormone de stress (le cortisol) dans le sang ; et même le simple fait de s'en préoccuper occasionne du stress.

> **CONSEIL N° 39**
> **Évitez les sodas.**
> En buvant plus de deux sodas par semaine, le risque de développer le cancer du pancréas pourrait augmenter de 87 %, selon une étude publiée dans la revue *Cancer Epidemiology, Biomarkers & Prevention*.

(Le cortisol est une hormone qui prévient l'organisme qu'il y a de l'orage dans l'air et vous contraint, en gros, à stocker les calories sous forme de graisse pour faire face à cette menace.) Les chercheurs en ont conclu que « suivre un régime ou restreindre l'apport en calories est inefficace, car cela induit un stress psychologique chronique et une augmentation de la production de cortisol – deux facteurs reconnus pour favoriser la prise de poids ». Les auteurs de l'étude ajoutent que tout régime peut nuire au bien-être physique et psychologique. C'est pour toutes ces raisons que, dans le cadre du régime *Men's Health*, il est question de manger correctement et non de se priver.

INCONVÉNIENT N° 2 : vous devez respecter une formule, un algorithme ou un calcul de points pour savoir ce que vous pouvez manger. Des chercheurs en sciences cognitives de l'Université de l'Indiana et l'Institut Max-Planck de développement humain à Berlin ont récemment découvert que plus un régime semble complexe, plus il y a de chances pour que vous l'abandonniez. Les auteurs de ces travaux ont comparé les résultats de femmes suivant le régime Weight Watchers, qui repose sur un système à points, et d'autres qui s'en tenaient à un régime simple proposant des aliments et repas spécifiques. Ils ont découvert que le simple fait de percevoir un

LES PLUS SÉRIEUX DES RÉGIMES N'EN SONT PAS

régime comme compliqué (alors qu'il est peut-être simple en réalité) le rend plus susceptible d'être abandonné en cours de route. C'est la raison pour laquelle nous avons voulu que le régime *Men's Health* soit si simple. Tout ce que vous avez à faire, c'est d'évaluer à vue de nez vos portions, comme indiqué plus loin, dans le chapitre 6.

INCONVÉNIENT N° 3 : on prétend qu'un régime qui repose sur un seul nutriment ou un seul aliment fait perdre du poids. Vous avez sans doute déjà entendu parler de ces régimes à base de pommes, à base de vinaigre de cidre ou encore d'ananas. Ces curieux régimes en vogue cachent deux choses : *(1)* il s'agit d'une restriction de calories déguisée ; *(2)* c'est une privation qui empêche de profiter de toute la variété alimentaire que la nature peut offrir. Pour ces deux raisons, ce type de régime n'est pas viable et vous fera à coup sûr reprendre du poids par la suite. On ne peut tout simplement pas vivre avec une gamme d'aliments aussi restreinte. Nos papilles ont besoin de diversité, et pour une bonne raison : un régime varié est un régime sain. Lorsqu'on se prive d'une bonne alimentation pour perdre du poids, le corps se rebelle. Une étude publiée dans la revue *International Journal of Obesity* révèle que 91 % des personnes qui suivent un régime connaissent des fringales. Dès lors que l'on commence à rationner les calories, ce chiffre grimpe à 94 %. Chaque fois que vous vous privez d'une part de tarte, d'un croissant ou de votre péché mignon, les chances de savoir dire non la fois suivante diminuent. Pourquoi ? Parce que la maîtrise de soi est alimentée par... le sucre ! Le glucose, pour être exact. Donc, chaque fois que vous dites non à ces glucides, vous avez encore plus besoin des nutriments qu'ils contiennent.

> **CONSEIL N° 40**
>
> **Halte aux ampoules.** Pendant les longues séances d'entraînement, mettez-vous un peu de Vaseline sur la plante des pieds et entre les orteils, ceci afin d'éviter les ampoules si vous transpirez.

La plupart des régimes courants sont simplement des variations sur les trois thèmes que nous venons de développer. Faisons un tour des régimes les plus connus.

> **CONSEIL N° 41**
>
> **Diminuez votre appétit.** Boire avant le repas, qu'il s'agisse de deux verres d'eau ou d'un bol de soupe, peut renforcer la sensation de satiété et réduire par conséquent l'apport calorique de près de 20 %. Essayez ceci : buvez un verre d'eau ou avalez une soupe à base de bouillon comme un miso, un minestrone ou du bouillon de poule avec des vermicelles en guise d'entrée.

Régime *The Zone* ou régime du juste milieu

Au fondement de ce régime particulier, la constatation que des niveaux élevés d'insuline contribuent à la prise de poids. En conséquence de quoi, stabiliser l'insuline conduit à la perte de poids. Logique.

Mais pour atteindre cet objectif, chaque repas doit contenir un ratio spécifique en glucides, protéines et matières grasses (respectivement 40, 30 et 30 %). C'est la « zone » dans laquelle vous devez demeurer. À chaque repas, il faut consommer des protéines maigres ; privilégier les bonnes graisses comme les acides gras mono-insaturés présents dans l'huile d'olive, les amandes et les avocats, et les oméga-3 que l'on trouve, par exemple, dans le poisson ; limiter la consommation de glucides aux céréales complètes et à quelques fruits, mais en évitant les jus de fruits, la bière et les friandises ; réduire les graisses saturées provenant de la viande rouge et des jaunes d'œufs ; et éviter les aliments tout prêts. Et il ne s'agit que du régime de base. Les aliments sont regroupés dans des « blocs » selon leur teneur en protéines, lipides et glucides, de sorte qu'un groupe d'aliments donne le ratio magique de 40-30-30. Et vous vous voyez attribuer tant de blocs par jour selon votre activité. Ce régime a le mérite d'essayer d'équilibrer les nutriments essentiels, tout en tâchant de laisser une certaine diversité alimentaire. Mais, d'après une étude récente publiée dans le *Journal of the American Medical Association*, *The Zone* aurait le même effet sur le taux d'insuline que n'importe quel autre régime classique. Ainsi, tout ce comptage de glucides, de protéines et de matières grasses pour s'assurer que le ratio de chacun soit bien respecté à chaque repas revient à vous rendre hyper attentif aux aliments que vous consommez, et à vous aider à limiter votre apport en calories pour perdre du poids.

Avez-vous repéré un ou plusieurs inconvénients à propos de ce régime ? L'inconvénient n° 2 ressort : ce régime est trop complexe et, par conséquent, probablement impossible à tenir. Cela dit, il propose des aliments préemballés qui correspondent au ratio demandé, mais ces aliments subissent une importante transformation et sont bien peu naturels.

Régime Atkins

C'est un régime pauvre en glucides, riche en protéines et sans restriction des graisses – à condition qu'elles soient équilibrées –, qui se déroule en quatre phases. Lors de la phase 1, on élimine presque tous les glucides : vous n'en avez droit qu'à 20 g par jour, ce qui signifie pas de pain, ni de pâtes, ni de fruits, de légumes ou de jus ; uniquement des protéines et des matières grasses. Lors de la phase 2, on augmente l'apport glucidique à 25 g par jour pendant une semaine, puis on l'augmente encore de 5 g les semaines suivantes, jusqu'à ce que l'on cesse de perdre du poids. Lors de la phase 3, la consommation de glucides est réduite de 5 g par jour pour relancer la perte de poids. La phase 4 repose sur le calcul de la quantité de glucides nécessaires pour maintenir le poids.

> **CONSEIL N° 42**
> **Entretenez vos muscles.** Le simple fait de tenir des haltères ou une barre fixe renforce les poignets et les avant-bras de près de 25 % et 16 % en 12 semaines, d'après une étude menée à l'Université d'Auburn.

Il me semble que ne pas manger de fruits et légumes – ces aliments que l'on présente, étude après étude, comme étant la clé de la santé et de la longévité – est contre-productif. Et que la privation de certains aliments est difficile à accepter.

L'accent mis sur les protéines est pourtant en soi un bon principe. Une étude récente de l'*American Journal of Clinical Nutrition* révèle que ceux qui reçoivent 30 % de leurs calories quotidiennes à partir des protéines se sentent plus rassasiés que ceux qui en mangent moins. Ils consomment jusqu'à 440 calories de moins par jour et peuvent perdre un peu plus de 2 kg en 2 semaines. Mais le régime Atkins pousse cette idée à l'extrême. En réalité, il ne s'agit ni plus ni moins que d'une restriction calorique déguisée. Bien sûr, vous allez perdre du poids si vous renoncez complètement à un groupe d'aliments. Mais vous perdez aussi toute une gamme de saveurs merveilleuses, d'odeurs et de textures dont votre organisme a besoin. Ce régime cumule les trois inconvénients que nous avons vus plus haut. Cela signifie qu'il n'est simplement pas tenable. Renoncer à des aliments ne vous donnera que plus envie d'en manger et vous risquez de finir par vous en gaver. Vous perdrez du poids au départ, mais quant à le maîtriser, c'est une autre histoire.

> **CONSEIL N° 43**
>
> **Chagrin d'amour.**
> Si vous avez le cœur brisé, essayez le paracétamol. D'après une nouvelle étude publiée dans *Psychological Science*, la prise régulière de paracétamol (1 g par jour pendant 3 semaines ; vérifiez auprès de votre pharmacien la posologie qui vous convient) soulagerait la peine ou la souffrance après une rupture, le paracétamol augmentant le seuil de douleur physique et émotionnelle que peut supporter le cerveau.

Weight Watchers

Dans ce régime, chaque portion d'aliment se voit attribuer une valeur en fonction de ses calories, de sa teneur en matières grasses et en fibres. Plus la portion contient de fibres, plus le nombre de points est faible ; à l'inverse, plus elle est riche en calories et en matières grasses, plus le nombre de points augmente. Votre mission consiste à demeurer sous un certain nombre de points, tous les jours, afin d'atteindre votre objectif final. Vous pouvez choisir entre un régime riche en glucides ou riche en protéines.

Les concepteurs de Weight Watchers ont le mérite d'aider les gens à comprendre combien de calories ils consomment. Et l'accent est mis sur l'accompagnement par des pairs, un aspect primordial quand on suit un régime. Mais si la surveillance de l'apport calorique quotidien est un exercice important pour ceux qui veulent perdre du poids, il faut bien se dire qu'en fin de compte, ce n'est que ça : un exercice. Le comptage de calories est rébarbatif à long terme. Et la nourriture est faite pour être appréciée. De plus, le système de points peut avoir un effet pervers comme celui de ralentir le métabolisme, si, par exemple, vous consommez tous vos points en un seul repas et que vous vous privez le reste de la journée. Ce régime est la figure emblématique de l'inconvénient n° 2.

VOICI CE QU'IL FAUT RETENIR DE TOUS CES RÉGIMES ET DE BIEN D'AUTRES : les gadgets ne fonctionnent pas. Nous sommes constamment cernés par les aliments, certains plus sains que d'autres. Aucun ratio, aucune restriction de glucides, aucun système de points ne va vous aider à faire face chaque jour à la variété de nourriture qui vous est proposée. Et en renonçant à des aliments que vous aimez, vous ne tiendrez pas longtemps avant qu'ils ne reviennent vous narguer. Le programme de nutrition de *Men's Health* tient compte de vos préférences alimentaires et vous propose un régime – un mode de vie, même – qui vous permet de consommer ce que vous aimez et de perdre du poids sans en reprendre ensuite.

LE RÉGIME Men'sHealth

5

COMMENT AMENER VOTRE CORPS À BRÛLER LES GRAISSES

RÉPONDEZ DE LA MEILLEURE FAÇON POSSIBLE FACE À LA PRISE DE POIDS : AUGMENTEZ VOTRE MASSE MUSCULAIRE

Que diriez-vous de brûler environ 40 calories, comme par magie, dans les 15 minutes qui suivent, sans la moindre petite goutte de sueur ? Vous voulez essayer ? Voici ce que vous allez faire : allez dans votre chambre, ouvrez le placard et regardez à l'intérieur.

LE RÉGIME Men'sHealth

Avez-vous quelques vêtements à apporter au pressing ? Peut-être une veste avec une tâche de sauce ? Jetez-la dans un sac. Remettez un peu d'ordre dans la penderie et pliez vos pulls de façon que votre garde-robe ne donne plus l'impression que vous avez fui la bande des Soprano en urgence. Très bien. Maintenant, asseyez-vous.

Et voilà ! Vous venez de brûler 40 calories en un temps record rien qu'en rangeant un peu vos vêtements. C'est magique, non ?

Enfin, pas tant que cela. Vous savez, votre corps est déjà prêt à brûler les graisses. Tout ce que vous devez faire pour commencer à le modeler, c'est de régler ce « four à graisses » pour qu'il soit très efficace et que vous brûliez encore davantage de graisse tout en réalisant vos tâches quotidiennes.

Cette combustion magique des graisses, vous la devez à votre métabolisme, un terme que vous avez sans doute déjà entendu souvent, mais que vous ne comprenez peut-être pas. Qu'est-ce que le métabolisme ? Pour faire simple, c'est l'ensemble des réactions chimiques qui se produisent dans votre organisme 24h/24 et 7j/7 pour vous maintenir en vie : les aliments sont transformés en énergie, qui est à son tour dépensée pour permettre à vos cheveux de continuer de pousser, à votre cœur de battre, à votre foie de secréter de la bile, à vos poumons d'acheminer l'oxygène vers vos globules et à vos reins de transformer votre bière en urine (non que cela représente un défi de taille ici). C'est la salle des machines de votre propre vaisseau spatial, qui brûle inlassablement vos calories. Et si vous pensez qu'il faut, pour cela, pratiquer une activité physique intense – comme faire du vélo, plonger dans une piscine ou danser la polka avec une belle partenaire – vous vous trompez, puisque vous brûlez en réalité la quasi-totalité de vos calories, rien qu'en laissant les lumières allumées.

> **CONSEIL N° 44**
>
> **Plantez des graines pour l'avenir.** C'est dans les graines de potiron que l'on trouve le plus de magnésium, cet oligo-élément que des chercheurs français ont associé à la longévité.

Imaginez plutôt votre métabolisme comme un plan d'épargne retraite. Vous n'obtiendrez pas les résultats tant escomptés tout de suite. C'est une stratégie à long terme, mais une chose est sûre : si vous vous investissez, vous recevrez des retours lents, réguliers et efficaces et qui vous rendront heureux et en bonne santé pendant de nombreuses années.

Maintenant, comme tout investissement à long terme, le moteur de votre organisme a besoin d'un minimum d'entretien. Dans ce chapitre, je vous proposerai des moyens astucieux pour renforcer votre métabolisme de façon à améliorer votre combustion pour brûler de plus en plus de calories sur la durée (ou, comme on dit dans les milieux financiers, il est temps de travailler moins pour brûler plus de calories, et que vos calories commencent à travailler pour vous !). Préparez-vous à quelques surprises, à commencer par celle-ci...

Pourquoi brûler des calories dans une salle de fitness est une perte de temps

Non ! Est-ce bien ce que à quoi vous pensez ? Brûler des calories dans une salle de gym est une « perte de temps » ? S'agit-il bien d'un ouvrage *Men's Health* ou ai-je glissé l'autobiographie de Lewis Black entre les couvertures ?

Allez, restez avec moi. Brûler des calories en faisant du sport, c'est génial – d'ailleurs, dans le chapitre 8, vous saurez tout sur le programme de musculation *Men's Health,* le programme brûle-graisse le plus efficace jamais conçu, qui fera dépenser 160 calories et plus à un homme de 90 kg en seulement 15 minutes. Il faut simplement savoir que les besoins énergétiques varient d'une personne à l'autre en fonction de 3 éléments :

#1 : LE MÉTABOLISME BASAL (AU REPOS). Le taux de métabolisme de base représente entre 60 et 70 % de l'ensemble de votre métabolisme et, curieusement, c'est le nombre de calories que vous brûlez en ne faisant absolument rien : allongé sur votre lit en regardant le plafond ou affalé sur le canapé en regardant la télé. Comme je l'ai dit plus haut, c'est l'énergie requise par l'organisme pour effectuer ses fonctions de base – rythme cardiaque, fonctionnement des poumons, voire division des cellules.

#2 : LE MÉTABOLISME DIGESTIF, OU L'EFFET THERMIQUE DES ALIMENTS. La digestion des aliments – la transformation des glucides en sucre et des protéines en acides aminés – représente de 10 à 15 % de vos calories quotidiennes. Les protéines brûlent davantage de calories au cours de la digestion que les glucides et les matières grasses, soit près de 25 calories pour 100 calories consommées. Les glucides et les graisses brûlent de 10 à 15 calories pour 100 calories consommées. Vous comprendrez pourquoi ceci est important dans un prochain chapitre.

Prenez le temps de réfléchir un peu à ce que vous venez de lire : vous brûlez entre 70 et 85 % de calories par jour au repos et en mangeant !

Alors qu'en est-il des 15 à 30 % restants ?

#3 : LE MÉTABOLISME EN ACTIVITÉ, celui correspondant au besoin énergétique quand vous faites de l'exercice. Cette partie de votre métabolisme comprend les exercices sportifs et les autres activités physiques plus agréables (qu'on appelle « thermogenèse liée à l'activité physique ») et quantité de mouvements anodins tout au long de la journée, comme tourner les pages de ce livre ou se tourner les pouces (on appelle cela la « thermogenèse d'activité hors-exercice »).

Ceci soulève une question intéressante : pourquoi est-il si difficile de perdre du poids en ne faisant que de l'exercice ? Pourquoi voit-on autant de personnes fortes dans les salles de gym ? La réponse est simple. La pratique de l'exercice et les mouvements ne représentent que 15 à 30 % de la graisse que vous brûlez chaque jour. Près de 85 % des calories brûlées dans une journée n'ont rien à voir avec vos activités physiques !

Cela revient-il à dire qu'il ne faut plus faire de sport ? Pas vraiment, car les exercices jouent un rôle important dans la mesure où ils préparent votre corps à se débarrasser de ce qui vous menace le plus : la graisse du ventre.

Plus on est gros, plus on le devient : mais pourquoi ?

La graisse attire... la graisse. En voici la raison.

Votre taux de métabolisme au repos – qui consomme la plupart des calories dépensées par jour – est déterminé par deux choses : vos parents et la quantité de graisse par rapport aux muscles dans votre corps. Et vos parents étant ce qu'ils sont, il ne vous reste qu'à améliorer l'autre point de l'équation et à faire grimper votre métabolisme de base de plusieurs crans.

Le problème, c'est que la graisse travaille pour ralentir votre dépense calorique. « Gros et paresseux » est, somme toute, une description assez exacte d'un point de vue scientifique. La graisse est paresseuse sur le plan métabolique. Elle ne brûle pratiquement aucune calorie. Pour que le corps supporte 500 g de graisse, il doit brûler au moins 2 petites calories par jour. Le muscle, en revanche, est très actif d'un point de vue métabolique. Au repos, 500 g de muscle brûlent 3 fois plus de calories par jour rien que pour se nourrir – et bon nombre de ces calories que le muscle brûle proviennent des unités de stockage de la graisse. Ce pourquoi la graisse déteste le muscle : il la brûle constamment.

> **CONSEIL N° 45**
> **Un jus de fruits pour dormir.** Le jus de cerise contient, en effet, une petite quantité de mélatonine, l'hormone qui régule le sommeil. Méfiez-vous cependant des mélanges de jus contenant un taux élevé de sucre.

La graisse se rebelle en tentant d'user le muscle pour pouvoir faire entrer de la graisse supplémentaire dans le corps. Le vrai méchant dans cette bataille qui se joue à ce moment même dans le corps, c'est la « graisse viscérale ». Comme vous l'avez lu dans le Dossier spécial, la graisse viscérale se loge derrière les muscles abdominaux et enveloppe les organes internes (les viscères). Et cette graisse viscérale commet ses méfaits en libérant collectivement des facteurs appelés « adipokines », lesquelles se composent de substances qui font augmenter le risque d'hypertension, de diabète, d'inflammation et de maladies cardiaques.

La graisse viscérale lutte aussi contre une hormone importante appelée l'adiponectine, qui régule le métabolisme. Plus vous avez de graisse viscérale, moins l'organisme contient d'adiponectine et moins votre métabolisme est régulé. En clair, la graisse engendre littéralement la graisse.

Selon une étude publiée dans la revue *Journal of Applied Physiology*, ces molécules biologiquement actives que libère la graisse viscérale peuvent compromettre la qualité du muscle – qui, au final, engendre plus de graisse. La solution ? Plus de muscle.

BRÛLE DES CALORIES

Nombre de calories qu'un homme de 90 kg élimine par heure

1. ASSIS DEVANT UN BUREAU 147
2. EN FAISANT L'AMOUR 160
3. EN JOUANT AU VOLLEY-BALL 327
4. EN FAISANT DU CANOË 368
5. EN JOUANT AU GOLF 368
6. EN FAISANT DU KAYAK 409
7. EN FAISANT DE LA RANDONNÉE 491
8. EN FAISANT DU SURF 518
9. EN JOUANT AU TENNIS 573
10. EN PRATIQUANT LA GYMNASTIQUE SUÉDOISE DANS LE SABLE 286-655
11. EN NAGEANT 573
12. EN PRATIQUANT LA MUSCULATION 655
13. EN JOUANT AU BASKET-BALL 655
14. EN JOUANT À L'ULTIMATE FRISBEE (JEU EN ÉQUIPE) 655
15. EN PRATIQUANT LE JOGGING 655
16. EN PRATIQUANT LE VTT SUR TERRAIN ACCIDENTÉ 695
17. EN COURANT EN MONTAGNE 736
18. EN COURANT DANS LE SABLE 769
19. EN JOUANT AU FOOTBALL 769
20. EN PRATIQUANT LE VÉLO SUR TERRAIN VALLONNÉ 655-818
21. EN GRIMPANT UN MUR D'ESCALADE 900
22. EN PRATIQUANT L'AVIRON 573-982
23. EN MONTANT LES ESCALIERS EN COURANT 1 221

Source : *Compendium of Physical Activities Tracking Guide*

PLUS DE MUSCLES

Après 25 ans, on commence tous à perdre notre masse musculaire si l'on ne fait rien pour la conserver : 1/5 de 500 g de muscle par an entre 25 et 30 ans, puis jusqu'à 500 g par an. Au sommet de cette chute du taux de métabolisme, la perte de force et de masse musculaire est liée à un affaiblissement du système immunitaire, sans compter celui des os, des articulations et un affaissement du dos. On a, par ailleurs, découvert que la masse musculaire jouait un rôle central dans la réponse au stress. D'autres recherches devraient révéler des liens quantifiables entre la perte de masse musculaire et le taux de mortalité par cancer.

La masse musculaire joue aussi un rôle clé dans la prévention de certaines affections, plus courantes mais non moins mortelles, comme les maladies cardio-vasculaires et le diabète. Une étude scientifique publiée dans le *Journal Circulation*, en 2006, a permis de relier la perte de masse musculaire à l'insulinorésistance (le principal facteur de diabète de type 2), à un taux élevé de lipides dans le sang et à une augmentation de la masse graisseuse, surtout la graisse viscérale.

Vous voyez ? Il s'agit bien d'une guerre. Pour vaincre l'ennemi – la graisse viscérale – vous avez donc besoin de renforts.

Pourquoi les calories les plus importantes que vous puissiez brûler sont celles que vous êtes justement en train de brûler ?

Vous l'avez compris, le muscle constitue votre moyen de défense contre l'invasion de la graisse. C'est pourquoi le programme de musculation *Men's Health* est ce que l'on fait de mieux en la matière. Il s'agit d'un plan de musculation comportant un volet d'aérobic qui aidera votre corps à s'attaquer à la graisse, même quand vous êtes au repos. Il fonctionne de 3 manières, pour 3 raisons simples :

Premièrement, comme je l'ai expliqué plus tôt, 500 g de graisse ne brûlent que 2 calories par jour, alors que le même volume de muscle en brûlent environ 6 par jour, selon les chercheurs. (« De nombreux facteurs sont en jeu, alors appelez cela une hypothèse fondée, confie le Dr Jeff Volek, spécialiste en sport et en nutrition à l'Université du Connecticut.) Plus vous avez de muscles, plus vous brûlerez de graisse, jour après jour, et c'est pourquoi le programme de musculation *Men's Health* met l'accent sur le développement des muscles secs.

Deuxièmement, si les muscles brûlent des calories, les nouveaux muscles feront de même, car le travail physique que vous devez entreprendre pour développer et conserver votre masse musculaire peuvent avoir un effet retentissant sur l'ensemble de votre métabolisme. Des recherches montrent qu'une seule séance de musculation peut prolonger la dépense de calories jusqu'à 39 h après les exercices. (Et souvenez-vous, ceci ne comprend pas les calories que vous brûlerez pendant la séance – plus de 10 calories à la minute, soit 665 par heure. Considérez-les comme un bonus.)

Cette dépense de calories à long terme, dont vous bénéficiez grâce à vos séances de musculation, ne vous permet pas seulement de perdre les kilos en trop. Elle cible tout particulièrement la graisse du ventre !

MESUREZ VOTRE TAUX MÉTABOLIQUE

Le meilleur moyen d'évaluer votre dépense en calories par jour est de calculer, sans tricher, votre apport journalier en calories. Pour ce faire, vous pouvez tenir un journal de bord de vos repas dans lequel vous consignez la liste complète des aliments et liquides consommés chaque jour pendant au moins 3 jours. Si vous ne prenez pas de poids, votre consommation quotidienne en calories correspond à votre taux de métabolisme journalier. Si vous grossissez, votre taux de métabolisme est inférieur à votre apport en calories et vous devez, par conséquent, modifier vos habitudes alimentaires.

Dans le cadre d'une étude dirigée par le Dr Volek, les participants suivant un régime pauvre en calories ont été divisés en 3 groupes.

Dans le premier groupe, les participants ne faisaient pas d'exercice, dans le second, ils pratiquaient des exercices pour améliorer l'endurance cardiovasculaire[1] 3 jours par semaine et, dans le dernier, ils pratiquaient les exercices cardiovasculaires et la musculation 3 jours par semaine. Au terme de cette étude, chaque groupe a perdu à peu près le même poids, soit près de 11 kilos en moyenne par personne en 12 semaines. En revanche, les participants ayant pratiqué la musculation ont perdu 2,5 kg de graisse en plus que les autres. Ils n'ont pratiquement perdu que de la graisse alors que les 2 autres groupes ont perdu 7,5 kg de gras, *mais aussi entre 2 et 3 kg de muscle.* « Réfléchissez bien à cela, ajoute le Dr Volek. Pour la même durée d'entraînement et un régime identique, les participants ayant pratiqué la musculation ont perdu presque 40 % de graisse en plus ».

> **CONSEIL N° 46**
>
> **Étalez-vous !** La prochaine fois que vous faites des pompes, écartez plus les mains – vous ferez davantage travailler les muscles du torse et des épaules.

Enfin, la troisième raison, et la plus stimulante, pour laquelle la musculation est le moyen absolu afin de combattre la graisse est que plus vous êtes musclé, plus votre corps est capable d'utiliser les nutriments que vous consommez et moins il stocke votre nourriture (y compris les aliments de mauvaise qualité) sous forme de graisse.

Vos muscles stockent de l'énergie (lisez : calories) sous la forme de glycogène. Lorsque vous faites de l'exercice, ils doivent faire appel au glycogène pour accomplir le travail demandé. (Quand vous vous sentez sur les rotules à la fin d'une course à pied, ce sont les muscles des jambes qui vous informent que leur taux de glycogène est proche de zéro.) L'un des nombreux avantages de l'entraînement est qu'après une séance d'exercices, les hormones qui stockent la graisse sont contenues, car votre organisme veut utili-

---

1. Ces exercices de type aérobie cherchent à améliorer l'endurance cardiovasculaire. Il s'agit d'exercices de longue durée et d'intensité moyenne, qui améliorent la consommation de l'oxygène par le corps.

ser les glucides recueillis pour rétablir le glycogène dégradé pendant l'effort. Les glucides que vous consommez après l'effort sont donc stockés dans les muscles et non dans vos poignées d'amour.

Mieux encore : votre corps – qui brûle toujours des calories à un rythme soutenu des heures après votre séance d'exercices – veut absolument fournir de l'énergie pour que votre cerveau continue de fonctionner, que votre cœur continue de battre et que vos ongles continuent de pousser. Comme toute la nourriture consommée est stockée dans vos muscles, votre organisme doit trouver autre chose à brûler.

Et devinez ce qu'il peut brûler ? De la graisse du ventre !

> **CONSEIL N° 47**
>
> **Mangez du melon contre le mélanome.** Une tranche de pastèque – soit l'équivalent de 4 tomates – contient jusqu'à 10 mg de lycopène, un pigment qui aurait un effet protecteur contre le cancer.

Les exercices d'endurance faisant également appel au glycogène, vous pouvez les intégrer dans votre programme d'amincissement. Une étude publiée dans le *British Journal of Nutrition* a révélé qu'après 1 h 30 de vélo, à un rythme modéré à intense, un repas d'environ 400 g de pâtes cuites représentant un apport de 297 g de glucides n'engendrait aucune prise de graisse.

Vous avez bien lu : 400 g de pâtes pour zéro grammes de graisse. Tous ces glucides ont été transportés vers les muscles pour un usage ultérieur. Voici donc pourquoi le programme de musculation *Men's Health* vous fait travailler rapidement et de manière efficace, favorisant une dépense calorique liée à un entraînement aérobie, même quand vous développez votre masse musculaire. (Pour cela et parce que vous êtes un homme occupé.)

Et le petit bonus en plus du programme de musculation *Men's Health* : vous pouvez manger tout ce que vous voulez. C'est même avec le repas qui suit votre séance d'exercices que vous pouvez vous faire le plus plaisir. Vous pouvez consommer davantage de calories et même vous autoriser quelque chose de sucré : selon certaines recherches, il n'y a rien de mieux qu'un mélange de glucides (certains provenant du sucre) et de protéines pour accélérer le

COMMENT PERDRE 10 KILOS EN UN AN
SANS RIEN CHANGER À VOTRE MODE DE VIE

RÉFLÉCHISSEZ À CECI : Pour 10 calories supplémentaires brûlées par jour, vous perdrez 500 g par an. Ce qui veut dire que si vous pouviez brûler ne serait-ce que 210 calories en plus par jour, vous pourriez perdre 10 kilos, tout cela, sans mettre le pied dans une salle de gym. Il vous suffit de modifier légèrement vos habitudes quotidiennes.

MODE D'EMPLOI : Intégrez les stratégies qui suivent dans votre vie et vous pourrez – et pratiquement sans effort – brûler près de 10 % de calories en plus par jour.

+ À FAIRE	+ À FAIRE	+ À FAIRE	+ À FAIRE	+ À FAIRE
Faire une marche énergique de 20 minutes	Passer 3 coups de fil de 10 minutes, debout	Jouer énergiquement avec les enfants ou votre animal de compagnie pendant 15 minutes	Faire la vaisselle pendant 15 minutes	Ranger une pièce de la maison pendant 10 minutes
– À NE PAS FAIRE	– À NE PAS FAIRE	– À NE PAS FAIRE	– À NE PAS FAIRE	– À NE PAS FAIRE
Rester assis pendant tout le repas	Poser les pieds sur le bureau	Regarder la télé avant le dîner	Se ruer directement vers le canapé, en rentrant du bureau	Aller au lit juste après le dîner
= ÉQUIVAUT À	= ÉQUIVAUT À	= ÉQUIVAUT À	= ÉQUIVAUT À	= ÉQUIVAUT À
49 calories supplémentaires	33 calories supplémentaires	82 calories supplémentaires	27 calories supplémentaires	21 calories supplémentaires

**212 CALORIES SUPPLÉMENTAIRES BRÛLÉES
VOUS AVEZ BOOSTÉ VOTRE MÉTABOLISME DE PRÈS DE 10 %**

développement musculaire. Réponse super rapide et super bon marché : un lait chocolaté. Même si votre centre de fitness propose pléthore de boissons protéinées coûteuses, plusieurs études universitaires ont démontré que ce que l'on buvait petit après l'école reste le meilleure cocktail pour développer ses biceps.

15 méthodes simples pour améliorer votre métabolisme

Avant même de vous mettre à l'exercice, vous pouvez utiliser quantité d'astuces pour éliminer la graisse viscérale, améliorer le processus métabolique d'élimination de la graisse et commencer à perdre du poids rapidement.

NE FAITES PAS DE RÉGIME ! Avec le régime *Men's Health*, il ne s'agit pas de manger moins, mais plus : plus d'aliments très nutritifs pour chasser les calories vides et éviter la sensation de faim dans la journée. C'est important parce que la restriction de nourriture détruit votre métabolisme. L'organisme se plaint d'avoir faim et il réagit en ralentissant votre métabolisme pour se raccrocher aux réserves en énergie existantes. Pire encore, si vous continuez à ne pas manger suffisamment (votre régime choc), vous commencerez à brûler les tissus musculaires, donnant à votre ennemi, la graisse viscérale, un avantage de taille. Votre métabolisme chute encore plus et la graisse continue à gagner du terrain.

> **CONSEIL N° 48**
>
> **Place au café.** Les athlètes qui consomment de la caféine avant l'entraînement ont 66 % de glycogène en plus dans leurs muscles, ce qui leur procure une meilleure endurance.

COUCHEZ-VOUS PLUS TÔT Dans le cadre d'une étude réalisée en Finlande, des chercheurs ont étudié plusieurs paires de jumeaux identiques et découvert que pour chacune, celui qui dormait le moins et se sentait le plus stressé avait le plus de graisse viscérale.

CONSOMMEZ PLUS DE PROTÉINES Votre organisme a besoin de protéines pour conserver ses muscles secs. D'après une étude publiée en 2006 dans l'*American Journal of Clinical Nutrition* appelée « Le rôle sous-estimé des muscles dans la santé et la maladie », des chercheurs ont affirmé que l'apport quotidien alors préconisé en protéines, 0,36 g par 500 g de poids, était établi à l'aide de données obsolètes et qu'il était complètement inapproprié pour un individu pratiquant la musculation. Les chercheurs recommandent désormais entre 0,8 et 1 g pour 500 g. Ajoutez donc l'équivalent de 90 g de viande maigre, 2 cuillerées à soupe de noix ou 200 g de yaourt sans matière grasse à chaque repas et collation. Qui plus est, des recherches ont montré que les protéines peuvent faire augmenter la dépense de calories d'après-repas d'environ 35 %.

> **CONSEIL N° 49**
>
> **Faites doublement travailler vos abdos.** Des chercheurs canadiens ont découvert que les abdominaux travaillaient deux fois plus quand vous effectuez une planche si vous posez les pieds sur une Swissball (ballon de gymnastique) et non au sol.

OPTEZ LE PLUS POSSIBLE POUR LE BIO Des chercheurs canadiens ont découvert que le métabolisme des personnes au régime présentant le taux le plus élevé d'organochlorines (polluants issus des pesticides logés dans les cellules graisseuses) chutait de façon anormale au fur et à mesure qu'elles perdaient du poids, sans doute parce que les toxines perturbent le mécanisme de dépense d'énergie. En d'autres termes, les pesticides peuvent rendre plus difficile la perte de poids. Il n'est malheureusement pas toujours facile de trouver – ou de s'offrir – toute une gamme de produits bio ; alors, il est important de savoir quand ils sont nécessaires et quand ils le sont moins. Des oignons, des avocats et des pamplemousses bio ? Pas nécessairement. Optez, en revanche, pour le bio quand vous achetez du céleri, des pêches, des fraises, des pommes, des myrtilles, des nectarines, des poivrons, des épinards, du chou vert, des cerises, des pommes de terre et du raisin importé, puisqu'ils contiennent le taux le plus élevé de pesticides. Appliquez ce principe : si vous pouvez manger la peau, choisissez le bio.

ALLEZ, DEBOUT ! Le fait que vous soyez debout ou assis au travail peut jouer un rôle aussi important sur votre santé et votre tour de taille que votre activité physique quotidienne/programme de remise en forme. Des chercheurs ont découvert que l'inactivité (4 h ou plus) provoque quasiment l'arrêt d'une enzyme qui contrôle le métabolisme de la graisse et du cholestérol. Pour que cette enzyme reste active et renforce la dépense calorique, prenez l'habitude de rester debout pendant les longues pauses – par exemple, quand vous parlez au téléphone.

> **CONSEIL N° 50**
> **Composez-vous un menu tout en pousses** Les jeunes pousses de brocoli contiennent 100 fois plus de sulforaphane, une substance qui pourrait protéger contre certains cancers, que le brocoli arrivé à maturation.

BUVEZ DE L'EAU FROIDE Des chercheurs allemands ont découvert qu'en buvant 6 verres d'eau froide par jour, vous pouvez augmenter votre métabolisme au repos d'environ 50 calories par jour – assez pour perdre 2 kg par an. Cette augmentation pourrait provenir du travail nécessaire pour ramener l'eau à la température du corps. Même si les calories supplémentaires que vous brûlez en buvant un seul verre ne représentent pas grand-chose, vous pouvez perdre du poids supplémentaire en ne fournissant pratiquement aucun effort si vous en prenez l'habitude.

MANGEZ ÉPICÉ Il s'avère que la capsaïcine, composant actif du piment (celui qui met le feu à la bouche), peut également mettre le feu à votre métabolisme. En consommant 1 cuillerée à soupe de piment rouge ou vert haché, vous augmentez la production de chaleur de votre corps et l'activité de votre système nerveux sympathique (qui génère notre réaction « faire face ou fuir »), selon une étude publiée dans le *Journal of Nutritional Science and Vitaminology*. Résultat : un pic temporaire du métabolisme d'environ 23 %. Ajoutez régulièrement quelques piments dans vos plats.

FAITES LE PLEIN D'ÉNERGIE LE MATIN Le petit déjeuner stimule le métabolisme. Ce n'est pas par hasard si les personnes qui sautent ce premier repas de la journée ont 4,5 fois plus de chances de devenir obèses. Et plus ce petit déjeuner est copieux, mieux c'est. Dans le cadre d'une étude publiée dans l'*American Journal of Epidemiology*, les participants qui consommaient entre 22 et 55 % de leur apport total en calories au petit déjeuner ne prenaient en moyenne que 0,8 kg sur 4 ans. Ceux qui en consommaient entre 0 et 11 % le matin prenaient près de 1,4 kilos.

BUVEZ DU CAFÉ OU DU THÉ La caféine étant un stimulant du système nerveux central, votre dose de *kawa* quotidienne peut faire grimper votre métabolisme de 5 à 8 % – en brûlant entre 98 et 174 calories par jour. Une tasse de thé peut faire augmenter votre métabolisme de 12 %, selon une étude japonaise. Les chercheurs pensent que la catéchine, une molécule antioxydante, y serait pour quelque chose.

COMBATTEZ LA GRAISSE GRÂCE AUX FIBRES En mangeant des fibres, vous pouvez éliminer jusqu'à 30 % de graisse. Des études ont révélé que les personnes qui consomment le plus de fibres prennent le moins de poids au fil des années. Visez environ 25 g par jour – l'équivalent de 3 portions de fruits et de légumes.

MANGEZ DES ALIMENTS RICHES EN FER Le fer est essentiel pour transporter l'oxygène dont vos muscles ont besoin pour brûler de la graisse. Les fruits de mer, les viandes maigres, les haricots, les céréales enrichies et les épinards en sont riches. (Évitez toutefois de prendre des compléments : en consommer trop ferait augmenter le risque de maladie cardiaque chez les hommes. Recueillez ce minéral essentiel en dose naturelle dans les vrais aliments.)

FAITES LE PLEIN DE VITAMINE D La vitamine D est essentielle pour préserver les tissus musculaires qui stimulent le métabolisme. Vous pouvez obtenir 90 % de vos besoins quotidiens dans 100 g de saumon. Vous en trouverez également dans le thon, le lait et les céréales enrichis et les œufs.

BUVEZ DU LAIT Une carence en calcium peut ralentir le métabolisme. Les recherches ont montré que le calcium contenu dans les produits laitiers, comme le lait écrémé ou les yaourts allégés, peut également réduire l'absorption des matières grasses d'autres aliments.

MANGEZ DE LA PASTÈQUE L'acide aminé appelé « arginine », que l'on trouve en abondance dans la pastèque pourrait favoriser la perte de poids, selon une étude publiée dans le *Journal of Nutrition*. Après avoir fourni un complément d'arginine à des souris obèses pendant 3 mois, des chercheurs ont découvert que celui-ci avait fait diminuer l'absorption de graisse d'un gros 64 %. L'ajout de cet acide aminé a renforcé l'oxydation de la graisse et du glucose, et a augmenté les muscles secs, lesquels brûlent plus de calories que ne le fait la graisse. Vous en trouverez également dans les fruits de mer, les noix et les graines tout au long de l'année.

HYDRATEZ-VOUS Toutes les réactions chimiques de votre organisme, y compris votre métabolisme, dépendent de l'eau. Si vous êtes déshydraté, vous pouvez brûler jusqu'à 2 % de calories en moins, selon des chercheurs de l'Université de l'Utah qui ont contrôlé le métabolisme de 10 adultes ayant consommé un volume différent d'eau par jour. Cette étude a révélé que le métabolisme des personnes ayant bu entre 8 et 12 verres d'eau de 250 ml chaque jour était plus élevé que celles n'en ayant bu que 4.

Les calories que vous brûlez à long terme grâce à la musculation ne vous débarrassent pas seulement de vos kilos superflus. Elles ciblent tout particulièrement la graisse abdominale !

LE RÉGIME Men'sHealth

6 RÈGLES À SUIVRE POUR AVOIR UN CORPS D'ATHLÈTE
DES RÈGLES SIMPLES POUR ÊTRE EN PLEINE FORME TRÈS LONGTEMPS

Les hommes aiment les règles. Ce sont elles qui rendent les choses intéressantes. Vous apprécieriez un match de football sans la règle du hors-jeu ? que l'on puisse faire des passes en avant au rugby ? que les lignes dessinées sur un terrain de tennis n'aient qu'un intérêt esthétique ? Pas vraiment. Sans règle, le jeu ne peut exister. Les règles permettent de déterminer un gagnant et un perdant.

C'est pourquoi j'ai imaginé 7 règles à suivre pour avoir un corps d'athlète. Une fois que vous maîtrisez quelques règles de base – incroyablement efficaces et faciles à comprendre –, vous commencez déjà à voir les résultats. Et plus vous les suivrez scrupuleusement, plus vite vous atteindrez votre silhouette idéale.

Sept règles on ne peut plus simples. Considérez-les comme des engagements – des engagements vis-à-vis de vous-même. Vous serez surpris de constater à quel point elles sont faciles à respecter, et plus surpris encore de vous rendre compte que les respecter chaque jour n'est même pas nécessaire. Il s'agit pourtant bien de règles, mais nous savons qu'elles sont appelées à être transgressées...

Pourquoi ces règles sont faites pour vous

Comme nous l'avons déjà mentionné au début de cet ouvrage, une bataille se joue dans votre organisme, entre la graisse et les muscles. Mais dans cette lutte sans fin, c'est la graisse qui a l'avantage. Et c'est Mère Nature qu'il faut blâmer pour cela.

Au début de leur évolution, les hommes étaient constamment sous la menace de la faim et du manque. L'organisme a donc appris à stocker de la graisse pour faire face à ces temps difficiles et à brûler moins de calories quand elles se faisaient rares – un peu comme les ours quand ils se préparent à hiberner.

Mais aujourd'hui, nous n'avons plus besoin de parcourir la savane en quête de nourriture. Le temps est désormais à la nourriture empilée sur des rayons de supermarché. Pourtant, curieusement, nous continuons de mettre notre corps en mode famine plus que nous ne pourrions le supposer : nous faisons l'impasse sur le petit déjeuner pour filer travailler ; nous passons de longues journées au bureau en ne nous accordant des pauses que lorsque notre estomac crie famine ; parfois, nous faisons même un régime pour essayer de gagner une sorte de médaille du mérite en nous privant de manger.

Savez-vous, en revanche, ce qu'il se produit dans votre organisme lorsque vous sautez un repas ou que vous avez une crampe d'estomac ? Votre corps le sent lui aussi et vous envoie un message : « Je manque de nourriture. Mieux vaut avaler ces chips maintenant en prévision d'une période de privation plus longue. »

En clair, chaque fois que vous avez faim, vous poussez votre organisme à stocker de la graisse. Et c'est pourquoi ces règles ont été établies pour vous faire manger... beaucoup. Pour éliminer la graisse et développer votre masse musculaire, vous devez consommer des aliments riches en nutriments, des aliments copieux et au bon goût, tout au long de la journée. Vous le verrez, toutes les directives du régime *Men's Health* reposent sur une nourriture plus abondante. Il n'est pas question de vous priver : l'objectif est de fournir à l'organisme tant de bonnes choses qu'il oublie les calories inutiles, se débarrasse de la graisse et développe au lieu de cela de la masse musculaire.

En outre, à mesure que vous découvrirez nos règles à suivre pour avoir un corps d'athlète, vous constaterez que le moment où vous vous alimentez est aussi important que ce que vous mangez. En commençant à travailler avec l'horloge métabolique naturelle de votre organisme, vous serez surpris de voir à quel point il est facile de perdre du poids et à quelle vitesse notre programme de nutrition commence à porter ses fruits.

RÈGLE N°1

« Je mangerai des protéines à chaque repas et à chaque collation »

Voilà pourquoi cette règle est si importante : à n'importe quel moment, même au repos, votre corps consomme et se renforce en protéines, explique le Dr Jeffrey Volek de l'Université du Connecticut. Remplacez le mot « protéines » par « muscle » et vous comprendrez vite à quel point votre corps est dynamique et comment la masse musculaire peut considérablement changer en l'espace de quelques semaines seulement.

Cependant, ce n'est pas seulement en poussant de la fonte ou en transportant du bois que vous développerez votre masse musculaire, mais aussi en mangeant des protéines. Chaque fois que vous consommez au moins de 10 à 15 g de protéines, vous déclenchez une synthèse de protéines. Lorsque vous en mangez au moins 30 g, la synthèse dure environ 3 heures – favorisant ainsi le développement musculaire. Voici comment se traduisent ces chiffres une fois les plats dans votre assiette.

30 g de protéines
120 g de bœuf haché
1 gros filet de poulet
120 g de faux-filet
1 omelette (3 œufs) aux légumes avec
3 tranches de lard fumé
200 g de grosses crevettes sauvages décortiquées
1 homard
1 filet de haddock
170 g de côte de porc
170 g de tempeh (graines de soja)

De 10 à 15 g de protéines
1 coupe glacée aux fruits et au yaourt avec une barre de céréales
2 carottes moyennes avec 50 g de houmous
170 g de chili con carne
280 g de spaghetti à la bolognaise
170 g de miettes de thon
50 g de de flocons d'avoine avec 20 cl de lait demi-écrémé
350 ml de lait chocolaté allégé
170 g de yaourt grec

Maintenant, réfléchissez : quand consommez-vous en général la majorité de vos protéines ? Au dîner, n'est-ce pas ? Ce qui veut dire que vous fabriquez du muscle pendant quelques heures seulement dans la journée, et au moment où vous regardez la télé. Le reste du temps, vous affaiblissez vos muscles, car votre organisme ne contient pas suffisamment de protéines. « L'élément le plus important au niveau d'un régime alimentaire pour ceux qui veulent perdre du poids, c'est de manger des protéines au petit déjeuner », explique Louis Aronne, directeur d'un programme de nutrition au *Presbyterian Hospital* de New York. « Certains hommes ont perdu pas mal de poids rien qu'en procédant à ce changement. »

AU MENU : consommez des protéines au cours des trois repas, qu'il s'agisse de viande, d'œufs ou d'autres produits, comme le fromage et le lait. Votre apport en protéines doit se situer entre 0,8 et 1 g pour 400/500 g de poids corporel de façon à préserver votre masse musculaire (ce qui revient à un apport total compris entre 148 et 185 g par jour pour un homme pesant 84 kg). Vous devez donc consommer au cours des repas principaux en gros 30 g de protéines, que vous trouverez dans un filet de poulet, de la viande de bœuf ou un filet de poisson. Au cours de chaque collation, consommez-en de 10 à 15 g sous forme d'œufs durs, de riz ou de haricots. Quand vous avez un doute, prenez du lait ou du fromage. Des chercheurs de la *Medical School* d'Harvard ont découvert que les personnes qui consommaient trois portions de produits laitiers par jour (soit 1 200 mg de calcium) réduisaient le risque de devenir gros de 60 % par rapport aux autres.

ASTUCE MINCEUR : mangez chaque jour un yaourt entre les repas. S'il s'agit d'une bonne source de calcium, des chercheurs ont par ailleurs découvert, dans le cadre d'une étude réalisée à l'Université du Tennessee, que les participants ayant consommé jusqu'à 3 yaourts par jour ont perdu 81 % de graisse abdominale de plus sur 12 semaines que ceux qui n'en ont pas mangé du tout. Selon une autre étude publiée dans la revue *Molecular Systems Biology*, les bactéries contenues dans les yaourts peuvent empêcher l'absorption de graisse.

> **CONSEIL N° 51**
>
> **Mangez du chocolat.** Un apport quotidien de 30 g seulement de chocolat noir réduit le risque d'hypertension.

RÈGLE N°2
« Je ne prendrai jamais le pire des petits déjeuners »

Quel est donc le pire petit déjeuner au monde ?
C'est l'absence de petit déjeuner.
Quand vous vous levez le matin, votre organisme manque de carburant. Il s'est passé entre 7 et 9 heures (voire plus) depuis votre

dernier repas. Votre taux d'insuline a baissé, vos réserves de protéines sont vides et vos muscles ont besoin de nourriture. En clair, votre corps a besoin de se restaurer pour retrouver son équilibre. « Il faut consommer le gros des calories au petit déjeuner », explique le Dr David Grotto, porte-parole de l'*American Dietetic Association*. « C'est un bon moyen pour perdre des kilos, sans les reprendre. »

> **CONSEIL N° 52**
> **Allez à la plage.**
> Une promenade sur le sable nécessite deux fois plus d'énergie qu'une marche sur un sol dur et muscle davantage les mollets.

Il a raison. Quand on saute régulièrement le petit déjeuner, le risque d'obésité augmente de 450 %. Qui plus est, le petit déjeuner est le seul repas au cours duquel – au diable les calories – il est souvent préférable de manger trop que trop peu – dans l'idéal, entre 500 et 750 calories, à condition qu'il s'agisse principalement de protéines. Lors d'une recherche réalisée en 2008, des chercheurs à l'Université du Commonwealth en Virginie ont découvert que les personnes qui prenaient régulièrement un petit déjeuner riche en protéines d'environ 600 calories avaient perdu beaucoup plus de poids en 8 mois que celles qui n'en avaient consommé que 300 avec un quart de protéines en moins. Les plus gros mangeurs de protéines ont perdu en moyenne 20 kg et ont eu moins de mal à suivre le régime, alors même que les deux groupes se voyaient prescrits à peu près le même nombre de calories journalières.

Voilà pourquoi il n'y a pas pire que de renoncer au petit déjeuner. Certes, j'imagine que certains d'entre vous pensent à des choses bien pires... Mais en matière de nutrition, c'est vraiment le pire. Même un maigre petit déjeuner est mieux que rien.

• *Que diriez-vous...* d'un beignet au sucre ? Ce n'est pas le petit déjeuner idéal, mais un beignet ne représente que 230 calories et vous récupérez quand même quelques protéines (3 g). Accompagnez-le d'un verre de lait pour rajouter encore un peu de protéines et augmenter votre taux de calcium, et vous n'en êtes qu'à 350 calories.

• *Que diriez-vous...* d'un bon café chaud et de petits pains moelleux avec un œuf, une tranche de bacon et du fromage ? C'est tellement mieux que de ne rien manger du tout. Ce petit déjeuner contient plus de protéines (18 g) que de graisse (12 g). Laissez tomber les pommes de terre sautées huileuses et le café trop sucré, et prenez-en même deux pour atteindre tout juste les 600 calories, en vous offrant au passage 36 g de protéines.

• *Et même...* deux parts de pizza de la veille ! Cela vous étonne, pourtant c'est bon. Deux belles parts de pizza fromage-pepperoni représentent près de 718 calories et 35 g de matières grasses. Mais vous avez tout de même un apport de 28 g de protéines dans la viande et le fromage, du calcium provenant également du fromage, des glucides pour l'énergie dans la pâte, et même quelques vitamines dans la sauce tomate. Dans le cadre d'une étude réalisée en 2010 pour l'*International Journal of Obesity*, les adolescents qui consommaient le plus de protéines au petit déjeuner consommaient, lors du déjeuner, 130 calories de moins que ceux qui avaient pris peu de protéines.

• *Et si...* vous preniez une brioche à la cannelle, la faisiez frire pour la badigeonner ensuite de fromage blanc, en la farcissant de crème glacée au sirop d'érable, le tout arrosé de caramel ? Ce plat très imaginatif, mais monstrueux, apporte 2 090 calories, soit le nombre de calories journalières qui nous est nécessaire. Qui plus est, 856 calories viennent du sucre ! Ajoutez à cela 57 g de matières grasses, la moitié de l'apport quotidien en sodium et une quantité minimale de protéines. Effectivement, il s'agit *vraiment* du pire petit déjeuner qui soit.

> **CONSEIL N° 53**
>
> **La vie est plus douce sans sucre.** Les personnes qui suivent un régime pauvre en sucre souffrent moins de dépression et d'anxiété que celles qui consomment davantage de glucides.

CONCLUSION : Si c'est tout ce qui vous reste, vous en êtes dispensé. Sinon, debout et commencez à manger !

En lisant et suivant notre programme de nutrition, vous saurez comment vous constituer un superbe petit déjeuner se composant d'un mélange de protéines, de calcium, de fibres, de glucides et d'autres nutriments. Plus vous choisissez des aliments de qualité, mieux votre organisme vous le rendra. Si le petit déjeuner est un peu léger ou que vous n'en prenez pas du tout, rattrapez-vous dans la journée avec des repas sains et équilibrés.

AU MENU : Consommez une bonne partie de vos calories journalières – de 30 à 35 % de l'apport global – le matin. Le petit déjeuner parfait associera protéines et céréales complètes, fruits et légumes, et matières grasses saines. Optez, par exemple, pour des œufs sur le plat sur une tartine de pain complet grillée et un smoothie aux fruits, riche en protéines. Si vous n'avez pas le temps ou que votre estomac n'est pas d'attaque pour un petit déjeuner consistant, prenez-en deux petits – mangez des céréales en buvant votre café, puis emmenez un yaourt et un fruit au bureau. L'essentiel, c'est de consommer des protéines au petit déjeuner pour que le reste de la journée se passe au mieux.

> **CONSEIL N° 54**
>
> **Contre la gueule de bois.** Les œufs pochés contiennent des acides aminés qui contribuent à gommer les désagréments des lendemains de fête, d'après une étude parue dans le *Journal of Inflammation Research*.

ASTUCE MINCEUR : Vous n'avez vraiment pas le temps d'avaler autre chose qu'une tasse de café ? Avant de le verser, remplissez votre tasse de lait et buvez jusqu'à laisser la place souhaitée pour votre café, puis ajoutez votre dose de caféine. 25 cl de lait demi-écrémé vous apporte 110 calories et 8 g de protéines ainsi que du calcium pour brûler les graisses. Vous voyez, même si vous pensez ne pas en avoir le temps, vous venez pourtant de prendre un petit déjeuner !

RÈGLE N°3
« Je mangerai avant et après mes séances d'exercice »

Comme pour le scénario d'une comédie ou une journée à la Bourse, tout est question de timing quand il s'agit d'alimentation et d'exercice. La bonne nouvelle pour les hommes qui aiment manger, c'est qu'ils devront probablement manger plus. Il s'agit surtout de consommer les bons aliments au bon moment pour optimiser les séances d'entraînement.

En effet, les chercheurs s'intéressent maintenant beaucoup plus au moment où l'on mange qu'au contenu du repas. Voici ce que peut vous apporter le fait de manger quand il faut :

• *Une masse musculaire maigre.* Le fait de manger avant une séance d'entraînement accélère le développement musculaire, selon des chercheurs néerlandais et britanniques. D'après leur étude, les sujets qui prenaient une collation riche en protéines et en glucides juste avant et après leur entraînement nourrissaient leurs muscles deux fois plus efficacement que ceux qui attendaient au moins 5 heures pour manger. En nourrissant l'organisme de protéines et de glucides, vous fournissez aux muscles suffisamment d'énergie pour brûler de la graisse de manière efficace.

• *Davantage de graisses brûlées.* Des chercheurs de l'Université de Syracuse ont découvert que si vous ingurgitez des protéines avant et après votre séance de musculation, vous émoussez l'effet du cortisol, l'hormone du stress qui commande à l'organisme de stocker de la graisse. Par conséquent, vous brûlez davantage de graisse pendant votre séance, mais aussi pendant les 24 heures qui suivent. (Les participants à cette étude ont mangé un menu contenant 22 g de protéines et 35 g de glucides – l'équivalent de ce que vous obtenez avec un verre de lait et un sandwich à la dinde).

> **CONSEIL N° 55**
>
> **Des laitages pour des dents saines.** En mangeant un yaourt 4 fois par semaine, vous réduisez le risque de caries de 25 %.

LE RÉGIME Men'sHealth

• *Un corps mieux sculpté, plus jeune.* Des scientifiques finlandais avaient demandé à des hommes pratiquant la musculation de boire un cocktail de protéines avant et après une séance ; ils ont ainsi découvert que le corps des participants produisait un taux plus élevé d'une molécule appelée Cdk2, grâce à laquelle les cellules souches impliquées dans la fabrication du muscle et dans la récupération après une séance d'endurance se trouvaient augmentées. Les cellules souches sont un peu les fontaines de jouvence microscopiques de l'organisme.

Les hommes ayant bu leur cocktail de protéines avaient vu leur masse musculaire augmenter davantage, et avaient un ratio muscle/graisse plus élevé que ceux qui n'en avaient pas consommé.

• *Davantage d'énergie et moins de douleurs.* D'après les travaux de chercheurs britanniques, un mélange de protéines et de glucides avant et après une séance de musculation pourrait diminuer la fatigue musculaire et réduire le risque d'inflammation. En d'autres termes, vous fabriquez du muscle et vous récupérez plus vite, en souffrant un peu moins le lendemain.

AU MENU : prenez une collation qui contient des hydrates de carbone et des protéines 30 minutes environ avant votre séance de musculation, et un de vos repas riche en protéines tout de suite après. Chez *Men's Health*, nous disons souvent : le temps perdu, c'est du muscle perdu. Le corps puise dans les muscles pendant et après les exercices et les reconstruit en utilisant les calories que vous avez consommées en guise de carburant. Plus vous attendez pour manger, plus votre corps va se servir dans vos muscles, et moins il aura de temps pour en refabriquer.

CONSEIL N° 56

Garder la ligne en faisant le ménage. Vous n'avez pas besoin de recourir à la liposuccion pour aspirer la graisse. Selon une étude réalisée dans une université de l'Indiana, les personnes dont la maison est la plus propre sont celles qui pratiquent aussi le plus d'activités physiques. « Ceci vient sans doute du fait que ces personnes brûlent plus de calories en faisant leur ménage », explique le Dr Nicole Keith, l'auteur de cette étude.

ASTUCE MINCEUR : Le meilleur moyen de vous nourrir en vitesse est de prendre un cocktail de protéines juste après la douche. Il existe des boissons protéinées toutes prêtes, mais vous pouvez vous confectionner un smoothie maison aux fruits (pêche, melon, mûre...) et fromage blanc. C'est plein de protéines... et délicieux !

RÈGLE N°4
« J'en mangerai si cela pousse sur un arbre »

Ou un arbuste, une tige ou encore une vigne. En d'autres termes, si l'aliment pousse sur une plante ou s'il s'agit d'une plante, mangez-le. Il est important de consommer des fruits et légumes à tous les repas, y compris au moment des collations. Pourquoi ? Parce que votre objectif est de nourrir votre organisme de nutriments qui favorisent le développement musculaire et découragent la graisse, et on les trouve essentiellement dans les fruits, les noix et les légumes. En offrant à votre organisme le maximum de nutriments pour le minimum de calories, vous obtenez là un bon compromis. Une étude réalisée par l'UCLA a mis en lumière le fait qu'une personne affichant un poids moyen consommait en général deux portions de fruits par jour, tandis qu'une personne en surpoids n'en mangeait qu'une seule. D'après une autre étude publiée dans la revue *Appetite*, manger un fruit entier au début du repas permet de réduire l'apport total en calories de 15 %. Une mise en garde s'impose quand même : manger des « chips de légumes » ou boire des « punchs aux fruits » n'a rien à voir. Si vos fruits et légumes ne flétrissent pas ou ne pourrissent pas après avoir passé quelques jours sur votre plan de travail, c'est qu'il s'agit de produits transformés : ils n'ont pas poussé dans le sol et sont un pur produit de l'industrie agro-alimentaire.

Autre intérêt à manger des produits végétaux : vous emmagasinez davantage d'acides gras oméga-3 bons pour le cœur. Certains spécialistes affirment que les oméga-3 devraient être considérés comme des nutriments essentiels, aussi nécessaires pour la santé que les vitamines A et D. « Ils sont impliqués dans le métabolisme de chaque cellule de l'organisme et font partie intégrante de son alimentation de base », explique le Dr Artemis P. Simopoulos, Président du *Center for Genetics, Nutrition and Health* de Washington, DC. Selon plusieurs études, cette graisse saine réduirait non seulement le risque de maladies cardiaques et d'AVC, mais elle permettrait aussi de se protéger contre certaines affections comme l'arthrite, la maladie d'Alzheimer, l'asthme, les maladies auto-immunes et les troubles du déficit de l'attention avec hyperactivité, pour n'en citer que quelques-unes. Hormis leurs bienfaits sur l'humeur, le cœur et le cerveau, les oméga-3 agissent sur la longévité et la graisse abdominale : les personnes consommant le plus d'aliments riches en oméga-3 vivent plus longtemps et ont moins de graisse abdominale que les autres. En outre, des chercheurs québécois ont découvert qu'ils avaient un effet positif sur le métabolisme des protéines, ce qui signifie qu'un plus grand nombre de protéines consommées est synthétisé dans les tissus musculaires. Et tout ceci fait que votre croissance musculaire est plus rapide.

Vous pouvez trouver ces oméga-3 dans les poissons gras, comme le saumon ou le thon, mais aussi sur les arbres : les noix et le kiwi en fournissent, en effet, un taux élevé. (Conservez aussi un pot de graines de lin moulues dans votre cuisine, elles sont très riches en oméga-3 et apportent une agréable saveur de noisette aux smoothies, aux sandwichs et aux salades.)

AU MENU : Consommez au moins une portion de fruits et de légumes à chaque repas. Vous pouvez même en manger à volonté quand vous avez la moindre fringale.

CONSEIL N° 57

Visez le succès, révisez vos objectifs.

Des scientifiques de l'Université de l'Iowa ont découvert que les personnes qui surveillaient leur régime alimentaire et leurs objectifs d'exercices avaient davantage de chance de les réaliser que celles qui se fixaient des objectifs mais les revoyaient rarement.

ASTUCE MINCEUR : Mangez des fruits et des légumes d'abord ! Vous consommerez non seulement plus de légumes et moins de calories qu'avec d'autres aliments grâce à leur teneur en fibres, mais vous diminuerez également la charge glycémique de votre repas et éviterez ces variations du taux de glycémie qui donnent cette sensation de faim. Goûtez au moins un nouveau fruit ou légume chaque semaine et veillez à ce que vos salades de légumes et de fruits présentent au moins 4 couleurs différentes. Par exemple : laitue, poivron jaune, tomate et carotte ; ou ananas, orange sanguine, kiwi et raisin.

RÈGLE N°5
« Je mangerai de la salade, même si c'est un truc de fille »

Que peut-on trouver de plus masculin que ces feuillages verts évoquant les bois, la jungle et les grands horizons ? D'où vient cette idée que la salade est faite pour les mauviettes ?

Depuis plusieurs générations, les chasseurs et les soldats se recouvrent de feuillages verts pour traquer au mieux leur proie. Pourtant, Dieu sait pourquoi, quand on vous présente de la salade au cours d'un repas, vous vous sentez offensé, comme si manger de la salade était un affront à votre virilité. Est-ce bien logique ?

Ce malentendu est né un jour où un diététicien zélé a essayé de nous convaincre de manger de la salade au lieu de pièces de bœuf. Il avait tort ! Un homme doit manger des salades, mais en accompagnement d'autres aliments, et non pour les remplacer. Car les salades de fruits ou légumes contiennent des nutriments essentiels que l'on trouve difficilement ailleurs et qui favorisent la perte de poids.

EXEMPLE : l'acide folique, une vitamine B que l'on trouve dans les feuilles vertes, est sans doute le meilleur indicateur du bon équilibre de votre alimentation. Une carence en acide folique est impliquée dans les principales maladies de notre époque : elle accroît le risque d'accident vasculaire cérébral, de maladie cardiaque, d'obésité, de troubles cognitifs, de maladie d'Alzheimer, de cancer et de dépression, et diminue la réponse aux traitements contre cette dernière. Les aliments qui en contiennent le plus ne sont pas forcément ceux que vous mangez souvent, même si on vous le conseille : chou frisé, bette, chou vert... Vous en avez mangé récemment ? Non ? Alors il est bien plus important encore de manger de la salade, de préférence de la romaine ou des feuilles d'épinard. Il est difficile d'avoir un apport suffisant en acide folique, mais vous pouvez aussi en trouver dans le brocoli, les choux de Bruxelles, les lentilles, les haricots, le foie et les petits pois. Ce n'est pas ce que vous préférez ? Pourtant, ils sont une valeur sûre : une étude publiée dans le *British Journal of Nutrition* a révélé que les personnes au régime qui consommaient le plus d'acide folique pouvaient perdre 8,5 fois plus de poids que les autres.

AU MENU : essayez de consommer un aliment riche en acide folique à chaque repas. Le meilleur moyen d'augmenter son taux est de manger des légumes verts le plus souvent possible, et de commencer par eux quand vous vous mettez à table.

ASTUCE MINCEUR : préparez une vinaigrette avec de la moutarde, du vinaigre et de l'huile de carthame. Dans le cadre d'une étude publiée dans l'*American Journal of Clinical Nutrition*, des chercheurs ont découvert que le taux élevé d'acide linoléique que contient l'huile de carthame peut empêcher le corps de stocker de la graisse.

RÈGLE N°6
« Je ne boirai pas d'eau sucrée »

Ce devrait être la règle la plus simple à suivre : après tout, quand avez-vous bu pour la dernière fois de l'eau sucrée ?

C'est sans doute très récent... Mais comme le soulignent tous les nutritionnistes, les boissons sucrées – sodas, limonades et même jus de fruits – apportent une quantité importante de calories.

« Dans un litre de soda, il y a l'équivalent de 20 sucres, soit 400 kilocalories », explique le Pr Jean-Michel Lecerf, de l'institut Pasteur de Lille. Or ces calories ne sont pas comptabilisées en tant que telles par le cerveau, qui les classe dans les apports hydriques. Ainsi, inconsciemment, un jus de pomme paraît moins calorique qu'une pomme. « Avec les boissons sucrées, les sensations de rassasiement et de faim sont brouillées », résume le Dr Laurent Chevallier, qui dirige une unité multidisciplinaire de médecine environnementale à Montpellier.

La recommandation est de limiter au minimum – une canette par jour, par exemple, selon le Pr Lecerf – la consommation de boissons sucrées, l'idéal étant de s'en tenir à la seule boisson utile, l'eau.

Voici quelques exemples d'eau sucrée que vous avez pu boire récemment avec plaisir :

COLA : eau sucrée + colorant et arôme au caramel

Un cola typique comprend près de 89 % d'eau pétillante et 9 % de sirop de maïs à haute teneur en fructose (HFCS) (couramment nommé sirop de glucose-fructose, ou isoglucose).

THÉ GLACÉ SUCRÉ : eau sucrée + thé

Les thés glacés en bouteille sont constitués d'environ 89 % d'eau et de 10 % de HFCS.

EAU VITAMINÉE : eau sucrée + formes chimiques de vitamines

Ce que l'on peut faire de pire avec de l'eau sucrée et des vitamines. Les boissons des marques courantes se composent en moyenne de 92 % d'eau et de plus de 5 % de sucre.

BOISSONS FRUITÉES : eau sucrée + jus de fruits

Il existe différentes qualités de « jus de fruit », entre les « purs jus de fruits », « nectars », « jus à base de concentré » ou « boissons aux fruits ». Ces dernières contiennent seulement 12 % de jus de fruits, et de l'eau, du gaz carbonique, des acides alimentaires et des arômes naturels, différents sucres ou parfois aussi des édulcorants.

BOISSONS ÉNERGISANTES : eau sucrée + caféine et plantes

Elles contiennent quantité d'ingrédients mystérieux comme la taurine, le guarana et du chardon-Marie, et se composent en moyenne de 84,5 % d'eau et de 12,3 % de sucre.

Réduire sa consommation de boissons sucrées fait automatiquement diminuer l'absorption de calories et baisser le poids. Qui plus est, cela élimine l'une des plus grandes sources de fructose, un composant que l'on trouve dans la plupart des édulcorants. En 2010, le Dr Robert Lustig, professeur de pédiatrie clinique à l'Université de Californie, à San Francisco, a découvert que le fructose a à peu près le même effet sur le corps humain que l'alcool, et qu'il peut provoquer le même type de lésions du foie dont sont atteints les alcooliques. (Le sucre de table et le sirop de glucose riche en fructose contiennent tous deux près de 50 % de fructose.)

> **CONSEIL N° 58**
> **Des olives contre la migraine.** Les anti-inflammatoires naturels contenus dans les olives éliminent la douleur de la même manière que l'ibuprofène vendu en pharmacie.

De nombreuses études scientifiques montrent qu'une consommation excessive de fructose favorise l'obésité et l'apparition de maladies cardiovasculaires.

AU MENU : remplacez les sodas, les thés glacés et les « boissons de l'effort » par de l'eau plate ou de l'eau gazeuse ou des boissons pauvres en calories ou sans calories. (Et ne troquez pas votre boisson sucrée préférée contre sa version « light ». Vous comprendrez pourquoi ci-dessous.) Si vous n'aimez pas l'eau du robinet, achetez un filtre qui permettra d'éliminer le goût des substances chimiques. Des chercheurs de l'Université d'Utah ont découvert que les personnes qui consommaient le plus d'eau avaient le métabolisme le plus élevé. Des participants à une étude ont bu 4, 8 ou 12 verres d'eau tous les jours : ceux ayant bu 8 verres ont rapporté qu'ils parvenaient mieux à se concentrer et qu'ils se sentaient plus énergiques. Les tests ont par ailleurs révélé qu'ils brûlaient leurs calories à un rythme plus important que le groupe ayant bu 4 verres.

ASTUCE MINCEUR : Buvez dès votre réveil. La légendaire famille Gracie – celle qui a inventé le jiu-jitsu brésilien – vit selon un code : être toujours prête au combat. Et la première chose que les membres de la famille font le matin, c'est boire un verre d'eau : car pour être prêt à combattre, il faut être bien hydraté. Il s'avère que cette tradition a du sens même pour ceux qui n'aiment pas se battre. Selon une étude publiée dans le *Journal of the American Dietetic Association*, boire un verre d'eau avant le petit déjeuner peut diminuer la ration alimentaire quotidienne de 13 %. Non seulement vous économisez des calories en remplaçant le soda par de l'eau, mais vous en éliminez 200 calories de plus en évitant les crampes d'estomac parce que vous avez faim. Ce sont encore 9,5 kg de perdus en un an !

ATTENTION : Vous pensez peut-être que le meilleur moyen d'éliminer les calories provenant de l'eau sucrée serait de remplacer les sodas et les thés glacés par de l'eau. Et vous avez raison. Car pour certaines raisons encore inexpliquées, les sodas allégés en sucre font en réalité augmenter le risque de prise de poids. D'après certaines recherches, les personnes qui boivent 1 ou 2 canettes de soda classique par jour augmentent leur risque de grossir ou de devenir obèse d'environ 33 %. Mais remplacez ces sodas classiques par des sodas allégés et le risque que ces personnes soient en surpoids augmente de 65 %, et qu'elles deviennent obèses, de 41 %. Plusieurs études ont été menées pour tenter d'en comprendre les raisons : en 2009, des chercheurs ont découvert que les édulcorants artificiels pourraient tromper le cerveau en créant un sentiment d'insatisfaction qui inciterait les gens à vouloir en boire plus qu'ils n'en ont besoin. Selon des recherches plus récentes menées par des scientifiques du département des sciences psychologiques de l'Université de Purdue, les édulcorants artificiels ralentiraient le métabolisme – en d'autres termes, plus vous buvez de sodas allégés, moins vous brûlez de calories par jour.

> **CONSEIL N° 59**
> **Méfiez-vous des copains.** Les hommes consomment 35 % de calories de plus lorsqu'ils sont entre eux que quand ils sont en compagnie de femmes.

RÈGLE N°7

« Je suivrai les règles 80 % du temps »

Si vous faites les bons choix alimentaires à 80 % du temps, vous resterez mince quoi que vous fassiez. Ce qui revient à dire qu'une fois sur cinq, vous déraperez sur du jambon et du fromage ou une part de forêt-noire. Cela arrive à tout le monde : personne n'est parfait, et ne pas essayer de l'être est l'une des clés de la réussite à long terme. S'astreindre à la perfection vous rendra chèvre !

N'essayez pas d'être parfait... mais soyez-le à 80 %. C'est largement suffisant et déjà largement au-dessus du lot de la population masculine adulte. Plus important, cela vous rapproche un peu plus du corps dont vous rêvez. Dans le chapitre 10, vous trouverez une liste des 250 meilleurs aliments pour les hommes. Vous avez envie d'une barre chocolatée ? Allez-y – mais assurez-vous qu'il s'agit de la meilleure. Comparez la composition des barres qu'on vous propose en magasin ; choisissez celle qui offre le moins de calories. Vous avez envie d'un steak ? D'accord, mais choisissez votre viande : du steak haché 5 % au lieu de 15 %, de la tende de tranche plutôt qu'une entrecôte, plus calorique... (et oubliez si possible la béarnaise). Vous voulez manger des tartines ? D'accord. Mais avec du bon pain, du bon beurre et de la bonne confiture... Choisissez toujours de bons ingrédients, les plus naturels possibles.

Vous serez stupéfait de voir combien cette stratégie est efficace. Observons des repas sur trois jours : imaginons que le vendredi soir, vous ayez cédé et commandé un hamburger dans un fast-food. Le samedi soir, vous êtes allé manger des travers de porc. Le dimanche soir, enfin, vous avez réchauffé une pizza surgelée pour regarder le match de foot. Chaque matin, vous avez pris un bol de céréales et, pour le déjeuner, un yaourt et un fruit. Selon que vous aurez choisi de bons ou mauvais produits, les calories sur un week-end peuvent varier de...

PLAT	- DE CALORIES	+ DE CALORIES
HAMBURGER	410	1 900
TRAVERS DE PORC	460	1 000
PIZZA SURGELÉE	290	790
CÉRÉALES	180	420
YAOURT	80	170

En consommant seulement les aliments de la colonne –, cela représente 3 000 calories de moins qu'en consommant ceux de la colonne +, et seulement en un week-end !

CONSIDÉREZ MAINTENANT CECI : il faut 3 500 calories pour fabriquer 450 g de graisse. En mangeant exactement la même chose pendant seulement 72 heures, mais dans des versions plus équilibrées, on peut s'épargner près de 500 g de graisse ! Si vous faites cela tous les week-ends pendant un an – en mangeant toujours des travers de porc, des hamburgers et des pizzas – vous perdrez 23 kg de graisse. Et tout cela sans modifier vos habitudes alimentaires pendant la semaine.

Étonnant, non ? Faites de votre mieux pour respecter le programme de nutrition *Men's Health,* ruez-vous sur les 250 meilleurs aliments pour les hommes chaque fois que vous avez besoin d'une pause, et cette histoire de ventre sera vite oubliée. Plus de 80 % ? Vous serez carrément éblouissant.

ASTUCE MINCEUR : si vous avez envie d'une chose vraiment mauvaise pour votre santé, faites passer cette envie en buvant un verre de lait. Selon une étude publiée dans l'*American Journal of Clinical Nutrition,* les personnes qui consomment du calcium en mangeant des produits laitiers tous les jours font diminuer le taux de triglycérides dans le sang de 15 à 19 % (les triglycérides sont des acides gras stockés dans les cellules adipeuses).

UN MOT À PROPOS DU COMPTAGE DES CALORIES

Même si vous mangez sainement, le fait de consommer plus de calories par rapport à ce que votre organisme est capable de brûler vous entraîne à coup sûr vers la prise de poids. C'est pourquoi de nombreux régimes reposent sur le calcul très minutieux du nombre de calories pour s'assurer que les personnes qui suivent le régime ne dépassent jamais l'apport quotidien recommandé.

Chez *Men's Health*, nous avons passé les vingt dernières années à étudier tous ces systèmes de calcul de calories en nous aidant des meilleures données scientifiques existantes, en sollicitant les esprits mathématiques les plus aiguisés, de façon à transformer ces découvertes scientifiques complexes en une équation que tout le monde puisse comprendre. La toute dernière formule de calcul de calories pour les hommes ressemble à ceci :

$$\frac{\text{Apport en calories} \times \text{IMC}^2}{\text{Tour de taille}} - (3\,500 \div (24 + 7))$$
$$= \$\text{*\& \%\# BARBANT !}$$

Nous sommes des hommes. Nous sommes donc capables de deviner la quantité de nourriture dont nous avons besoin de la même façon que nous savons s'il nous faut un fer ou un bois au golf, s'il vaut mieux miser sur une bonne défense ou attaquer sans relâche, ou si elle fait un 38 ou un 42 : nous pouvons le dire à vue d'œil. Parfois nous nous trompons, mais avec le temps nous savons que nous parviendrons à trouver le bon équilibre.

Mais depuis les trente dernières années, l'industrie alimentaire multiplie les tours de passe-passe avec des offres qui ne ressemblent pas à ce qui est annoncé. Le problème est particulièrement flagrant dans les restaurants américains où l'on vous propose des assiettes de la taille d'un plat en guise d'apéritif, des plats format familial en guise d'entrée et de petites piscines pour enfants en guise de boisson.

S'il est criant outre-Atlantique, où certaines chaînes de restaurant commencent à indiquer le nombre de calories par plat, le phénomène n'y est pas spécifique. Manger au restaurant représente généralement un apport calorique supérieur à celui d'un repas chez soi. Difficile, en France, par exemple, de résister à un traditionnel « entrée-plat-dessert », pourtant souvent trop calorique.

Alors comment un homme comme vous et moi peut-il se défendre contre ce calcul de calories et la taille des portions qui gonfle plus vite que la dette du pays ? Comment peut-on devenir expert en calcul de calories, supprimer les excès de dépense calorique tout en consommant les graisses, les protéines, les fibres et les autres nutriments dont on a besoin ? Et comment faire tout cela de la même façon que l'on choisit un club de golf – à vue de nez ?

La réponse se trouve dans la paume de votre main. Littéralement.

Pour les aliments solides, une portion est égale à :

VIANDES : la taille de votre paume

LÉGUMES ET FRUITS : la taille d'un poing serré

HUILES ET AUTRES GRAISSES SAINES : 1 cuil. à café équivaut à la longueur de l'extrémité du pouce, à partir de l'articulation

CÉRÉALES : la taille d'un poing serré

PRODUITS LAITIERS : la taille de votre paume

LE RÉGIME Men'sHealth

7
MINCISSEZ RAPIDEMENT !
DÉCOUVREZ LES 8 GROUPES D'ALIMENTS INDISPENSABLES DU PROGRAMME NUTRITIONNEL *MEN'S HEALTH* QUI DONNERONT UN COUP DE FOUET À VOTRE RÉGIME !

Il est facile de tomber dans le piège et de considérer la nourriture comme un ennemi. Au fil des années, les innombrables régimes ont diabolisé presque tous les groupes d'aliments possibles : les matières grasses, les glucides, les protéines…

Néanmoins, la nourriture n'est pas votre ennemi. Lorsqu'elle est consommée de manière naturelle, la nourriture est en réalité votre arme la plus efficace pour lutter contre la graisse. Sans parler du fait que manger, c'est nourrissant, délicieux et absolument indispensable pour notre survie.

Il y a plusieurs années, David Zinczenko, rédacteur en chef du *Men's Health*, dressait *The Abs Diet,* la liste d'une douzaine de groupes alimentaires essentiels, qui jouent un rôle dans la stimulation du métabolisme. Le programme de nutrition *Men's Health* simplifie ce concept en mettant seulement l'accent sur huit de ces groupes alimentaires que vous consommerez pour maigrir vite. Tout ce que vous trouverez dans cette liste sert principalement à sculpter votre corps. Tout ce qui n'y figure pas n'est probablement pas bon pour vous. Pour optimiser le développement musculaire et l'élimination de la graisse, respectez bien les quantités recommandées. Vous fournirez à votre corps tous les nutriments dont il a besoin et vous écarterez au fur et à mesure les mauvais aliments.

LA RÉPARTITION QUOTIDIENNE DES « BONS ALIMENTS »

CÉRÉALES RICHES EN FIBRES = 4 portions
AVOCAT, HUILES ET AUTRES GRAISSES SAINES = 1 ou 2 portions
ÉPINARDS ET AUTRES LÉGUMES VERTS = 4 portions ou plus
DINDE ET AUTRES VIANDES MAIGRES = 2 portions
&
LÉGUMINEUSES = 1 portion ou plus
ŒUFS ET PRODUITS LAITIERS = de 3 à 5 portions
POMMES ET AUTRES FRUITS = 3 ou plus
NOIX ET GRAINES = 1 portion ou plus

Les aliments indispensables du *Men's Health* pour mincir rapidement

Ces groupes d'aliments ont été spécialement sélectionnés pour leurs propriétés anti-graisse. Derrière cette magie, voici quelques données plus scientifiques.

Céréales riches en fibres

LES POINTS FORTS

Il n'y a rien de fondamentalement mauvais dans les hydrates de carbone, à condition qu'ils ne soient pas raffinés : ils sont alors vidés de leurs fibres, minéraux et vitamines (pain blanc, chips, certaines pâtisseries) et sont absorbés dans le sang où ils se transforment en glucose. À l'inverse, les produits non raffinés offrent de grands avantages en termes de santé. Ils sont riches en vitamines et minéraux. Les céréales, les pâtes et les pitas comptent parmi les « bons » glucides qu'il faut intégrer dans son alimentation quotidienne. Ils fournissent de l'énergie, facilitent le processus de développement musculaire et réduisent le risque de cancer de la prostate. Vous pouvez élargir votre horizon avec le quinoa et l'avoine, qui sont très riches en fibres et en protéines.

CE QU'EN DIT LA SCIENCE

Des chercheurs de l'Université d'État de Pennsylvanie ont découvert que les personnes qui consomment des céréales complètes perdent 2,4 fois plus de graisse abdominale que celles qui mangent des céréales raffinées. Les céréales complètes ont pour effet de réguler le taux de glycémie, ce qui permet d'éviter la sensation de faim peu après le repas. En outre, les antioxydants contenus dans ce type de céréales aident à réduire le risque d'inflammation et le taux d'insuline (l'hormone qui commande à votre organisme de stocker de la graisse).

VOTRE OBJECTIF

4 portions de céréales complètes par jour, en veillant à consommer une portion avant puis après votre séance d'entraînement.

MISE EN GARDE

En matière de glucides, les fabricants d'aliments adorent nous embrouiller l'esprit. Ils raffinent le blé, le riz et d'autres céréales, éliminant au passage les vitamines, les minéraux et les fibres que l'on trouve dans le son (l'enveloppe extérieure) et le germe (au centre), vidant l'endosperme de ses nutriments – qu'ils aspergent ensuite de fac-similés de nutriments chimiques dits « enrichis ». Si vous lisez « multicéréales » ou « blé » sur l'étiquette d'un pain ou d'un paquet de céréales, vous penserez certainement qu'il s'agit d'un aliment sain. Maintenant, prenez le temps de lire l'étiquetage nutritionnel. Souvent, le terme « multicéréales » revient à dire que ce sont plusieurs grains dont on a éliminé les nutriments essentiels. Préférez toujours les aliments « complets », non raffinés.

Avocats, huiles et autres graisses bonnes pour la santé

LES POINTS FORTS

Je vous propose un mantra nutritionnel qui vaut le coup d'être retenu : *Manger gras ne vous rendra pas plus gras que manger de l'argent vous rendra riche.* En effet, les « bonnes » graisses peuvent vous aider à mincir. Votre organisme utilise la graisse comme source d'énergie. En prévoyant le moment de l'apport en graisse, vous favoriserez la perte de poids et aurez aussi l'énergie nécessaire pour effectuer vos exercices.

CE QU'EN DIT LA SCIENCE

Les graisses sur lesquelles vous devez mettre l'accent sont : les acides gras mono-insaturés, les huiles saines que l'on trouve dans les olives, les noix, les graines, les avocats, l'açai, et même le chocolat ; et les acides gras oméga-3 que l'on trouve dans les poissons d'eau froide, les viandes de pâturage, les noix, les graines et certains fruits. Ces graisses permettent de réduire le risque de maladie cardiaque, de protéger les cellules, de favoriser le développement musculaire et d'augmenter le volume de nutriments de qualité que l'on trouve dans d'autres aliments.

Des scientifiques italiens ont découvert que les hommes qui consomment beaucoup de matières grasses au quotidien brûlent plus de graisse pendant les séances d'exercices. Selon une étude publiée dans l'*International Journal of Obesity*, des chercheurs bostoniens ont soumis 101 personnes en surpoids à un régime faible en graisses pour le premier groupe et à un régime modéré en matières grasses pour le second groupe. Ils les ont suivies pendant 18 mois. Les deux groupes ont perdu du poids, mais seules les personnes du second groupe ont perdu en moyenne 4 kg sans les reprendre après une année. La raison : la consommation de graisses contribue à l'augmentation du taux d'une hormone appelée leptine, l'hormone dite de satiété.

> **CONSEIL N° 60**
> **Déstressez en faisant l'amour.**
> Dans le cadre d'une étude sur des personnes chargées de parler en public, les participants ayant eu des relations sexuelles dans les semaines précédant l'événement ont connu moins de pics de tension. Les abstinents ont eu deux fois moins de chance.

VOTRE OBJECTIF

Une ou deux portions par jour en consommant des aliments tels que les avocats, des pâtes à l'huile d'olive et un peu de vinaigrette.

Épinards et autres légumes verts à feuilles

LES POINTS FORTS

S'il existe un groupe de la liste des aliments indispensables *Men's Health* dont les bienfaits sont quasiment illimités, ce sont bien les légumes verts. Composés d'éléments nutritifs qui peuvent améliorer votre santé cardiovasculaire, vous mettre de bonne humeur, brûler des calories et... presque tout faire, de la protection de vos yeux jusqu'au maintien de votre santé sexuelle et de votre plaisir, les légumes verts à feuilles sont incomparables sur le plan nutritionnel. Mangez-en dès que vous le pouvez, où que vous soyez.

CE QU'EN DIT LA SCIENCE

La valeur calorique de la plupart des légumes est si faible que vous brûlez presque autant de calories qu'ils en contiennent rien que par les processus de mastication et de digestion. Des chercheurs de New York ont suivi plus de 2 000 personnes au régime. Celles qui ont obtenu les meilleurs résultats (les plus repues et qui ont perdu le plus de poids) sont celles qui en consommaient au moins 4 portions par jour. Qui plus est, les légumes – surtout les légumes verts à feuilles, comme les épinards et les choux de Bruxelles – sont très riches en acide folique. Comme vous l'avez lu dans le précédent chapitre, cette vitamine B est le Saint-Graal des nutriments. Selon certains scientifiques, le meilleur moyen de savoir si vous avez une alimentation saine est de mesurer le taux de ce nutriment. L'acide folique a aussi montré ses bienfaits pour combattre la dépression et perdre du poids. Dans le cadre d'une étude, les personnes au régime présentant le taux le plus élevé en acide folique ont perdu 8,5 fois plus de poids que celles dont le taux était le plus faible.

VOTRE OBJECTIF

Au moins 4 portions de légumes par jour, qu'ils soient frais ou surgelés, et même plus. Aussi souvent que possible, mangez une salade avant d'entamer votre repas.

Dinde et autres viandes maigres

LES POINTS FORTS

Les protéines sont la pierre angulaire de tout le corps humain. Et ce sont les viandes et les œufs qui en contiennent le plus. Il est crucial d'en consommer une grosse quantité pour fabriquer du muscle, mais aussi pour transformer radicalement votre corps et conserver une santé de fer. Car votre organisme brûle un grand nombre de calories quand il digère des protéines – environ 25 calories pour 100 calories consommées (et seulement de 10 à 15 pour les graisses et les glucides). C'est ce que l'on appelle l'effet thermique des aliments. Il peut aller jusqu'à 30 % de la dépense calorique. Alors, plus vous mangez, plus vous brûlez !

CE QU'EN DIT LA SCIENCE

Les protéines se composent d'acides aminés qui se divisent en 2 types : les essentiels et les non-essentiels. Les meilleures formes de protéines comprennent les 9 acides aminés essentiels que le corps ne peut produire naturellement. On trouve les meilleures sources de protéines dans le bœuf, le porc, la volaille, le poisson, les produits laitiers, les œufs, les noix et les flocons d'avoine. D'autres aliments tels que les haricots, les graines et la farine de maïs en contiennent également, mais le taux d'acides aminés essentiels de ces aliments se situe légèrement en dessous des besoins de votre organisme. Les aliments comme le pain, le riz, les pâtes et les pommes de terre contiennent aussi des protéines, mais pas les acides aminés essentiels : ils sont donc considérés comme des sources incomplètes.

VOTRE OBJECTIF

Deux portions par jour, surtout au moment du petit déjeuner. Assurez-vous de manger aussi un aliment de cette catégorie (ou bien des œufs ou des produits laitiers) avant et après vos séances d'entraînement.

Légumineuses (légumes secs)

LES POINTS FORTS

Qu'est-ce qu'un légume sec ? C'est tout ce qui pousse dans une cosse, comme les haricots, les lentilles, les petits pois, l'édamame, les cacahuètes. À l'exception de ces dernières, les légumes sont de petites pilules d'amaigrissement. Plus vous en consommez et plus vous vous rapprochez de votre objectif.

CE QU'EN DIT LA SCIENCE

Dans le cadre d'une étude, les participants ayant consommé ¾ de tasse de haricots par jour pesaient 3 kg de moins que ceux qui n'en mangeaient pas alors même que les mangeurs de haricots consommaient 199 calories supplémentaires par jour. Une autre étude publiée dans le *Journal of the American College of Nutrition*, a révélé que les participants qui consomment des haricots tous les jours ont un plus petit tour de taille et une pression artérielle plus basse. Manger trop de soja n'est pas une très bonne idée, surtout pour les hommes : le soja contient des substances chimiques naturelles qui ressemblent de très près à l'œstrogène et font baisser le taux de testostérone (il vous faut donc éviter les huiles de soja et les adjuvants). Néanmoins, l'édamame avec ses fibres et ses protéines reste un choix de collation intelligent.

VOTRE OBJECTIF

Consommez au moins une portion par jour de l'un des aliments de cette catégorie. Ils n'ont absolument aucun inconvénient nutritionnel.

Œufs et les produits laitiers

LES POINTS FORTS

Il s'avère que le lait fait du bien à l'organisme – tout comme le fromage, les yaourts, et même les crèmes glacées. On sait tous que le calcium contenu dans les produits laitiers renforce les os, mais la liste de ses bienfaits est plus longue encore. Quand des chercheurs britanniques se sont penchés sur les habitudes alimentaires, ils ont découvert que les personnes qui buvaient du lait au moins une fois par jour faisaient baisser le risque de maladie cardiaque de 16 % et celui d'un accident vasculaire cérébral de 20 %. Le calcium des produits laitiers fait baisser votre tension artérielle et crée un environnement plus sain pour votre cœur. Une autre étude réalisée à la *Harvard Medical School* a permis de révéler que les personnes qui consomment 3 produits laitiers par jour ont 60 fois moins de chances de grossir par rapport aux autres.

En attendant, les œufs sont les aliments les plus riches en éléments nutritifs. Dans le cadre d'une étude publiée dans l'*International Journal of Obesity,* les participants ayant consommé des œufs (blanc et jaune) au petit déjeuner pendant 5 semaines ont perdu 65 % de poids en plus que ceux ayant mangé un bagel – sans aucune répercussion sur leur taux de cholestérol ou de triglycérides. (C'est vrai, les œufs contiennent un taux élevé de cholestérol, mais ils ne font pas augmenter le vôtre – il s'agit d'une idée faussement répandue.)

CE QU'EN DIT LA SCIENCE

D'après une étude menée en France par l'Unité de surveillance et d'épidémiologie nutritionnelle de l'Institut de veille sanitaire, 80 % des personnes étudiées présentaient une insuffisance en vitamine D, avec un déficit jugé de modéré à sévère chez 42,5 % de la population et sévère chez 5 %. Or la vitamine D joue un rôle important, dans la mesure où vous risquez d'avoir du mal à perdre du poids si vous en manquez. On trouve cette vitamine essentiellement dans les poissons, les œufs et les produits laitiers. Selon une autre étude importante, publiée dans l'*American Journal of Clinical Nutrition*, il n'existe aucun lien entre les graisses saturées du lait entier et les artères coronaires obstruées. Et inutile de compter les calories : la différence entre le lait entier ou le lait écrémé est à peine de 20 calories. En outre, des chercheurs suédois ont découvert que les acides linoléiques conjugués (ALC) que l'on trouve dans les matières grasses du lait et du bœuf contribuent à faire réduire le tour de taille. Dans le cadre de cette étude, les chercheurs ont suivi 25 individus – certains d'entre eux prenant un complément de ALC – pendant 4 semaines. Au terme de ce régime, les hommes du groupe ayant pris le complément d'ALC ont vraiment perdu beaucoup de graisse abdominale. Consommez du bœuf élevé en pâture et du lait aussi souvent que possible.

> **CONSEIL N° 61**
> **Au nom de l'amour, choisissez l'allégé !** Passer des viandes super grasses aux maigres peut booster votre libido et améliorer votre endurance en la matière.

Si vous souhaitez consommer davantage de produits laitiers, optez pour les yaourts. Une étude réalisée par l'Université du Tennessee a révélé que les personnes qui ajoutaient trois portions de yaourt par jour à leur régime perdaient 81 % de graisse abdominale supplémentaires sur 12 semaines par rapport à celles qui n'en ont pas du tout mangé. Mis à part le rôle joué par le calcium, une étude publiée dans le journal *Molecular Systems Biology* a révélé que les bactéries contenues dans les yaourts pouvaient empêcher l'organisme d'absorber de la graisse.

VOTRE OBJECTIF

Entre 3 et 5 portions par jour. Faites en sorte de manger l'un des aliments de cette catégorie (ou des catégories des viandes maigres riches en protéines, des légumes et des noix) avant et après vos séances d'exercices. Mangez des œufs régulièrement au petit déjeuner, du fromage au déjeuner et, aussi souvent que possible, un yaourt au goûter.

LA GRANDE QUESTION EST : quel yaourt choisir? Dans la plupart des cas, il n'y a aucune raison de ne pas choisir les yaourts entiers. Les matières grasses consommées ont tendance à diminuer l'appétit, et avec les produits laitiers vous sentez moins le besoin d'ajouter du sucre. Pour illustrer tout ceci, voici une comparaison de 3 types de yaourt nature (pour un pot de 125 g) :

	YAOURT ENTIER	**YAOURT ALLÉGÉ**	**YAOURT SANS MATIÈRES GRASSES**
SUCRE (grammes)	5,75	9,5	24
CALORIES	81,25	67,5	143

Le meilleur choix est de loin celui du yaourt nature au lait entier. Il contient moins de sucre, et est à peine plus calorique qu'un yaourt maigre. Les yaourts aromatisés, les yaourts aux fruits sont largement plus sucrés et caloriques.

Pommes et autres fruits

LES POINTS FORTS

En règle générale, plus votre alimentation est colorée, plus vous mangez sain. Les couleurs représentent des nutriments différents, alors plus vous optez pour la variété, mieux c'est.

CE QU'EN DIT LA SCIENCE

Les fruits contiennent des sucres naturels qui, une fois qu'ils se décomposent dans l'organisme, sont synthétisés dans le foie. Ineptie technique, me direz-vous, mais elle a un grand avantage pour votre tour de taille. Comme le sucre est transformé dans le foie, il ne fait pas flamber votre taux d'insuline, ce qui veut dire que vous avez moins tendance à stocker cette énergie sous forme de graisse.

VOTRE OBJECTIF

3 portions de fruits ou plus par jour, frais, surgelés ou séchés. Ce n'est pas très compliqué : céréales et raisins secs, une pomme et quelques morceaux d'ananas du buffet à salades, et le tour est joué.

Noix et graines

LES POINTS FORTS

Elles contiennent des fibres qui diminuent l'appétit, des protéines qui favorisent le développement musculaire, des vitamines qui protègent des maladies et des graisses mono-insaturées qui sont bonnes pour le cœur et l'estomac. Quelles variétés choisir ? Les noix contiennent un taux plus élevé d'acides gras oméga-3 que le saumon ; les noisettes sont riches en arginine, un acide aminé qui favorise la prise de muscle ; les noix de pécan contiennent le taux le plus élevé d'antioxydants de toutes les variétés de noix et les amandes sont en quelque sorte la version naturelle des compléments de vitamine E. Quant aux graines, celles du potiron et du tournesol sont riches en vitamine E et en graisses saines.

CE QU'EN DIT LA SCIENCE

Dans le cadre d'une étude, des chercheurs de la *Purdue University* ont demandé à leurs participants de consommer 60 g d'amandes (environ 48) par jour pendant 23 semaines. Les résultats ont révélé qu'ils n'avaient non seulement pas pris de poids, mais qu'ils avaient aussi diminué leur apport en calories issues d'aliments mauvais pour la santé, tout en améliorant le métabolisme des lipides et le taux du bon cholestérol, qui font diminuer le risque de maladies cardio-vasculaires.

> **CONSEIL N° 62**
> **Rajeunir avec plaisir.** Dans le cadre d'une étude sur plus de 3 500 adultes, menée pendant 10 ans, les participants ayant expliqué qu'ils avaient des relations sexuelles 4 fois par semaine donnaient l'impression d'avoir 10 ans de moins par rapport à leur âge réel.

Par ailleurs, selon des chercheurs de la *Georgia Southern University*, en prenant une collation riche en protéines et en matières grasses, comme des amandes, on prolonge la dépense de calories au repos jusqu'à 3h30. Dans le cadre d'une autre étude, les participants ayant consommé des pistaches pendant 3 mois ont perdu en moyenne entre 4,5 et 5,5 kilos. Enfin, selon une étude publiée dans le *Journal of Nutrition*, le fait de manger des noix au moment des collations, entre les repas, ne fait pas prendre de kilos, car l'organisme n'absorbe pas toutes les matières grasses contenues dans les noix.

VOTRE OBJECTIF

Consommez au moins une portion par jour des aliments de cette catégorie.

Le programme de nutrition *Men's Health* en pratique

Voici un rapide aperçu de vos menus quotidiens.

PETIT DÉJEUNER

PRIVILÉGIEZ : produits laitiers, œufs, céréales complètes, fibres, et veillez à un bon pourcentage de calories.

Si vous consommez plus de calories le matin, vous perdez du poids sans le reprendre, alors faites en sorte de consommer de 30 à 35 % du total journalier. Essayez de commencer la journée avec quelques protéines et quelques glucides. Ceux que contiennent les produits laitiers ralentissent la pénurie de protéines du muscle, ce qui favorise le développement musculaire et l'élimination de la graisse et diminue le risque de lésion musculaire et d'inflammation. Vous constaterez par vous-même que vous consommerez moins de calories dans la journée si vous faites le plein le matin, et vous perdrez plus de poids en prenant tout simplement deux petits déjeuners par jour.

Mais pourquoi deux petits déjeuners ? Si vous n'avez pas le temps ni suffisamment d'appétit pour manger suffisamment à la première heure le matin, il faut cependant que vous consommiez le plus de calories possibles au cours des 6 premières heures de la journée. Alors donnez un coup de fouet au cerveau et au corps une heure plus tard en prenant un repas riche en protéines, comprenant des légumes ou des fruits qui agissent sur l'humeur. Optez pour un bol d'un cocktail noix/graines de lin/flocons d'avoine avec un yaourt et des myrtilles pour faire le plein d'oméga-3 et d'antioxydants, qui stimulent l'activité cérébrale. Si vous allez à la salle de gym, l'idéal est de prendre un smoothie de fruits riche en protéines, saupoudré d'une cuillerée de lactosérum en poudre.

DÉJEUNER

PRIVILÉGIEZ : légumes, haricots, fruits, noix, céréales complètes et tout ce qui est nourrissant.

Le déjeuner est le moment déterminant de votre apport nutritionnel. Au petit déjeuner, il s'agit de manger le plus possible, au dîner, les dés sont jetés. C'est donc au déjeuner que tout se joue. Alors soyez judicieux et veillez à ce qu'il contienne au moins 3 représentants de la catégorie des légumes, des fruits ou des légumineuses ; ils possèdent pour l'essentiel de l'eau, des fibres et des vitamines –vous serez donc suffisamment hydraté et vous ferez le plein de calories saines. Pour parer au plus simple, optez pour une soupe ou une salade. Ajoutez ensuite un assortiment de protéines de qualité, des graisses saines, des produits laitiers, des noix et des céréales complètes.

DÎNER

PRIVILÉGIEZ : légumes-feuilles et autres légumes, viandes maigres, poisson, haricots et légumes secs, en réduisant les portions.

Certaines études ont montré que si vous démarrez le dîner par une petite salade assaisonnée avec de l'huile d'olive et du vinaigre de cidre, ou bien par des légumes riches en acide folique cuits à la vapeur, tels que chou frisé, épinards, chou vert ou bette, vous réduirez votre consommation de calories d'environ 12 % tout en emmagasinant des fibres qui favorisent la sensation de satiété et des nutriments qui vous protègent de certaines maladies. Vous pouvez passer ensuite au plat suivant avec de la viande maigre, des céréales complètes, etc. Deux fois par semaine, mangez du poisson, car il est riche en oméga-3. Il fait diminuer le risque de maladie cardiaque, protège des lésions cellulaires et augmente la quantité de nutriments essentiels.

COLLATIONS

PRIVILÉGIEZ : laitages, protéines, céréales complètes, fruits, noix, haricots et légumes secs.

Il n'est pas possible de perdre du poids sans le reprendre si vous ne prenez pas de collation ! En effet, des études ont montré que les personnes qui évitent de manger entre les repas finissent par consommer dans l'ensemble plus de calories, surtout parce qu'elles ont faim et qu'elles ne choisissent pas les bons aliments. Pensez protéines, pensez matières grasses, pensez calcium – c'est aussi le moment d'intégrer quelques produits laitiers supplémentaires. Optez pour un yaourt nature et des myrtilles, des tranches de poivron rouge et du fromage blanc, des céréales complètes et du lait, des pommes et du fromage, du guacamole et des chips de tortilla, ou encore des noix et des framboises.

LES ALIMENTS À CONSOMMER AVANT ET APRÈS LES EXERCICES

PRIVILÉGIEZ : laitages, viandes maigres, grains entiers et noix (mangez avant et juste après votre entraînement).

Vous devez faire de l'exercice ? Non. Vérifier les pneus de votre voiture pour votre sécurité ? Non. Vous n'êtes pas obligé de faire quelque chose si vous n'en avez pas envie. Allongez-vous sur le canapé, commandez une pizza et regardez la télé si vous voulez.

Mais vous êtes adulte. Vous savez que vos choix ont des conséquences et vous vous rendez compte que ce dans quoi vous investissez aujourd'hui – votre corps, votre avenir financier, votre famille – paiera un jour. Alors nous avons conçu un programme d'entraînement qui vous aidera à en retirer les bénéfices sur le long terme, et commencera à payer immédiatement. Vous en saurez davantage à ce sujet dans le prochain chapitre.

Si vous voulez que votre corps change radicalement, il est important que vous calculiez l'heure de vos repas et collations en fonction de vos séances d'entraînement. En suivant ce petit conseil, vous consommerez plus de calories qui vous aideront à vous muscler sans prendre de graisse supplémentaire.

AVANT L'ENTRAÎNEMENT

> **CONSEIL N° 63**
> **Voyez la vie en couleurs.** Les variétés anciennes de carottes de couleur rouge, violette et jaune contiennent plus de nutriments indispensables pour conserver une bonne vue que la variété orange traditionnelle.

Quand vous mangez avant une séance d'entraînement, les calories consommées servent à alimenter votre corps pour que votre travail à la salle de gym donne des résultats optimaux. Des chercheurs britanniques et néerlandais ont découvert que le fait de manger avant un entraînement accélère la croissance musculaire en émoussant la réceptivité de votre corps au cortisol, l'hormone du stress qui favorise le stockage de la graisse. Cela accélère la perte de graisse pendant l'exercice et pendant les 24 heures qui suivent, d'après des scientifiques de l'Université de Syracuse. Mangez équilibré : une ou deux portions de glucides et une portion de protéines environ 30 minutes avant le début de votre séance.

Les hommes qui consomment un repas riche en protéines et en glucides avant et juste après leur entraînement développent, en effet, deux fois plus de masse musculaire que ceux qui attendent au moins 5h avant de manger.

APRÈS L'ENTRAÎNEMENT

Consommez des protéines juste après vos exercices pour aider le corps à récupérer grâce à une infusion fraîche d'acides aminés pour réparer et développer les muscles. Les glucides augmentent le niveau d'insuline, ce qui ralentit la synthèse des protéines et accélère le développement musculaire après l'entraînement. Mangez une ou deux portions de glucides et une portion de protéines 30 minutes après votre séance. EN PRIME : après avoir soulevé des poids, les matières grasses ne peuvent se frayer un chemin tant que les mécanismes d'élimination de la graisse sont en action. Alors si vous êtes du genre cookie ou pâtisserie, c'est le moment idéal pour vous faire plaisir. Vous n'utiliserez pas les protéines que vous avez stockées comme source d'énergie, ce sont les glucides qui prendront le relais pour vous reconstituer. Et ce que vous mangerez vous aidera à vous sculpter de beaux abdos et à fabriquer du muscle sec.

Si votre entraînement a lieu à l'heure du déjeuner, comme c'est le cas pour beaucoup d'hommes, prenez une ou deux collations environ 30 minutes avant de commencer, puis rendez-vous directement de la salle de gym à votre salle à manger. Vous vous entraînez plutôt après le travail ? Emmenez une collation en quittant le bureau et dînez ensuite juste après votre entraînement. Vous êtes du matin ? Prenez un petit déjeuner léger dès votre lever, puis avalez quelque chose après votre entraînement. Une souplesse maximum pour des résultats maximum – voilà ce dont il est question dans ce programme.

> **CONSEIL N° 64**
> **Montez sur la balance.** Faites-le tous les vendredis avant de prendre votre petit déjeuner. Les personnes qui se pèsent régulièrement ont tendance à moins prendre de poids.

Essayez le régime en 5 jours *Men's Health*

REMARQUE : L'idéal serait que vous vous entraîniez 3 fois par semaine, de préférence à l'heure du déjeuner. Vous devez peut-être vous lever tôt pour vous entraîner ou vous ne pouvez vous rendre à la salle de gym qu'après le travail, ou un concours de circonstances a fait en sorte que vous loupiez l'heure de l'entraînement plusieurs jours de suite. Peu importe, ce n'est pas un problème : avec le programme de nutrition *Men's Health*, la souplesse est de mise pour une prise de muscle maximum (et élimination de graisse maximum). Mais retenez bien ces 3 règles :

LA LISTE DE COURSES DU RÉGIME *MEN'S HEALTH*

CÉRÉALES/GRAINES RICHES EN FIBRES
Pâtes fraîches ou sèches, gruau (porridge) instantané (sans sel ni sucre ajoutés), avoine, céréales complètes, pain complet, tortillas à base de farine complète, muffins complets, pitas au blé complet, riz long-grain (brun, sauvage), quinoa.

AVOCATS, HUILES ET AUTRES BONNES GRAISSES
Avocat, olives, huile d'olive, huile de pépins de raisin, huile de sésame, huile de colza, huile de carthame.

ÉPINARDS, LÉGUMES VERTS À FEUILLES ET AUTRES LÉGUMES
Frais : échalotes, choux de Bruxelles, betterave, chou frisé, bette, chou vert, ail, poivron, laitue romaine, laitue, céleri, épinards, artichauts, asperges, bok choy, brocoli, chou, carottes, chou-fleur, concombre, haricots verts, poireaux, champignons, oignons, radis.
Surgelés : bouquets de brocoli, petits pois.

DINDE ET AUTRES VIANDES MAIGRES
Poulet, bœuf haché (de préférence 15 % de matières grasses ou moins), aloyau, gîte, porc, dinde, saucisses de dinde, thon, saumon, bar, perche, truite, cabillaud, plie, flétan, mérou, mahi-mahi, empereur, crevettes, Saint-Jacques, homard, crabe, lactosérum en poudre, caséine en poudre.

LÉGUMINEUSES (LÉGUMES SECS)
Haricots noirs, haricots pinto, dolique à œil noir, haricots secs, lentilles rouges, édamame.
À étaler : beurre de cacahuètes/arachide, confiture de cassis, dip aux haricots noirs, hoummos.

ŒUFS ET PRODUITS LAITIERS
Lait entier ou écrémé, lait chocolaté, yaourts au lait entier, cheddar, mozzarella, feta, fromage de chèvre, crème glacée, fromage blanc, œufs riches en oméga-3.

POMMES ET AUTRES FRUITS
Frais : pommes, bananes, melon, mangue, citron jaune et vert, raisin, orange, pêches, poires, melon, ananas, tomates, myrtilles, framboises, fraises.
Séchés : raisins secs, pruneaux, abricots.

NOIX ET AUTRES GRAINES
Amandes, noix, noix de cajou, graines de tournesol, graines de sésame, graines de lin moulues.
À tartiner : beurre d'amandes, beurre de noix de cajou (sans sel ni sucre ajoutés).

ASSAISONNEMENTS
Basilic, persil, coriandre, poivre de Cayenne, cresson, cumin, curry en poudre, piment en poudre, cannelle, flocons de poivron rouge, sauce soja allégé en sel, vinaigre de vin rouge, vinaigre de cidre.

- Prenez toujours un petit déjeuner.
- Mangez toujours un petit quelque chose avant de vous entraîner.
- Mangez toujours un gros quelque chose après vous être entraîné.

JOUR 1 (JOURNÉE D'ENTRAÎNEMENT)

PETIT DÉJEUNER : cocktail noix/graines de lin/ flocons d'avoine et lait

De l'avoine avec des noisettes hachées, des graines de lin moulues, des bananes et un soupçon de cannelle. Le lait fournit un apport immédiat en protéines et l'avoine régule votre taux de sucre dans le sang pour vous permettre de mieux gérer les futures fringales. La cannelle réduit le risque d'inflammation, les noisettes et les graines de lin apportent des oméga-3 et des graisses saines qui freinent l'appétit, et les bananes apportent du potassium bon pour le cœur. Choisissez des flocons d'avoine complète et rien d'autre.

COLLATION : un smoothie riche en protéines

Lactosérum en poudre (protéines de petit-lait) au chocolat, lait, fraises et bananes – le meilleur cocktail pour attaquer une séance d'exercices/de musculation. Le lactosérum (ou petit-lait) est riche d'une protéine qui se digère rapidement et qui vous évitera d'éventuels maux d'estomac pendant vos exercices. Le lait, les fraises et les bananes fournissent l'apport en électrolytes nécessaire pour que vous restiez parfaitement hydraté, mais aussi pour faciliter le développement musculaire et la récupération.

DÉJEUNER : sandwich aux haricots noirs (pâte de haricots noirs, olives, oignons nouveaux, choux de Bruxelles, tomates et laitue sur du pain complet)

La pâte de haricots noirs fournit des fibres qui régulent l'humeur, des graisses bonnes pour le cœur et des protéines de qualité. Les légumes apportent des antioxydants qui protègent de certains cancers, de la vitamine K qui facilite le développement de la masse osseuse, du sélénium qui fait diminuer le cholestérol, de la vitamine C qui lutte contre les radicaux libres et, enfin, du potassium qui fait diminuer la pression artérielle.

COLLATION : œufs durs (2 ou 3), 1 pomme, pain complet et confiture de fraises

Il n'y a rien de plus pratique que les œufs durs, mais vous pouvez aussi vous préparer quelques œufs brouillés dans l'après-midi et les placer dans un récipient allant au micro-ondes. N'éliminez pas les matières grasses : elles sont saines et apaisent la sensation de faim. Le pain et la pomme vous apporteront les glucides nécessaires pour vous ravitailler après votre séance d'exercices et équilibrent le taux de potassium qui facilitera votre récupération. La confiture apporte un peu de sucre qui boostera votre taux d'insuline pour que les protéines soient acheminées vers les muscles.

DÎNER : sauté de bœuf aux amandes sur lit de riz brun et chou frisé cuit à la vapeur

Faites revenir un assortiment de légumes surgelés de votre choix dans un peu d'huile de colza. Ajoutez ensuite le bœuf (élevé en pâturage) finement émincé, un soupçon de sauce soja à teneur réduite en sel et les éclats d'amande. Servez le plat accompagné de riz brun et de chou frisé cuit à la vapeur. En commençant le repas par des légumes pauvres en calories et riches en fibres, vous diminuez votre apport total en calories d'environ 12 %. Le bœuf fournit des protéines maigres de choix et des oméga-3 bons pour le cœur. Le riz brun apporte des fibres qui vous éviteront les fringales de fin de soirée.

JOUR 2

PETIT DÉJEUNER : œufs brouillés à la mexicaine

Préparez des œufs brouillés dans un peu d'huile d'olive avec des tomates, des oignons, des épinards et des poivrons hachés, puis disposez la préparation dans une tortilla au blé complet. Garnissez le tout d'un peu de cheddar râpé.

COLLATION : pain complet tartiné de beurre d'amandes et pommes

DÉJEUNER : salade de thon

Mélangez de la laitue rouge, des épinards, du thon blanc (riche en eau), des tomates en grappe, des haricots blancs, du cheddar, des carottes, du brocoli, des poivrons rouges, des graines de lin moulues et des graines de sésame. Assaisonnez la salade avec de l'huile d'olive et du vinaigre balsamique.

COLLATION : yaourt grec

Le yaourt grec est un rêve pour les sportifs : il est facile à emporter et riche en protéines. Ne choisissez pas des yaourts sucrés aux fruits ; pour apporter un peu de saveur, glissez quelques fruits rouges ou des noix dans votre pot.

DÎNER : burritos aux lentilles rouges

Faites revenir des oignons, du brocoli, des carottes, de la sauce tomate, du curry en poudre, du cumin et du piment en poudre. Ajoutez les lentilles rouges cuites et quelques tomates séchées. Servez la préparation dans des tortillas au blé complet avec du cheddar, du yaourt et de la coriandre hachée. Accompagnez le plat d'une salade de pousses d'épinards assaisonnée avec de l'huile d'olive et du pecorino (fromage de brebis italien) râpé.

> **CONSEIL N° 65**
> **Prenez un fruit vigoureux.** Les lychees (litchis) sont remplis de magnésium qui améliore la circulation dans la région pelvienne.

JOUR 3 (JOUR D'ENTRAÎNEMENT)

PETIT DÉJEUNER : céréales complètes, toast avec du beurre d'amandes et des abricots séchés coupés en petits morceaux + 1 verre de lait

COLLATION : fromage blanc, flocons d'avoine et 1 pomme

Le fromage blanc contient tous les bienfaits d'un cocktail de protéines. Cette source de protéines de choix vous aidera à perdre du poids grâce à son apport élevé en calcium. L'avoine et la pomme vous donneront l'énergie suffisante pour soulever des poids plus lourds et pour éviter la sensation de faim pendant la séance.

(ENTRAÎNEMENT)

DÉJEUNER : sandwich au poulet à l'indonésienne et à la salade

Mélangez le beurre de cacahuètes, un filet d'eau, du vinaigre de vin blanc, de l'ail émincé et des morceaux de poivron rouge avec des lamelles de poulet bio, du chou frisé et de l'oignon. Étalez la préparation sur du pain complet.

COLLATION : 2 tasses (500 ml) de lait chocolaté

Rafraîchit et reconstruit en même temps. Selon les résultats d'une étude publiée dans le *Journal of the American College of Nutrition*, le lait chocolaté serait la boisson idéale après une séance de musculation.

DÎNER : saumon sauvage au chutney de mangue avec des aubergines et des bettes

Faites mariner le saumon dans un mélange de jus de citron, de paprika, de sel et de poivre et saisissez-le dans un peu d'huile d'olive. Ajoutez un mélange de mangue, de poivron rouge, d'oignons finement hachés, du jus de citron vert, de la menthe et du piment jalapeño. Servez le plat avec des aubergines et des bettes grillées. Remarque : nous vous recommandons vivement d'acheter du saumon sauvage plutôt que d'élevage, lequel contient plus de bons oméga-3 et beaucoup moins de pesticides – ces derniers favorisent l'obésité.

JOUR 4

PETIT DÉJEUNER : smoothie à la banane et aux fruits rouges

Mélangez des myrtilles, des framboises et de la banane (fraîche ou surgelée) dans un blender avec du yaourt. Ajoutez un peu de lait sans matières grasses et du beurre de cacahuètes. Mixez jusqu'à ce que vous obteniez un mélange onctueux. Accompagnez votre smoothie d'un muffin complet nappé de confiture de cassis.

COLLATION : œufs sur le plat et sandwich au fromage

Les œufs fournissent une protéine de satiété qui donne de l'énergie pour la journée.

DÉJEUNER : salade de poulet fermier

Mélangez du poulet fermier cuit, des épinards, des pommes et des amandes avec un peu de yaourt, de la moutarde de Dijon et du céleri.

COLLATION : banane et beurre de cacahuètes

DÎNER : hamburger de bœuf dans un pain complet garni d'une purée de patates douces, d'oignons sautés et de poivrons rouges rôtis. Servez le plat accompagné d'une salade d'épinards cuits à la vapeur.

JOUR 5 (JOUR D'ENTRAÎNEMENT)

PETIT DÉJEUNER : omelette aux épinards avec yaourt et myrtilles

Prenez un bouquet d'épinards, réservez une poignée, puis faites-les revenir dans un peu d'huile d'olive. Mélangez un œuf et le reste des épinards hachés, versez sur les épinards sautés et laissez cuire jusqu'à ce que l'œuf soit prêt. Le yaourt fournit des probiotiques qui favorisent la perte de poids, la digestion et le bon fonctionnement du système immunitaire. Les myrtilles fournissent des antioxydants qui, d'après certaines études, protégeraient contre certains cancers, contre le diabète et contre la perte de mémoire inhérente à l'âge.

COLLATION : lactosérum en poudre (petit-lait) mélangé à 2 portions de fruits rouges

Ce produit dérivé du lait continue de régner dans les salles de gym. Mélangez-le de préférence avec du lait et non avec de l'eau si vous souhaitez avoir un apport plus important en protéines. Les fruits apportent à la fois un peu de saveur et de l'énergie pour la journée.

(ENTRAÎNEMENT)

DÉJEUNER : soupe de pois cassés accompagnée de crackers à l'épeautre et d'une salade de pousses d'épinards frais

COLLATION : wrap au poulet, à la dinde ou au thon

Disposez l'un des ingrédients choisis dans une tortilla au blé complet, puis ajoutez la laitue et les tomates : vous avez là un repas idéal après l'entraînement. Prenez une part de crème glacée pour le dessert afin d'obtenir une petite dose de sucre qui favorisera le développement musculaire.

DÎNER : truite arc-en-ciel aux amandes, avec chou vert et cresson

Faites revenir la truite dans de l'huile d'amandes avec quelques amandes crues émincées. Mouillez avec du vinaigre de cidre et ajoutez le cresson. Servez le poisson avec du chou vert sauté dans de l'huile d'olive et de l'ail.

Consommer des matières grasses ne vous rendra pas plus gras que manger de l'argent ne vous rendra riche.

LE RÉGIME Men'sHealth

DOSSIER SPÉCIAL

24 SOLUTIONS ALIMENTAIRES INTELLIGENTES
POUR GÉRER AU MIEUX LES SITUATIONS DE STRESS, DEPUIS L'ANGOISSE DES GRANDES RÉUNIONS AU TRAC DU NON MOINS GRAND RENDEZ-VOUS AMOUREUX.

Vous n'êtes peut-être pas en mesure de mettre fin à la criminalité, de sauver un otage ou encore d'inverser le cours de l'univers, mais vous pouvez désamorcer quelques problèmes quotidiens qui vous empoisonnent l'existence avec un peu d'ingéniosité et un placard bien fourni.

DOSSIER SPÉCIAL

LE RÉGIME Men'sHealth

Vos chaussures vous paraissent un peu ternes pour une grande réunion ? Mangez une banane, puis utilisez l'intérieur de la peau pour les faire briller. Vous n'avez plus de crème à raser ? Une noix de beurre de cacahuètes fera éventuellement l'affaire (mais c'est plutôt dégoûtant). Le chat de votre petite amie a griffé votre serviette en cuir ? Frottez-la avec un peu d'huile d'olive pour couvrir les marques.

Des limaces mangent vos plants de tomates ? Une assiette de bière les noiera – et en plus, elles s'éteindront heureuses.

Cependant, votre ennemi n'est pas toujours une belle trousse de toilette perdue, un petit chat désobligeant ou une invasion de mollusques. Parfois, l'ennemi se trouve à l'intérieur de vous-même – un corps (et un esprit) qui n'est pas vraiment à la hauteur. Heureusement, l'alimentation est aussi votre meilleure arme pour que votre corps soit prêt à livrer bataille – que votre adversaire soit un stress chronique, des douleurs casse-pieds ou simplement un gros trac.

Laissez donc les aliments vous aider à vous sortir du pétrin lorsque...

> **CONSEIL N° 66**
> **Buvez de l'eau au réveil.** Buvez au moins 450/500 ml d'eau froide dès que vous vous levez. Des scientifiques allemands ont, en effet, découvert que la consommation d'eau stimule le métabolisme de 24 % pendant 1h30. (Une petite quantité n'a aucun effet.) En règle générale : buvez au moins 3,5 l d'eau par jour.

Vous devez affronter une grosse journée au travail
Bacon ou jambon et œufs sur le plat

Grâce aux protéines de ce repas copieux, vous serez repu pour toute la matinée. D'après les travaux de chercheurs de l'Université de l'Illinois, les personnes qui consomment plus de protéines et moins de glucides à chaque repas trouvent plus facile de suivre un régime que celles qui, à l'inverse, mangent davantage de glucides et moins de protéines. Les protéines ont un haut pouvoir rassasiant, vous donnent de l'énergie pour toute la journée et, en outre, elles favoriseraient la dépense de calories selon les auteurs de l'étude. Qui plus est, quand vous digérez les œufs, les fragments de protéines produits empêcheraient les vaisseaux sanguins de rétrécir et, par conséquent, votre tension artérielle de grimper. Des scientifiques canadiens ont découvert dans le cadre d'une étude que plus les œufs sont chauds, plus les protéines sont puissantes : lorsque vous les faites cuire au plat, vous faites envoler leur température.

Vous êtes coincé dans un embouteillage
Chewing-gum sans sucre

Selon une étude britannique, les personnes qui mâchent du chewing-gum en réalisant des tests de calcul, de mémoire et de concentration, présentent en moyenne une baisse du stress de 13 %. Les auteurs de cette étude affirment que le fait de mâcher du chewing-gum pourrait évoquer inconsciemment des contextes sociaux positifs (comme les repas) et réduire la tension. Le chewing-gum sans sucre a le double avantage de vous débarrasser des bactéries buccales qui prolifèrent quand vous êtes stressé ou déshydraté.

Vous vous découvrez une nouvelle ride, ce qui déclenche une véritable crise existentielle
Guacamole

D'après une étude publiée dans le *Journal of the American College of Nutrition*, les personnes qui consomment beaucoup d'huile d'olive ont moins de rides que celles qui consomment beaucoup de beurre. La raison ? Les graisses mono-insaturées que l'on trouve en grande quantité dans l'huile d'olive. Alors arrosez-en généreusement vos salades. Si ce n'est pas pratique pour vous, optez pour un peu de guacamole (l'équivalent d'une moitié d'avocat) – les avocats contiennent les mêmes graisses mono-insaturées que l'huile d'olive, ainsi qu'une importante quantité de fibres et de vitamines B bonnes pour la santé.

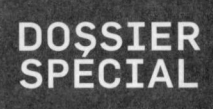

LE RÉGIME Men'sHealth

Vous avez oublié votre brosse à dents
Fromage de lait de vache à croûte molle

Des chercheurs ont découvert qu'en consommant jusqu'à 7 g de cheddar, de gouda ou de mozzarella, le taux de pH de votre salive augmente pour protéger vos perles nacrées des caries.

Vous devez vous concentrer !
Thé à la menthe

Des chercheurs du Cincinatti ont découvert que quelques effluves de thé à la menthe poivrée, de temps à autre, suffisent pour améliorer la concentration et l'exécution de tâches qui requièrent une attention soutenue. (Respirez : « Je peux le faire ».) Il est vrai que peu d'hommes conservent du thé à la menthe dans le tiroir de leur bureau. Alors pensez-y comme à un progrès scientifique par rapport à cette autre possibilité : des chercheurs britanniques ont découvert que les personnes somnolentes qui consomment une boisson sucrée riche en caféine, comme le soda, pour remédier à un coup de barre ont un temps de réaction plus lent et des troubles de l'attention plus importants au bout de 1h20 que celles qui consomment une boisson sans sucre.

Votre P-DG vient de vous inviter à une longue réunion cet après-midi
Saumon grillé avec épinards et carottes

Il est prouvé d'un point de vue scientifique que ce plat empêche à la fois de griffonner et de saliver – les deux effets secondaires potentiels des réunions soporifiques qui peuvent ruiner une carrière. Restez éveillé sans le moindre effort grâce à un bon produit de la mer. Le saumon contient de la tyrosine, un acide aminé que le cerveau utilise pour fabriquer de la dopamine et de la noradrénaline – des neurotransmetteurs qui permettent de rester alerte. Les oméga-3 du saumon, qui agissent comme un baume pour le cerveau, peuvent aussi vous aider à dompter vos tendances à la névrose. Optez pour le sau-

24 SOLUTIONS ALIMENTAIRES INTELLIGENTES

mon sauvage lorsque vous pouvez en trouver. Il contient moins de polluants organiques persistants et davantage d'oméga-3. Le flétan et la truite sont également des alternatives intéressantes. Les légumes-feuilles fournissent de l'acide folique, vitamine B, que le cerveau utilise pour fabriquer de la sérotonine, de la dopamine et de la noradrénaline, des hormones qui ont un effet positif sur l'humeur. Ajoutez, enfin, des carottes : le bêta-carotène peut réduire les effets du stress oxydatif sur la mémoire.

Vous sentez le rhume arriver
Ginseng

Dans le cadre d'une étude réalisée au Canada, les participants ayant pris 400 mg d'extrait de ginseng par jour ont vu le risque de rhumes chroniques réduire de 56 % par rapport à ceux à qui l'on avait donné des placebos. Ces études semblent montrer que le ginseng stimule l'action des cellules immunitaires clés. Autre bienfait : il stimulerait l'intelligence. Des chercheurs britanniques ont, en effet, découvert que les personnes qui avalent 200 mg d'extrait de ginseng une heure avant de réaliser un test d'intelligence obtiennent un score bien plus élevé.

POUR ALLER PLUS LOIN

Mangez des kiwis, des oranges et des poivrons rouges. Tous trois regorgent de vitamine C. Des études montrent que 200 mg par jour suffisent à réduire la durée des symptômes de votre rhume, lors de votre sortie prochaine. Un poivron rouge de taille moyenne en possède 152 mg, un kiwi, une orange, une mangue ou une portion de brocoli cuit à la vapeur en ont chacun plus de 50 mg.

> **CONSEIL N° 67**
> **Zappez les pubs TV.** Les aliments mis en vedette à la télé sont souvent riches en sucre et en matières grasses. Les résultats des recherches publiés dans le *Journal of the American Dietetic Association* montrent que la consommation de ce type d'aliments peut multiplier l'apport recommandé en sucre par 25 et celui des matières grasses par 20. Faites mentir ces chiffres en consommant du chocolat noir.

DOSSIER SPÉCIAL

LE RÉGIME Men'sHealth

Vous avez une mauvaise toux
Miel

Des scientifiques de l'État de Pennsylvanie ont découvert que le miel était bien meilleur pour diminuer la fréquence et la sévérité d'une toux que le dextrométhorphane, le principe actif le plus couramment utilisé dans les traitements contre la toux.

Vous avez un hoquet tenace
Sucre

Dans le cadre d'une étude publiée dans la revue *New England Journal of Medicine,* une cuillerée à café de sucre en poudre, avalée d'un trait, a pu stopper un hoquet dans 95 % des cas – certaines personnes en souffraient depuis 6 semaines.

Votre déjeuner mexicain continue de se rappeler à votre bon souvenir
Choucroute

Selon une étude publiée dans l'*European Journal of Gastroenterology and Hepatalogy, Lactobacillus plantarum* 229V, la bactérie utilisée pour faire fermenter les aliments, tels que la choucroute, soulagerait les gaz (résultat prouvé chez 33 personnes sur les 40 qui étaient soumises à l'étude).

Vous vous préparez pour un entraînement intense
Thé vert

Dans le cadre d'une étude réalisée par des scientifiques de l'*American Society for Nutrition*, les personnes pratiquant la musculation et ayant bu du thé vert ont perdu 2 fois plus de poids et un plus gros volume de graisse abdominale.

24 SOLUTIONS ALIMENTAIRES INTELLIGENTES

Vous vous préparez pour un entraînement intense, mais la densité en pollen bat tous les records
Pamplemousse rose

Le pamplemousse rose est riche en deux composants : le lycopène, reconnu pour atténuer les symptômes de la respiration sifflante, de l'asthme et de l'essoufflement chez les personnes qui pratiquent une activité sportive ; et la bêta-cryptoxanthine qui exerce une action favorable sur les inflammations des articulations et qui pourrait aussi améliorer les fonctions du système respiratoire.

Vous venez de terminer un entraînement intense
Café

Des scientifiques de l'Université de Géorgie affirment que la prise d'un complément de caféine (l'équivalent de 2 tasses de café) après une séance d'exercices soulage mieux les douleurs musculaires que les antalgiques classiques. La caféine bloque en effet une substance chimique qui déclenche les récepteurs de la douleur.

Vous venez de terminer un entraînement intense : une récompense ne serait pas de trop
Bière

Des chercheurs de l'Université de Grenade en Espagne ont découvert que la bière (nommée autrefois « pain liquide »)

> **CONSEIL N° 68**
> **Prenez une tasse de... vitamine D.** Si vous souffrez d'une carence en vitamine D, vous risquez d'avoir un peu de mal à perdre du poids, selon une étude réalisée à l'Université du Minnesota. Le lait est la meilleure source alimentaire de vitamine D. Dans le cadre d'une autre étude, les participants suivant un régime à qui l'on avait demandé de prendre 5 produits laitiers par jour, ont perdu plus de graisse abdominale que ceux qui n'en consommaient que 3.

DOSSIER SPÉCIAL   LE RÉGIME Men'sHealth

peut contribuer à une absorption des liquides. Elle favoriserait – consommée de façon modérée – le sommeil, l'activité du cœur et des reins, et préviendrait aussi certains cancers. Ceci n'est peut-être qu'un prétexte, mais il est très bon !

Vos amis vous entraînent jusqu'au buffet à volonté
Une pomme

Ce n'est pas simple de se discipliner quand la deuxième portion est gratuite. Mais selon une étude réalisée par des chercheurs de l'Université *Penn State*, les participants ayant mangé une pomme 15 minutes avant le déjeuner ont consommé 15 % de calories en moins que ceux qui avaient bu un jus de pomme, mangé une sauce aux pommes ou rien mangé du tout.

> **CONSEIL N° 69**
> **Allez, debout !** On passe de plus en plus de temps assis ! Les études montrent que plus vous passez de temps assis, plus le risque de crise cardiaque augmente, peu importe que vous soyez en pleine santé ou non. En passant 3 coups de téléphone de 10 minutes debout, vous brûlerez 33 calories en plus. C'est tout de même 1 kilo en moins par an !

Vous remarquez de nouveaux cheveux gris, en vous regardant dans la glace
Pinot noir

Comme tous les élixirs de jeunesse, le vin a ses avantages et ses inconvénients. Des chercheurs de l'Université de Toronto ont découvert qu'un verre d'alcool par jour favorise la dilatation des vaisseaux sanguins – mais qu'à partir de deux, c'est l'inverse qui se produit. Vous serez encore plus ravi d'apprendre que le vin contient du resvératrol, un antioxydant qui assurerait une protection contre toutes les maladies, du cancer aux maladies cardio-vasculaires. Et c'est le pinot noir qui en contient le plus. Mais, une fois encore, ce n'est pas une raison pour en abuser. Une consommation abusive à long terme peut accélérer le vieillissement et la perte de mélanocytes, les cellules qui pigmentent la peau.

Vous avez un rendez-vous torride
Des huîtres en entrée, un steak en plat principal et du chocolat noir pour le dessert

Les protéines stimulent le taux de neurotransmetteurs qui augmente l'état d'excitation. Les huîtres et le bœuf contiennent également du zinc, lequel peut contribuer au maintien du taux de testostérone. En outre, on associe – chez les rats – deux formes d'acides aminés contenus dans les huîtres à la production de testostérone, même si l'on ne sait pas trop si la consommation d'huîtres exerce une réelle influence sur la libido. Rien ne vous empêche d'y croire. Et pour le chocolat ? Il contient des phényléthylamines qui augmentent, paraît-il, l'attirance entre deux personnes. Le chocolat fait augmenter le rythme cardiaque, mais il détend aussi, si l'on croit les résultats d'un électroencéphalogramme.

MISE EN GARDE : Avec le chocolat blanc, ce n'est pas du tout la même chose. Comme il ne contient pas de cacao sec, il est très pauvre en méthylxanthines (caféine et théobromine) que l'on trouve dans le chocolat noir et le chocolat au lait. Ces stimulants fournissent de l'énergie et nous rendent plus éveillés. Le cacao sec contient, par ailleurs, des antioxydants bénéfiques pour le cœur, ce qui rend le chocolat noir si séduisant aux yeux des cardiologues.

Vous voulez faire un bébé
Noix du Brésil et fraises

La fumée de cigarette, la pollution de l'air et les autres toxines contenues dans l'air peuvent nuire à la qualité du sperme et causer des problèmes de stérilité. Les noix du Brésil constituent une excel-

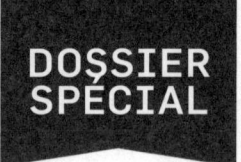

LE RÉGIME Men'sHealth

lente source de sélénium, un minéral qui renforce la qualité du sperme. Les fraises contiennent quant à elles un taux élevé de vitamine C. Des chercheurs de l'Université du Texas ont découvert que les hommes qui consomment au moins 200 mg de vitamine C par jour ont un nombre plus élevé de spermatozoïdes que les autres.

Marre de tout !
Graines de lin

Le lin est la source la plus connue de l'acide alpha-linolénique, une graisse saine qui améliore le fonctionnement du cortex cérébral – la zone du cerveau qui traite l'information sensorielle, notamment le plaisir. Pour atteindre votre quota, saupoudrez-en sur vos smoothies ou bien dans vos salades, ou encore faites-en l'ingrédient secret de vos sandwichs.

Vous avez un rendez-vous galant et vous voulez l'impressionner à tout prix
Myrtilles

Des chercheurs de la *Tufts University* ont découvert que les anthocyanes que contiennent les myrtilles aident les cellules du cerveau à mieux répondre aux messages entrants et pourraient même stimuler la croissance de nouvelles cellules nerveuses. Cela dit, atteindre les résultats escomptés risque d'être plus long que le temps de savourer un dessert.

Vous vous rendez à une fête et vous avez une haleine d'ail
Lait

Selon une étude menée dans l'Ohio et publiée dans le *Journal of Food Science*, le mélange d'eau, de matières grasses et de caséinate de sodium contenu le lait pourrait réduire la concentration de composés volatils responsables de la mauvaise haleine due à l'ail.

Votre journée a été formidable au point que vous ne parvenez pas à vous endormir
Flocons d'avoine avec des bananes et des noix émincées

Le sommeil est induit par une hormone appelée mélatonine, mais le stress ou l'excitation peuvent perturber la libération de cette hormone. Revenez sur terre en vous préparant un bol de flocons d'avoine, auquel vous ajouterez quelques lamelles de banane et des noix pilées, tous deux riches en mélatonine. Attention, vous n'aurez aucun résultat avec du lait chaud. Contrairement à ce qu'on pourrait croire, il n'a pas ce prétendu pouvoir soporifique – la faute aux protéines du lait qui peuvent réduire le taux de sérotonine et retarder l'endormissement.

Vous voulez éviter la gueule de bois
Un cocktail à base de jus d'orange et de vodka

En guise de dernier verre, optez pour une boisson de fille. Le fructose, l'un des sucres que contient le jus d'orange peut accélérer le métabolisme de l'alcool jusqu'à 25 %. La vitamine C peut également aider à lutter contre les dommages cellulaires consécutifs à une soirée trop arrosée.

En vous réveillant, vous réalisez que vous avez oublié de prendre le remède contre la gueule de bois la veille
Boisson énergétique et tartines à la confiture

La priorité consiste à remplacer les liquides et les électrolytes perdus en transpirant, en urinant ou en pleurant la soirée précédente. Une boisson énergétique vous aidera à les remplacer rapidement, tandis que le fructose de la confiture accélèrera la métabolisation de l'alcool et le pain se chargera de rétablir un peu votre estomac. Vous pouvez affronter votre journée avec le sourire.

LE RÉGIME Men'sHealth

8
PROGRAMME DE MUSCULATION *MEN'S HEALTH*
LE MEILLEUR ENTRAÎNEMENT QUI SOIT, EN SALLE OU A L'EXTÉRIEUR

Entrer dans un centre de fitness en espérant y pratiquer un super entraînement, c'est un peu comme entrer dans un supermarché en espérant y trouver de quoi préparer un excellent repas. Les ingrédients de base sont là, mais comme on le lit dans les publicités, les résultats peuvent varier.

Qu'il s'agisse de s'entraîner ou de faire la cuisine, un minimum d'astuce, de travail, de créativité et de connaissances fera toute la différence entre une côte de bœuf parfaite et un morceau de caoutchouc réchauffé.

En réalité, on peut très bien suivre un entraînement efficace sans entrer forcément dans une salle de gym. Pourquoi ? Parce que les clubs de fitness classiques peuvent présenter 3 inconvénients.

INCONVÉNIENT 1 : Des conseils vraiment sur mesure ?

Il existe de nombreux coachs de fitness qui connaissent bien leur métier, et avoir son entraîneur personnel présente un avantage de poids : vous payez quelqu'un pour vous aider, et rien que cela peut vous encourager. Si vous préférez travailler avec un coéquipier dans votre quête de remise en forme, faites-lui quand même subir un interrogatoire serré, comme vous le feriez pour n'importe quel employé potentiel (voir notre liste de questions p. 194).

Mais tout le monde ne peut pas s'offrir un coach personnel ; et dans une salle de sport, vous n'aurez pas d'entraîneur attitré. Si la législation française encadre plutôt bien la formation des personnels travaillant dans les salles de musculation ou de fitness, on ne peut pas leur demander de connaître tous les pratiquants sur le bout des doigts. Dans certains lieux, vous pouvez même vous retrouver devant du matériel de musculation sans encadrement. Car l'appellation « salle de remise en forme » recouvre des activités très diversifiées, proposées par des organismes de statut différent, qui ne répondent pas aux mêmes exigences en matière de sécurité, de surveillance et d'encadrement des activités. Dans tous les cas, cela soulève un problème : vous risquez de réaliser des exercices inadaptés à votre condition physique et à vos besoins.

Attention : même un coach personnel ne remplace pas une consultation auprès d'un médecin, quand bien même un entraîneur compétent a nécessairement des connaissances en matière de santé physique. Consultez votre médecin traitant pour faire avec lui un bilan de santé, voire un test d'effort, avant de vous lancer dans une pratique intensive de la musculation, du fitness ou du cardio-training, d'autant plus si vous êtes sujet à l'asthme, par exemple, ou si vous avez déjà eu quelques alertes au niveau cardiaque.

INCONVÉNIENT 2 : L'équipement

La plupart des salles de gym disposent d'innombrables rangées d'appareils de musculation ultramodernes qui reproduisent les mouvements des exercices que l'on peut faire avec des haltères : presses à pectoraux et à épaules (musculation des biceps, deltoïdes, pectoraux et épaules), Smith machine (appareil de musculation complet articulé autour d'une barre guidée, qui permet un travail de tous les muscles), chaise romaine (utilisée pour les abdos)... Quel type d'exercice devez-vous effectuer sur ce genre de machine ? Le repli. Comment ? Vous regardez l'appareil et vous rebroussez chemin.

Deux raisons à cela. Premièrement, des études ont montré que vous travaillez mieux à l'aide de poids libres. Prenons l'exemple de l'appareil qui travaille l'extension des jambes. Des chercheurs de l'Université du Kentucky ont étudié 23 patients souffrant de douleurs au genou pour comprendre comment ils se sont musclés – à l'aide d'une simple série d'escaliers ou de l'un de ces appareils. Ils ont découvert que pour chaque extension, les exercices des escaliers étaient plus efficaces pour le développement musculaire. L'appareil n'a amélioré les patients que dans un domaine : l'utilisation de la machine ! Dans le cadre d'une autre étude publiée dans le *Journal of Strength and Conditioning Research,* les hommes effectuant des flexions avec des poids libres ont fait fonctionner 43 % de muscles en plus que ceux qui ont utilisé une Smith machine.

Deuxièmement, ces appareils ont beau sembler sûrs, ils peuvent provoquer des blessures dans la mesure où ils enferment le corps dans des mouvements qui ne sont pas naturels. Par exemple, lorsque vous grimpez les escaliers en marchant ou en courant ou que vous vous accroupissez en portant des haltères, le fémur exerce un mouvement de rotation autour de la rotule – le mouvement naturel du bas du corps. Mais avec l'appareil à extension des jambes, c'est la rotule qui exerce ce mouvement de rotation, ce qui exerce une forte pression sur les ligaments du genou et la rotule.

Mais si ces appareils sont inefficaces et dangereux, pourquoi en trouve-t-on autant dans les centres de fitness ? La réponse est simple : parce qu'ils veulent vous faire croire que vous ne pouvez pas bénéficier d'un entraînement de qualité sans tout cet équipement sophistiqué, et que vous devez absolument revenir. Avec notre programme de musculation *Men's Health*, il est inutile de fréquenter un centre de fitness. Vous pouvez travailler muni de vos haltères, dans votre salon, votre cave, votre garage, votre cellule en prison, dans l'amphithéâtre de votre fac…

Rien ne vous empêche, bien entendu, de vous entraîner aussi dans le centre de remise en forme de votre ville (et si vous choisissez cette option, commencez par vous familiariser avec la liste d'appareils de musculation qu'il ne faut en aucun cas utiliser, p. 190).

INCONVÉNIENT 3 : L'élasthanne

Si vous regardez les clients des clubs de fitness portant des vêtements spécialisés plus ou moins avantageux, sachez que vous non plus vous n'échapperez pas à la tenue moulante – somme toute confortable – en élasthanne. Mais là n'est pas la question. Chaque moment que vous passez à attendre que tel ou tel appareil se libère – en observant la silhouette des autres pratiquants – signifie moins de temps passé à faire travailler vos muscles et votre métabolisme. En restant assis à ne rien faire, vous risquez de compromettre les efforts réalisés en perdant du temps dans la salle de gym, alors que vous avez besoin d'obtenir des résultats rapidement.

C'est pourquoi *Men's Health* a conçu ce programme de musculation et d'élimination des graisses en utilisant un minimum d'appareils et pour une efficacité maximum : il s'agit de 10 exercices à effectuer sous la forme d'un circuit intense, qui font travailler tous les muscles du corps.

Il n'a cependant rien à voir avec les éternels programmes de 3 séries de 10 répétitions. Ces objectifs étaient arbitraires et fixés par un professeur de sport au collège. Notre programme s'appuie sur le temps – une motivation à long terme – et vous permet de défier votre corps et d'améliorer votre niveau de forme. Au lieu de vous fixer comme objectif un nombre de répétitions, chaque série est chronométrée, de sorte que vous vous donniez à fond pour atteindre un nouveau record à chaque nouvel entraînement. Cette méthode vous permet de choisir d'effectuer plus de répétitions ou d'ajouter plus de poids, et, finalement, de garder la maîtrise de vos objectifs. Vous transformerez votre corps, vous renforcerez votre cœur et vous ferez tout ce dont vous avez besoin pour dynamiser votre métabolisme et être beau et en forme comme jamais.

Recommandations

Effectuez ce circuit d'exercices 3 jours par semaine. Réalisez une série de chaque exercice : il s'agit d'effectuer l'exercice le plus de fois possible en 30 secondes et de la manière la plus parfaite possible – ça ne compte pas si vous trichez. Au bout des 30 secondes, accordez-vous 15 secondes de récupération avant de passer à la série d'exercices suivante. Faites une pause de 2 minutes après avoir terminé toute la séquence, puis répétez-la encore 2 fois de façon à effectuer 3 circuits par séance d'entraînement.

Si vous vous sentez fatigué et que vous ne parvenez pas à réaliser les exercices pendant les 30 secondes, arrêtez-vous quelques secondes, puis reprenez la série jusqu'à ce que le temps soit écoulé.

Pour chaque exercice, il est préférable de commencer avec un haltère avec lequel vous pouvez enchaîner 12 répétitions parfaites.

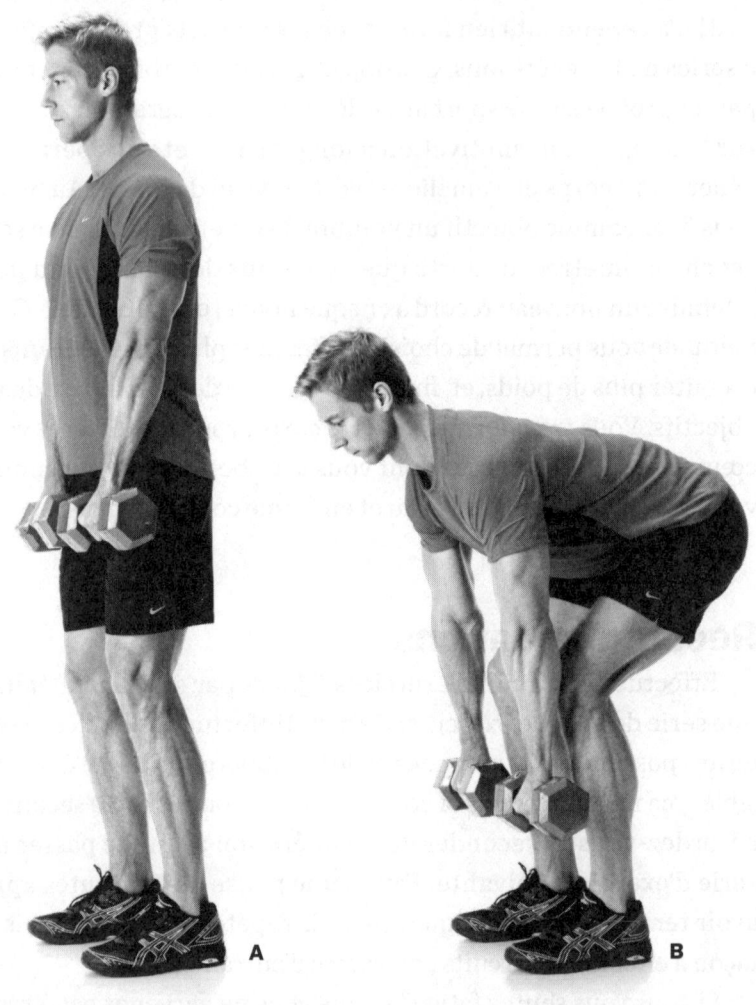

Soulevé de terre jambes tendues

Choisissez une paire d'haltères qui permettent de placer les paumes vers l'arrière (prise en pronation) et placez-les devant les cuisses, les bras tendus vers le bas. Écartez les pieds au niveau de la largeur du bassin et pliez légèrement les genoux (A). En gardant les genoux légèrement fléchis, penchez-vous jusqu'au niveau du bassin et baissez le torse jusqu'à ce qu'il soit presque parallèle au sol (B). Marquez une pause, puis remontez le torse dans sa position de départ.

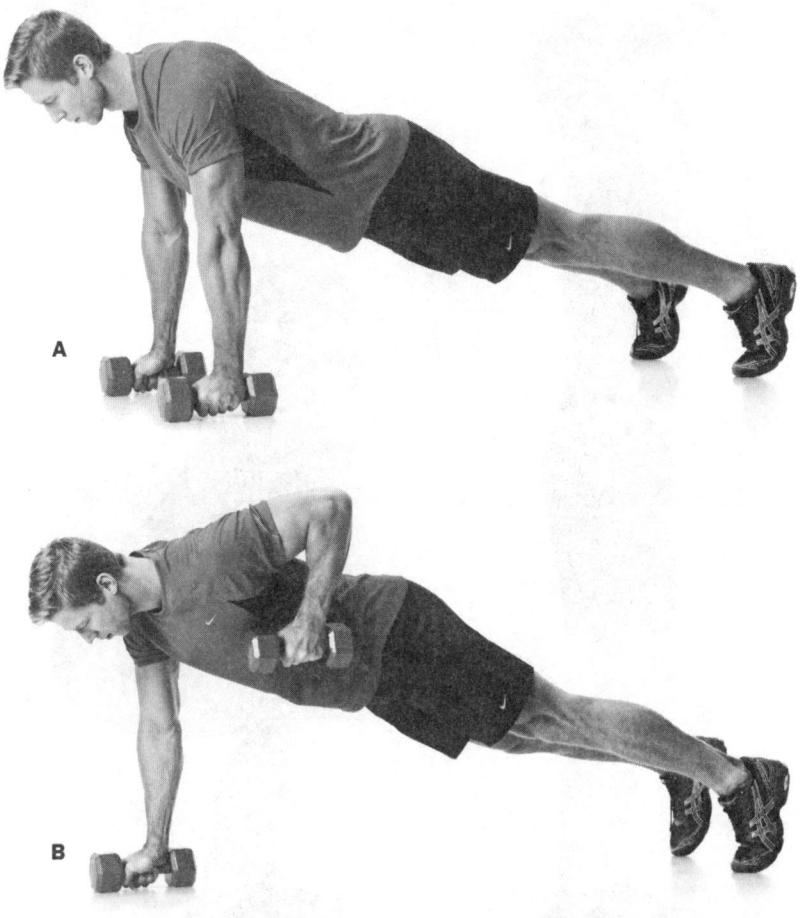

Planche abdominale et rowing avec haltères

Tenez une paire d'haltères hexagonaux en prise pronation et placez-vous dans la position des pompes, les bras tendus (A). Le corps bien tendu, faites basculer le poids du corps sur le bras gauche en tirant sur l'haltère de la main droite vers le côté de la poitrine, en repliant le bras quand vous le ramenez vers le haut (B). Marquez une pause, puis faites descendre rapidement l'haltère. Faites la même chose avec le bras gauche.

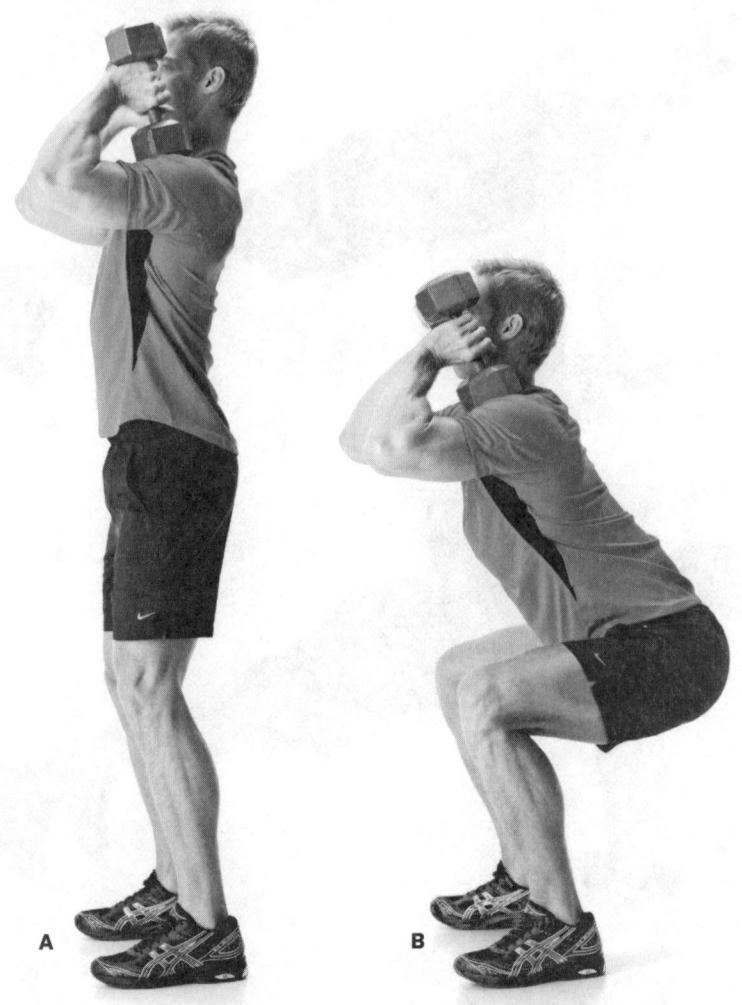

Squat (flexion) avec haltères

Debout, faites reposer des haltères à la verticale sur la partie la plus charnue de l'épaule (A). Tenez-vous le plus droit possible pendant toute la durée de l'exercice. Contractez les abdos et faites descendre le corps le plus bas possible en poussant les hanches vers l'arrière et en fléchissant les genoux (B). Ne laissez pas retomber les coudes quand vous vous accroupissez. Marquez une pause, puis revenez dans la position de départ.

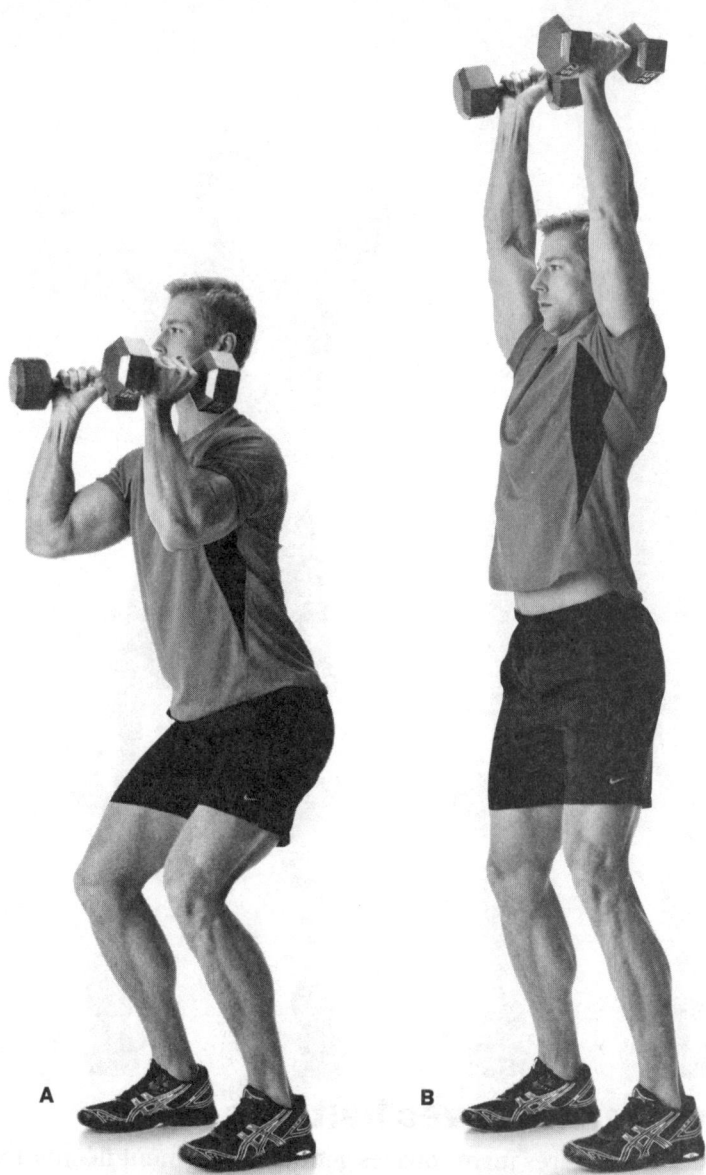

Poussé-développé avec haltères

Tenez-vous debout en prenant les haltères de façon que les paumes de la main se fassent face et que les haltères soient parallèles au sol (A). Tenez-vous bien droit et fléchissez légèrement les genoux, puis poussez énergiquement vers le haut avec les jambes en repoussant les haltères au-dessus de la tête (B). Marquez une pause, puis ramenez les haltères dans la position de départ.

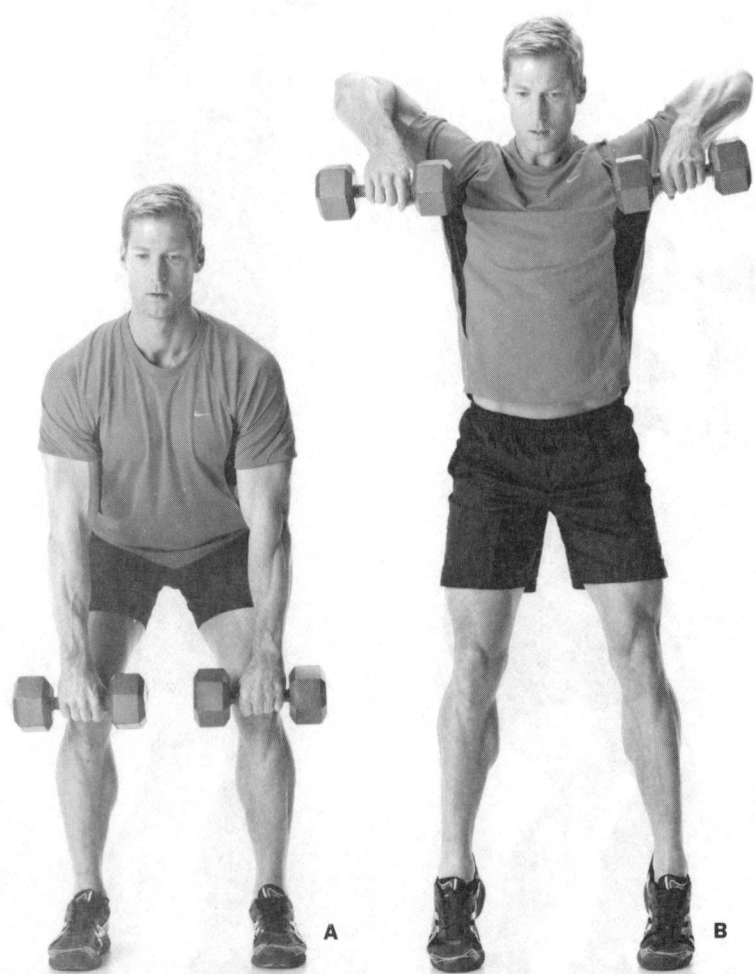

Tirage vertical avec haltères

Placez les haltères juste sous les genoux légèrement fléchis, les paumes de main tournées vers les jambes, les hanches vers l'arrière (A). Le dos bien droit et les bras tendus, tirez les haltères vers le haut le plus vite possible en ramenant les hanches vers l'avant et en vous redressant énergiquement (B). Conservez les haltères le plus près possible du corps et faites-les remonter à hauteur des épaules. (À la toute fin du mouvement, les coudes doivent être dirigés vers l'extérieur comme si vous imitiez le battement d'ailes d'une poule.) Revenez dans la position de départ.

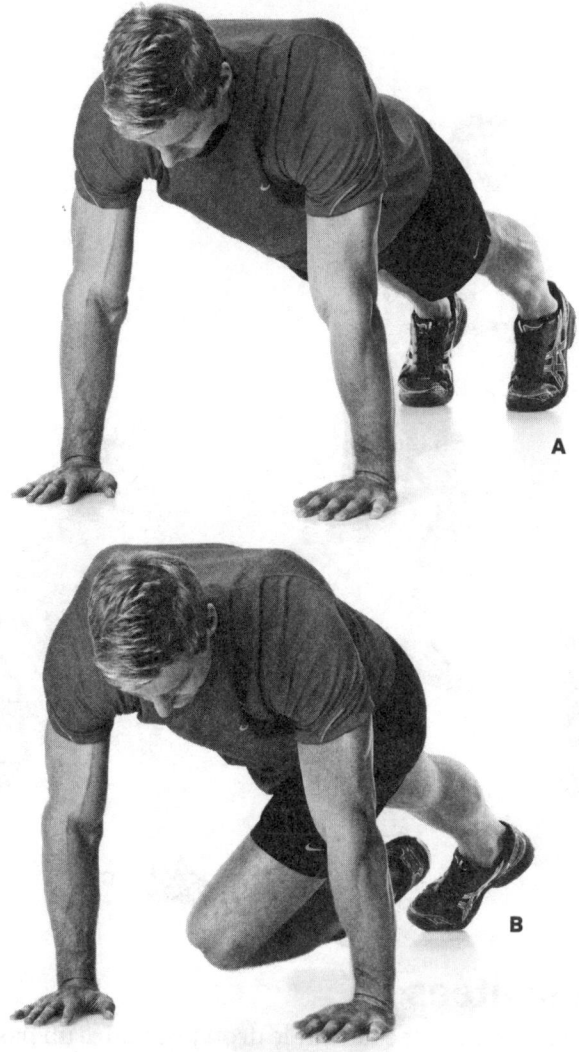

Mouvement du grimpeur

Prenez la position des pompes, les bras parfaitement tendus (A). Soulevez le pied droit du sol, puis pliez le genou droit et ramenez-le sous le corps, vers le coude gauche, sans arrondir le bas du dos (B). Ramenez la jambe dans la position de départ, puis soulevez le pied gauche du sol et amenez le genou gauche vers le coude droit. Alternez les mouvements jusqu'à ce que le temps soit écoulé.

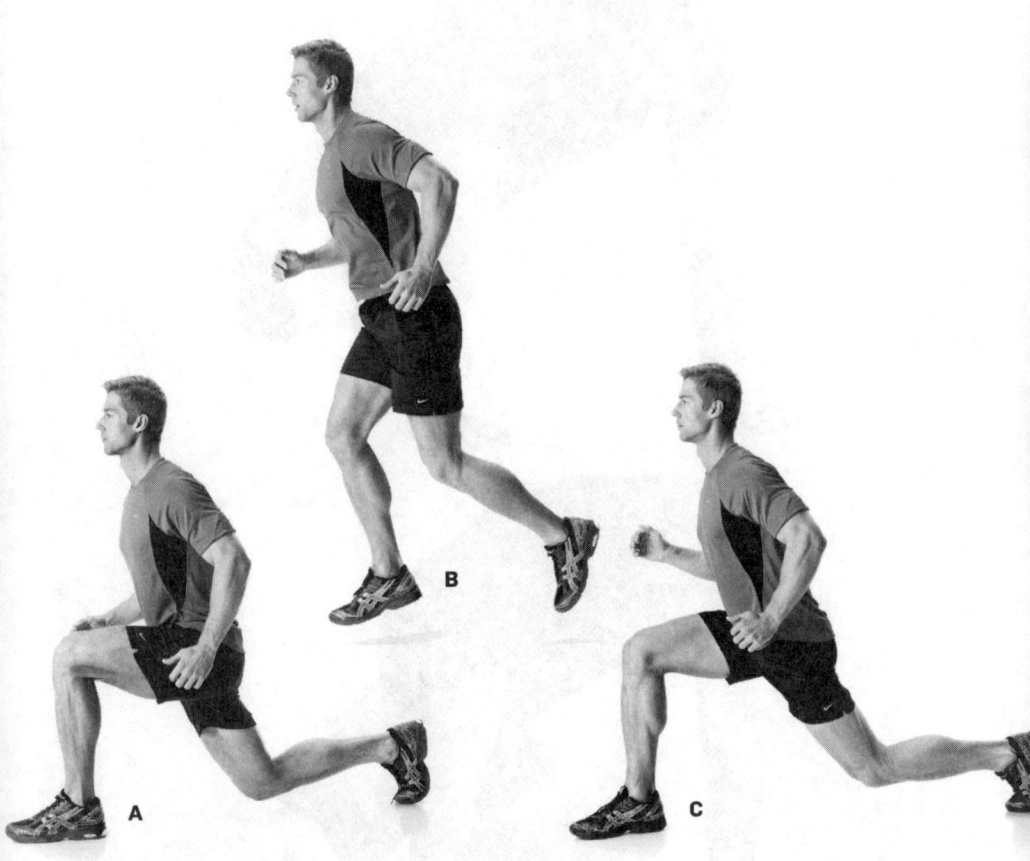

Fentes sautées

Avancez le pied gauche devant le droit pour faire un pas de 70 à 90 cm. Le torse bien droit, pliez les jambes et faites descendre le corps en position de fente (A). En fin de mouvement, la cuisse gauche doit être parallèle au sol. À partir de cette position, sautez avec suffisamment de force pour que les pieds décollent du sol (B). Une fois en l'air, formez un ciseau avec les jambes de façon que la jambe droite retombe vers l'avant et la jambe gauche derrière vous. Recommencez l'exercice en alternant jambe gauche/jambe droite devant pendant toute la durée de la série.

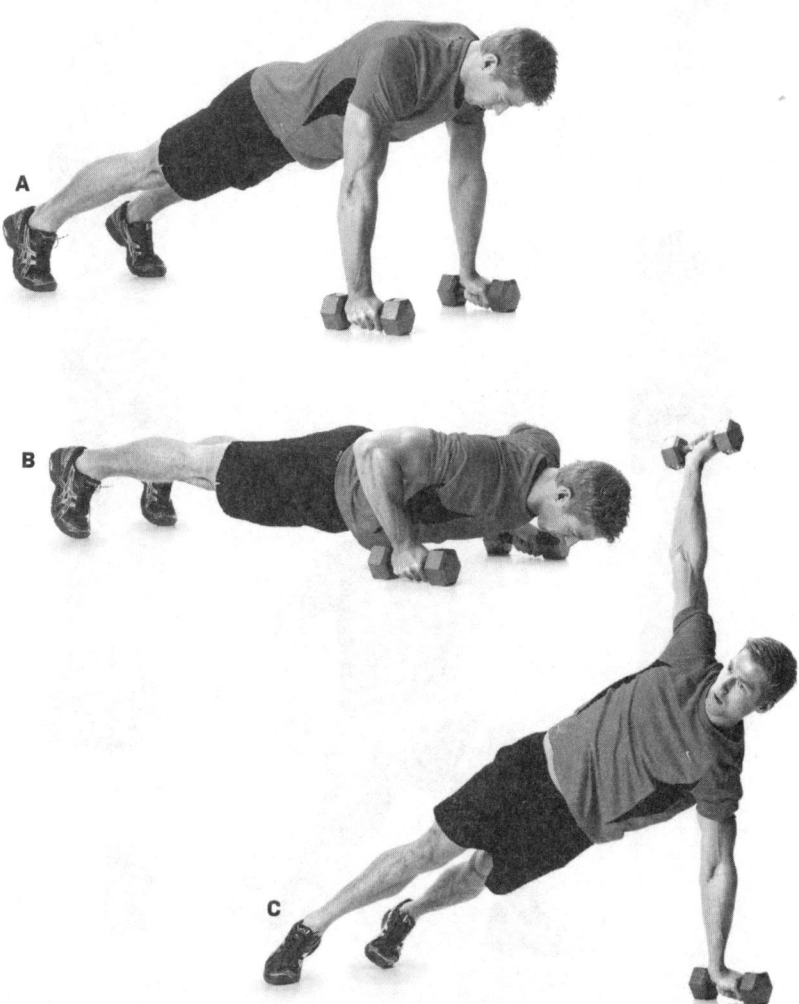

Pompe en T (ou en rotation)

Prenez une paire d'haltères hexagonaux en pronation et mettez-vous dans la position des pompes, les bras tendus (A). Pliez les coudes et faites descendre le corps jusqu'à ce que le torse touche pratiquement le sol (B). Au moment où vous vous repoussez vers le haut, levez la main droite et exercez une rotation du corps vers la droite en soulevant l'haltère au-dessus de l'épaule jusqu'à ce que le corps forme un T. Remontez lentement, puis recommencez l'exercice, en exerçant cette fois la rotation vers la gauche.

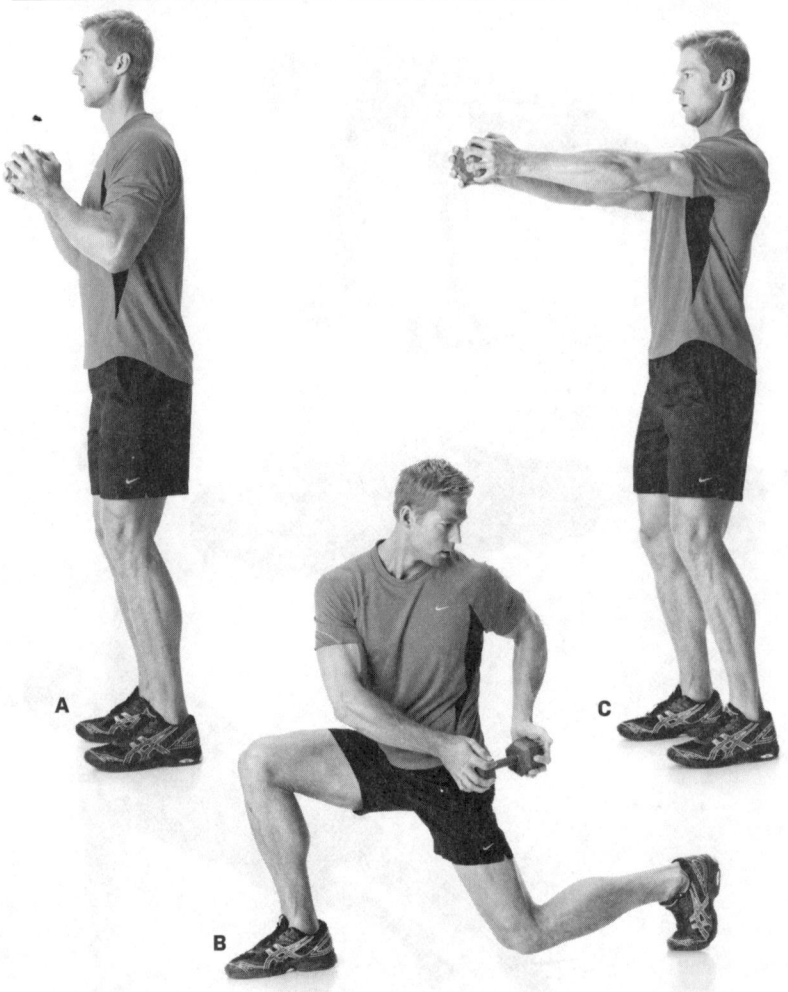

Fente inversée avec haltère

Prenez un haltère et tenez-le par les deux extrémités en dessous de votre menton (vérifier sur dessin) (A). Faites un pas en arrière avec la jambe gauche et pliez le genou gauche jusqu'à ce qu'il touche pratiquement le sol. Quand vous faites le mouvement vers l'arrière, tournez les épaules et faites basculer l'haltère vers l'extérieur de la hanche gauche (B). Poussez pour remonter vers la position de départ et recommencez l'exercice de l'autre côté.

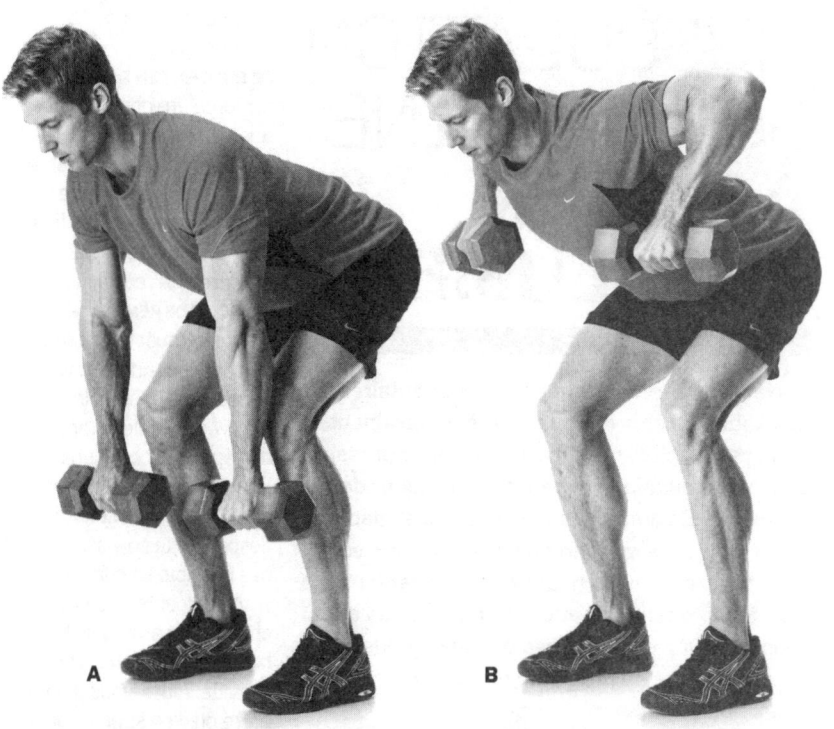

Rowing (mouvement de rameur) avec haltères

Muni d'une paire d'haltères, pliez-vous au niveau des hanches (sans cambrer le bas du dos) et faites descendre le torse jusqu'à ce qu'il soit pratiquement parallèle au sol. Tendez complètement les bras pour faire descendre les haltères, paumes vers l'intérieur (A). Sans bouger le buste, faites remonter les haltères en adoptant le mouvement d'un rameur : écartez le haut des bras, en pliant les coudes et en ramenant les omoplates l'un contre l'autre (B). Maintenez les haltères le long du corps en fin de mouvement. Marquez une pause, faites descendre les haltères et recommencez.

LE RÉGIME Men'sHealth

LES 10 EXERCICES DE MUSCULATION SUR MACHINE À ÉVITER ABSOLUMENT

Certains appareils parmi les plus populaires des salles de sport non seulement entraînent mal vos muscles, mais mettent aussi la pression sur vos articulations et peuvent provoquer des blessures. En outre, ces machines ne s'adaptent pas à toutes les morphologies : si vous ne les réglez pas bien, vous risquez de vous faire très mal. Pour constituer cette liste d'exercices que vous ne devez en aucun cas effectuer, nous avons consulté au préalable un nombre importants d'experts.

1. Extension des jambes en position assise

OBJECTIF DE L'EXERCICE : renforcement des quadriceps

CE QU'IL FAIT EN RÉALITÉ : il renforce un mouvement que vos jambes ne sont pas conçues pour effectuer et qui peut exercer une tension excessive des ligaments et des tendons qui entourent la rotule.

EXERCICE DE REMPLACEMENT : le squat avec poids du corps sur une jambe. Tenez-vous debout, les pieds écartés de la largeur des épaules. Levez une jambe, fléchissez le genou de l'autre jambe et faites descendre le corps le plus bas possible en contrôlant votre descente et en fléchissant au niveau de la hanche, du genou et de la cheville. Aidez-vous d'une barre ou d'un support pour garder l'équilibre jusqu'à ce que vous parveniez à améliorer la force des jambes et l'équilibre. Effectuez de 5 à 10 répétitions sur chaque jambe. (Si vous êtes sujet à des douleurs au genou, effectuez plutôt le « split squat bulgare », en faisant reposer le cou-de-pied sur un banc placé à environ 80 cm derrière vous. Descendez jusqu'à ce que la cuisse soit parallèle au sol, puis revenez en position de départ. Effectuez de 5 à 10 répétitions par jambe.)

2.
Développé militaire assis

OBJECTIF DE L'EXERCICE : faire travailler les épaules et les triceps

CE QU'IL FAIT EN RÉALITÉ : la pression exercée au-dessus de la tête risque de mettre les articulations des épaules dans une position biomécanique vulnérable. Il exerce une tension excessive sur les épaules.

EXERCICE DE REMPLACEMENT : le lancer de *medecine ball*. Tenez-vous debout à environ 1 m d'un mur. Faites rebondir la balle sur le mur en visant un point situé à 1,20 m au-dessus de votre tête, en vous accroupissant pour rattraper la balle et en vous redressant pour la lancer de nouveau, dans un mouvement continu. Réalisez de 15 à 20 répétitions. Alternative : le développé avec haltères alternés. Debout, les pieds écartés de la largeur des épaules, les coudes repliés à hauteur d'épaule et un haltère dans chaque main, les paumes de la main vers l'extérieur. Au moment où vous poussez l'haltère droit au-dessus de la tête, avancez la hanche droite. Baissez le poids, puis déplacez-vous vers la gauche.

3.
Tirage vertical nuque

OBJECTIF DE L'EXERCICE : travailler les grands dorsaux, le haut du dos et les biceps

CE QU'IL FAIT EN RÉALITÉ : à moins d'avoir des épaules très souples, il est difficile de réaliser cet exercice correctement. Il risque donc de provoquer un pincement des articulations de l'épaule et d'endommager la coiffe des rotateurs.

EXERCICE DE REMPLACEMENT : les tractions inclinées. Placez une barre sur le rack à hauteur de la taille, prenez la barre des deux mains et laissez-vous pendre les jambes tendues devant vous. Gardez le torse bien droit et ramenez-le vers la barre de 10 à 15 fois. Pour renforcer la difficulté, baissez la barre ; pour faciliter l'exercice, relevez-la.

4.
Pec-deck ou développé assis

OBJECTIF DE L'EXERCICE : travailler les pectoraux et les épaules

CE QU'IL FAIT EN RÉALITÉ : il peut placer l'épaule dans une position instable et exercer une pression excessive sur l'articulation et ses tissus conjonctifs.

EXERCICE DE REMPLACEMENT : les pompes inclinées. Placez-vous dans la position d'une pompe au sol, mais en faisant reposer les pieds sur un banc. Effectuez de 10 à 15 répétitions. Si vous trouvez l'exercice trop facile, continuez avec des pompes classiques et des pompes pliométriques ou sautées (si vous avez suffisamment de force pour que les mains décollent du sol), et effectuez de 5 à 8 répétitions.

5. Abducteurs assis à la machine

OBJECTIF DE L'EXERCICE : travailler l'extérieur des cuisses

CE QU'IL FAIT EN RÉALITÉ : comme vous êtes assis, il entraîne un mouvement qui n'a aucune utilité. Si vous l'effectuez avec un poids excessif et une technique saccadée, il risque d'exercer une pression excessive sur la colonne vertébrale.

EXERCICE DE REMPLACEMENT : enveloppez les jambes d'une bande de résistance courte et lourde (au niveau des chevilles). Faites 20 pas de côté vers l'extérieur puis revenez en contrôlant votre mouvement. Cet exercice est beaucoup plus difficile qu'il n'y paraît.

6. Rotation à la machine, assis

OBJECTIF DE L'EXERCICE : travailler les abdominaux et les obliques

CE QU'IL FAIT EN RÉALITÉ : comme le bassin ne bouge pas avec le torse, cet exercice peut exercer une torsion excessive sur la colonne vertébrale.

EXERCICE DE REMPLACEMENT : les obliques à la poulie haute. Fixez une poignée au bout du câble d'une poulie haute. Tenez-vous debout, les pieds écartés à la largeur des épaules, votre côté droit face à la colonne de poids. Faites pivoter le corps de façon à attraper la poignée avec les deux mains. Le torse doit être tourné vers le câble. En un mouvement, tirez la poignée vers le bas au niveau de la hanche gauche en faisant simultanément pivoter le torse (le pied droit doit pivoter). Inversez le mouvement pour revenir en position de départ. Effectuez de 10 à 12 répétitions, changez de côté et recommencez.

7. Développé des jambes assis

OBJECTIF DE L'EXERCICE : travailler les quadriceps, les fessiers et les ischio-jambiers

CE QU'IL FAIT EN RÉALITÉ : il contraint souvent la colonne vertébrale à fléchir sans solliciter aucun des muscles de stabilisation des hanches, des fessiers, des épaules et du bas du dos.

EXERCICE DE REMPLACEMENT : le squat (flexion). Tenez-vous debout, les pieds écartés à la largeur des épaules, les bras le long du corps. Accroupissez-vous comme si vous vous asseyiez sur une chaise basse, tout en allongeant bien les bras devant vous de façon à garder l'équilibre. Essayez de descendre le plus bas possible sans arrondir le bas du dos ou laisser les genoux rentrer vers l'intérieur. Effectuez de 15 à 20 squats par série, puis augmentez le nombre de séries au fur et à mesure que vous gagnez en force.

8. Squat à la Smith machine

OBJECTIF DE L'EXERCICE : travailler les pectoraux, les biceps et les jambes

CE QU'IL FAIT EN RÉALITÉ : l'alignement de l'appareil – la barre est fixée à un rail coulissant vertical – fait faire des mouvements linéaires et non des mouvements naturels arqués, ce qui exerce une pression sur les genoux, les épaules et le bas du dos.

EXERCICE DE REMPLACEMENT : le squat (flexion). Voir « développé des jambes assis » pour en savoir plus.

9. Extension du dos à la chaise romaine

OBJECTIF DE L'EXERCICE : travailler les érecteurs spinaux

CE QU'IL FAIT EN RÉALITÉ : fléchir le dos de manière répétée, pendant qu'il supporte du poids, exerce une pression sur la colonne vertébrale et risque d'endommager les disques.

EXERCICE DE REMPLACEMENT : accroupissez-vous à 4 pattes et allongez le bras droit vers l'avant et la jambe gauche vers l'arrière. Restez dans cette position pendant 7 secondes. Effectuez 10 répétitions, puis changez de côté.

10. Sit-up (relevé du buste) à la chaise romaine

OBJECTIF DE L'EXERCICE : travailler les abdominaux et les muscles fléchisseurs de la hanche

CE QU'IL FAIT EN RÉALITÉ : le redressement du torse exerce une trop forte pression sur le bas du dos quand il est en position arrondie.

EXERCICE DE REMPLACEMENT : la planche. Allongez-vous par terre sur le ventre. Redressez-vous sur les avant-bras, la paume des mains vers le bas. Appuyez-vous sur les orteils. Gardez le dos bien droit et contractez les fessiers, les abdominaux et les grands dorsaux pour empêcher les fesses de se relever. Maintenez cette position de 20 à 60 secondes.

LE RÉGIME Men'sHealth

BONUS : TROUVER SON COACH PERSONNEL

Même si vous adorez notre programme de musculation – nous sommes certains qu'il vous plaît ! –, il arrive parfois que le fait d'engager un entraîneur pour se mettre sur les rails soit une motivation supplémentaire et aide à respecter la routine quotidienne. Si vous voulez vous assurer que vous engagez un entraîneur qui vous convienne, conviez-le à un entretien. Voici les questions que vous devriez vous poser…

1) COMMENCE-T-IL PAR VOUS ÉVALUER ?

Un entraîneur ne peut pas vous emmener là où vous voulez aller sans savoir quel est votre niveau de départ. Un coach peut évaluer votre corps de diverses façons, à condition que vous fassiez preuve de dynamisme pendant l'évaluation. Aucun coach ne doit vous établir un programme sans vous avoir vu bouger, de façon à identifier vos points faibles. N'oubliez pas que le but en l'engageant est que vous receviez des conseils parfaitement adaptés à votre personne.

2) SON PROGRAMME D'ENTRAÎNEMENT EST-IL DE QUALITÉ ?

Vous n'avez pas besoin d'être bardé de diplômes pour le deviner. Voici 3 indices qui montrent si un programme est bon :

A) LA DURÉE

Un programme doit prendre en compte vos objectifs à court terme, mais aussi à long terme. Les coachs dignes de ce nom doivent appréhender la manière dont vous abordez vos points faibles et vous concocter un programme qui s'étende sur une durée convenable. Cela ne signifie pas que vous verrez des effets tout de suite, puisqu'il faudra en effet attendre quelques semaines avant de constater les premiers résultats. Le coach doit par ailleurs vous établir un programme qui aille au-delà de ces premières transformations et vous aide à rester en pleine forme pour toujours.

B) LA RÉGULARITÉ

Un coach qui modifie sans arrêt votre entraînement ne vous permet pas de vous adapter et de progresser. Comme vous le constaterez avec notre programme de musculation, vous avez besoin d'une routine bien établie qui permette à votre corps de s'adapter

PROGRAMME DE MUSCULATION *MEN'S HEALTH*

à mesure que vous perdez de la graisse et que vous vous musclez. Changer d'exercices tous les jours peut sembler bénéfique, mais vous ne verrez pas votre poids diminuer ni votre masse musculaire se développer en une seule séance, et vous ne saurez donc pas ce qui fonctionne le mieux.

C) LA PROGRESSION

Ce n'est pas parce que votre programme ne change pas tous les jours que votre coach ne doit pas proposer de nouveaux défis à votre corps. Un bon entraînement suppose un peu de diversité toutes les 4 à 6 semaines. Plus tôt, c'est que votre coach doute et ne dispose pas d'une vision bien définie sur la manière dont vous pouvez progresser.

3) CONSIGNE-T-IL TOUT PAR ÉCRIT ?

Les meilleurs coachs tirent les leçons de leurs expériences. Tout exercice ayant été effectué sur ses instructions doit donc être archivé. Votre progression s'appuiera – en partie – sur le point de départ de votre travail, les progrès réalisés, ce qui a fonctionné ou non. Et vous serez aidé dans cette aventure par les expériences d'autres personnes dont la situation était semblable. Si votre coach ne conserve pas de données sur ses activités, ses consignes et leurs résultats – pour vous ou pour tout autre client –, trouvez quelqu'un qui prenne son travail davantage à cœur.

4) RESSEMBLE-T-IL À CE QUE VOUS AIMERIEZ ÊTRE ?

Ceci peut vous paraître un peu superficiel, mais son physique revêt une certaine importance. Si vous souhaitez obtenir des résultats optimaux, vous devez trouver un coach dont le physique est proche du vôtre, en mieux. Cela ne veut pas dire qu'il doit être *exactement* comme vous à tout point de vue. Mais un bodybuilder est un bodybuilder et vous entraînera comme si vous en étiez un.

5) CONTINUE-T-IL À SE FORMER ?

Le coaching à domicile est une discipline récente. Par conséquent, entre les toutes dernières découvertes et les leçons apprises sur le terrain, tout ce qui est communément admis peut évoluer d'une année sur l'autre. Les meilleurs coachs sont donc ceux qui continuent de s'informer. Pour savoir si votre coach est à la page en vue d'améliorer votre condition physique, demandez-lui s'il a participé récemment à des séminaires sur le fitness. Si cette participation remonte à plus de 3 mois, considérez sa réponse comme un signal d'alarme.

LE RÉGIME Men'sHealth

9
SI VOUS NE VOUS AMUSEZ PAS, VOUS N'Y ARRIVEREZ PAS

COMMENT ADAPTER LE PROGRAMME DE MUSCULATION *MEN'S HEALTH* À VOS BESOINS ET VOUS ASSURER QUE VOUS N'AUREZ JAMAIS MAL, QUE VOUS NE SEREZ JAMAIS FATIGUÉ ET QUE VOUS NE VOUS ENNUIEREZ JAMAIS !

Se mettre au sport n'est pas si difficile, l'assiduité l'est plus. 79 % des hommes s'entraînent moins de 2 fois par semaine, selon le *Journal of Strength and Conditioning Research*.

• LE MANQUE DE PROGRÈS

Beaucoup de travail pour peu de résultats. On cite souvent le manque de progression dans les études et voici, entre autres, pourquoi : les programmes de fitness fourre-tout et approximatifs pullulent, et bon nombre d'entre eux ne prennent pas en compte l'aspect nutritionnel (qui est pourtant la clé de tout programme de remise en forme). Heureusement, le programme de musculation *Men's Health* est une formule prouvée avec des résultats avérés ; il a été conçu par nos experts en remise en forme *Men's Health* et testé par des personnes comme vous et moi. Et nous avons attendu de trouver l'association alimentation/exercice parfaite pour en publier les détails dans cet ouvrage.

> **CONSEIL N° 70**
>
> **Soyez plus coco !**
> Au lieu de boire la traditionnelle boisson énergétique, optez pour de l'eau de coco après une séance d'exercices pour vous rebooster. Elle contient moins de calories et elle est riche en électrolytes et en potassium.

• LE MANQUE DE TEMPS

Vous ne vivez pas de vos rentes. Vous n'avez pas un temps infini devant vous pour vous rendre à la salle de gym. Vous avez un travail, des amis, une famille. Vous n'avez pas le temps de passer vos journées dans un centre de fitness. Vous avez donc besoin d'un programme efficace qui vous fasse travailler dur, qui vous donne des résultats concrets, et surtout, qui vous apporte du plaisir. Nous vous proposons tout cela. Certains de ces exercices sont intégrés dans le programme de musculation du *Men's Health*. Vous ne compterez plus les répétitions, vous bougerez plus vite que jamais et vous perdrez de la graisse comme vous ne l'avez jamais fait.

• LE MANQUE DE MOTIVATION

C'est un argument de poids. À moins de mettre au point une stratégie pour l'éviter, il risque de détruire vos projets les mieux préparés. Et voici ce qui est vraiment fâcheux : plus vous avez besoin d'être en forme, plus l'ennui fait rage pour vous décourager. Des chercheurs ont affirmé dans le *Journal of Nutrition Education and Behaviour* que les personnes qui ne sont pas en forme ont davantage de difficultés à profiter des exercices et à conserver une attitude positive pour perdre du poids. Cela génère de la frustration qui les conduit inévitablement à abandonner la chose dont elles ont le plus besoin.

L'autre problème avec l'ennui, c'est que même si vous parvenez à vous en tenir à votre bonne vieille routine, vous trouverez finalement que votre programme de remise en forme ne fonctionne plus aussi bien qu'au début. Cela ne fait aucun doute, l'ennui sape tout ce que vous avez gagné grâce à vos exercices, quand bien même vous ne ratez aucune séance ! Les scientifiques ont effectivement découvert que si vous effectuez les mêmes exercices sur une trop longue période, la dépense de calories peut chuter de près de 25 %. Cela ne veut pas dire que ces exercices n'ont plus d'effet, c'est simplement que vous vous ennuyez à faire toujours la même chose et que vous travaillez par conséquent avec moins d'intensité.

Alors qu'est censé faire un homme vigoureux et qui s'ennuie facilement ?

L'EXERCICE DONT ON NE SE LASSE JAMAIS

Le programme de musculation de base *Men's Health* présenté dans le chapitre précédent ne ressemble en rien aux programmes de remise en forme que vous avez déjà pu essayer, et il est – presque – garanti sans ennui. En vous débarrassant de ces exercices classiques et ennuyeux à mourir, comme effectuer un nombre programmé de répétitions et attendre entre les séries, vous ferez bouger votre corps – et vous le verrez évoluer – plus vite que jamais. Et, pour le cas où vous aimeriez un peu plus de variété dans votre centre de fitness, ce chapitre vous propose une liste complète d'exercices que vous pouvez alterner quand et où bon vous chante.

Qu'on se le dise pourtant, les exercices répétés les plus intenses, les plus efficaces ou les plus révolutionnaires soient-ils, finissent par devenir routiniers. C'est pourquoi le meilleur moyen de continuer de les faire avec le même punch est d'arrêter de penser qu'il s'agit justement d'un exercice/travail physique.

Alors plus tôt vous associerez exercice avec « plaisir », plus vite vous brûlerez de la graisse et développerez votre masse musculaire de manière efficace. En effet, selon une étude publiée dans la revue *Sports Medicine*, le fait d'intégrer dans votre programme une grande variété d'activités de degrés de difficulté divers – y compris des exercices que vous aimez faire – diminue l'ennui et augmente le plaisir de l'exercice. Et quand on aime travailler, on a plus de chance de suivre son programme à la lettre et d'atteindre ses objectifs.

Et nous ne parlons pas seulement d'aventures intenses et physiquement éprouvantes – comme escalader le versant d'une montagne ou surfer en plein tsunami. Des scientifiques de la *Baylor University* ont découvert que si vous alternez différents types d'exercices, par exemple un travail de faible intensité et un autre de grande intensité, vous vous musclez et perdez du poids plus rapidement que si vous vous donnez à fond tout le temps. Que vous effectuiez une séance d'exercices très intense du programme de musculation *Men's Health* un jour et que le lendemain vous marchiez tranquillement en forêt, vous serez aussi en forme que si vous coupiez le bois de cette forêt à la hache. Que vous installiez un nouveau barbecue dans votre jardin (20 minutes de travail qui vous aideront à brûler plus de 120 calories) ou que vous vous dépensiez avec vos enfants pendant 15 minutes (c'est encore 120 calories brûlées), vous comprendrez vite que vous adonner à vos activités quotidiennes préférées constitue le meilleur moyen d'éviter l'ennui quand vous faites vos exercices – et de vous transformer physiquement.

Votre programme d'entraînement hebdomadaire

Voici ce que vous devez garder à l'esprit au sujet du programme de musculation *Men's Health* : entraînez-vous seulement 3 jours par semaine, à raison d'une séance de 45 minutes ou moins. Mais attention, un bon entraînement ne se termine pas quand vous reposez les haltères, car c'est justement le moment où les mécanismes qui font brûler les calories et fabriquer du muscle passent à la vitesse supérieure.

N'oubliez pas, après votre séance de musculation, votre métabolisme reste élevé pendant 48 heures et les micro-lésions musculaires sont réparées et se renforcent. C'est ce qui explique pourquoi vos muscles sont tendus et douloureux quand vous avez terminé une séance intense. Vous ne pouvez plus étendre les bras, vous avez mal aux abdos quand vous éclatez de rire et vous avez l'impression que vos jambes sont enfoncées dans du béton. Ce phénomène est appelé « douleurs musculaires d'apparition retardée » (ou courbatures). En principe, quand vous ressentez ces courbatures, votre première idée est sans doute de tout arrêter pendant 1 ou 2 jours. En plus, vous avez travaillé durement à la salle – vous pensez donc mériter un peu de repos, non ?

Pourtant, s'arrêter est en réalité la pire des choses à faire, même si cela peut sembler logique. Selon une étude publiée dans le *Journal of Sports Medicine*, pratiquer une activité sportive de faible intensité le « jour de repos » est le meilleur moyen d'accélérer la récupération et de renforcer la masse musculaire sèche.

C'est au cours de ce jour de repos que l'idée d'amusement présente de nombreux avantages. Votre loisir préféré contribue au processus de guérison en accélérant l'acheminement des nutriments vers les muscles, ce qui permet la réparation des tissus musculaires. C'est pourquoi on appelle ce mécanisme « récupération active » ou « repos actif ». Il apaise la douleur et prépare le corps au meilleur entraînement possible chaque fois que vous faites de la musculation. Selon une autre étude publiée dans l'*International Journal of Sports Medicine*, grâce au processus de récupération active, des cyclistes ont pu améliorer les séances d'entraînement qui suivaient contrairement à ceux qui avaient pris un « jour de repos » et n'avaient pratiqué aucune activité. Qui plus est, selon une étude publiée dans la revue *Medicine and Science in Sports and Exercise*, les stratégies de récupération active aident aussi le métabolisme à suivre son cours pour que le corps continue de brûler des calories. Si les avantages physiques sont indéniables, la récupération active est également essentielle d'un point de vue mental pour prendre plaisir à pratiquer une activité sportive. Selon une étude publiée dans *British Journal of Sports Medicine*, la pratique d'une activité sportive de faible intensité le jour de repos a un effet positif sur la récupération psychologique en évitant la monotonie des programmes d'exercices habituels et en renforçant la relaxation.

Intégrez chaque semaine ces activités supplémentaires dans votre programme d'entraînement, en plus de vos exercices pour perdre du poids, qu'il s'agisse d'un hobby ou d'une activité que vous n'avez encore jamais pratiquée. Ne dépassez cependant pas 60 à 70 % de votre fréquence cardiaque maximale et ne pensez pas que vous avez besoin de faire une excursion d'une journée pour en recueillir les bénéfices : 30 minutes suffiront. Vous vous apercevrez rapidement que vous avez plus d'énergie et que vous vous sentez plus jeune, et que vous serez par ailleurs plus disponible psychologiquement et plus enthousiaste pour vos exercices. Enfin, ces activités vous permettront d'assurer une régularité et d'atteindre vos objectifs.

Voici à quoi pourrait ressembler une semaine typique d'entraînement :

SI VOUS NE VOUS AMUSEZ PAS, VOUS N'Y ARRIVEREZ PAS

JOUR 1 : programme de musculation *Men's Health*
JOUR 2 : récupération active : 20 minutes
JOUR 3 : programme de musculation *Men's Health*
JOUR 4 : repos
JOUR 5 : programme de musculation *Men's Health*
JOUR 6 : récupération active : 20 minutes
JOUR 7 : repos

Qu'entendons-nous par activité de « récupération active » ? Presque tout mouvement qui fait circuler votre sang : jouer au basket, nettoyer les sols ou lutter avec vos enfants. L'intensité peut varier, mais tant que vous ne soumettez pas les muscles à rude épreuve avec une résistance ajoutée (comme vous le faites avec le programme de musculation), votre corps en tire profit.

ACTIVITÉS QUI COMPTENT COMME EXERCICE DANS LE CADRE DE LA RÉCUPÉRATION ACTIVE

SPORTS		ENTRETIEN DE LA MAISON	VIE À LA MAISON
BADMINTON	KAYAK	MENUISERIE	NETTOYAGE
BASKETBALL	ESCALADE	CALFEUTRAGE	DÉPLACEMENT DE MEUBLES
VÉLO	PATIN À ROULETTES/À GLACE	NETTOYAGE DES GOUTTIÈRES	JEUX AVEC LES ENFANTS
BILLARD	COURSE À PIED	BÊCHAGE	ACTIVITÉS SEXUELLES
BOXE	SKI	JARDINAGE	
DANSE	FOOTBALL	POSE DE TUILES	ASPIRATEUR
FOOTBALL	SOFTBALL OU BASE-BALL	TONTE DE LA PELOUSE	
FRISBEE			
GOLF	NATATION	PEINTURE	
HANDBALL	VOLLEY-BALL		
RANDONNÉE	MARCHE	DÉBLAYAGE	
ÉQUITATION	SKI NAUTIQUE	BALAYAGE	
CORDE À SAUTER	YOGA		

Tout cela veut-il dire que vous pouvez jouer au golf, faire du ski nautique, jouer au ballon, essayer le yoga, apprendre à jongler, faire une randonnée en montagne, vous mettre au tir à l'arc, faire du VTT sur une route de campagne ou vous battre avec un alligator seulement les « jours de repos » ? Non. Tant que vous vous accordez au moins une journée de vrai repos, vous pouvez pratiquer ces activités tous les jours si vous avez envie. Ce que nous préconisons en revanche, c'est de les pratiquer au moins deux fois par semaine pour favoriser votre développement musculaire, redynamiser votre métabolisme et tenir le spectre de l'ennui à distance.

Marché conclu ? Alors venez vous amuser avec nous !

TROIS ÉTAPES POUR OBTENIR DES RÉSULTATS RAPIDES

Faites en sorte que le temps consacré à cet objectif ainsi que vos efforts paient – au centuple !

1. Effectuez le programme de musculation *Men's Health* 3 fois par semaine.

2. Ajoutez 2 ou 3 jours de récupération active par semaine, en pratiquant une activité qui vous plaît pendant au moins 20 minutes.

3. Accordez-vous au moins 1 journée entière de repos pour vous détendre complètement. Si vous vous sentez épuisé, vous pouvez aller jusqu'à 2 jours de repos complet. Si vous sollicitez trop votre corps, vous risquez de ralentir et de limiter les résultats escomptés.

SI VOUS NE VOUS AMUSEZ PAS, VOUS N'Y ARRIVEREZ PAS

100 FAÇONS DE BRÛLER 100 CALORIES

Voici quelques-unes des manières les plus créatives et surprenantes que nous avons trouvées pour dépenser des calories. Qui parmi vous savait que lutter contre les graisses pouvait être aussi distrayant ? (Certaines propositions ne sont pas forcément à votre portée, mais vous trouverez certainement de quoi vous amuser !)

MOINS DE 5 MINUTES

- Hachez du bois sans faire de pause pendant 4 minutes 22 secondes.
- Courez 1,5 km en 5 minutes (vous en aurez brûlé 100 à 4 minutes et 30 secondes).
- Pédalez sur votre vélo d'appartement à un rythme de 32 km/h pendant 4 minutes.

MOINS DE 10 MINUTES

- Fredonnez la chanson de votre film préféré en sautant à la corde pendant 9 minutes et 30 secondes.
- Marchez au grand air avec un sac sur le dos contenant 10 kilos de matériel pendant 9 minutes et 15 secondes.
- Jouez au squash pendant 7 minutes et 17 secondes.
- Nagez quelques longueurs dans votre nage de prédilection (dos, papillon, brasse, nage libre) pendant 8 minutes ou moins, selon la nage choisie.
- Nagez sous l'eau et non à la surface pour brûler les calories plus vite : faites de la plongée pendant 7 minutes et 11 secondes.
- Jouez au tennis pendant 9 minutes.

MOINS DE 15 MINUTES

- Descendez une piste de ski rouge.
- Nagez sur place pendant 14 minutes et 30 secondes.
- Nagez avec un masque et un tuba à un rythme moyen pendant 14 minutes et 5 secondes.
- Utilisez un rameur d'appartement pendant 11 minutes.
- Soulevez des haltères pendant 13 minutes.
- Suivez un cours d'aérobic tout en en profitant pour admirer le paysage qui s'offre à vous par la fenêtre de la salle.
- Montez et descendez une route en pente pendant 13 minutes.

SPORTS PROFESSIONNELS

- Affrontez Tsonga sur le court pendant 9 minutes.
- Luttez contre Teddy Riner pendant 2 rounds (Vous ne pensez pas survivre si longtemps ? Pas de problème. En restant allongé et inconscient pendant 1h30, vous brûlerez la même quantité de calories.)
- Portez les sacs de golf de Phil Mickelson pendant 2 trous.
- Lancez quelques balles rapides à Bertrand Gille (handballeur français) pendant un mi-temps (15 minutes).
- Jouez une demi-période de hockey sur glace professionnel. (Perdez des calories et quelques dents en même temps.)
- Jouez 10 manches au bowling. (Vous n'atteindrez peut-être pas les 300 points, mais vous perdrez 100 calories.)
- Faites de longues passes avec le ballon de foot en essayant de passer au travers de la défense pendant 10 minutes.
- Jouez au beach volley pendant 13 minutes.
- Faites un concours de lancers-francs : 207 tirs en comptant 12 tirs par minute = 100 calories.

AU COURS D'UNE SOIRÉE ROMANTIQUE

- Faites-lui la cour en jouant une mélodie au piano pendant 33 minutes.
- Dansez un slow sur 7 chansons consécutives (environ 26 minutes).
- Faites-lui un massage complet de 19 minutes et 30 secondes.
- Couvrez-la de 9 240 petits baisers.
- Soulevez-la de terre et emmenez-la dans la chambre (ça ne compte que si la chambre est au 13e étage. Sinon, vous brûlez 8 calories par marche d'escalier, alors promenez-vous un peu avec elle dans les bras).
- Faites l'amour pendant au moins 1 heure (si vous pouvez renouveler la chose régulièrement, il y a de fortes chances pour qu'elle oublie vos bourrelets).
- Apportez-lui le petit déjeuner au lit le lendemain matin (en comptant 20 minutes de préparation, le service, puis la vaisselle).

SANS BOUGER LE MOINDRE MUSCLE

- Faites la queue pour le concert de U2 pendant 65 minutes.
- Regardez 2,5 épisodes coup sur coup de votre série préférée (4 épisodes si vous les avez en DVD).
- Restez coincé dans un embouteillage pendant près d'une heure.
- Buvez des gorgées d'eau glacée toute la journée. Avec 8 verres de 470 ml d'eau glacée, vous boostez votre métabolisme (le rythme auquel votre organisme brûle des calories) et vous brûlez 100 calories supplémentaires.

SI VOUS NE VOUS AMUSEZ PAS, VOUS N'Y ARRIVEREZ PAS

BRICOLER À LA MAISON
- Peignez la maison ou nettoyez les gouttières pendant 16 minutes.
- Ratissez les feuilles pendant 20 minutes.
- Poussez la tondeuse à gazon pendant 14 minutes.
- Nettoyez et cirez votre voiture pendant près de 18 minutes.
- Enlevez la neige à la pelle pendant 12 minutes ou utilisez une souffleuse à neige pendant 17 minutes.
- Empilez votre bois pour l'hiver pendant 15 minutes.
- Triez et déplacez des boîtes dans le grenier pendant 10 minutes.
- Occupez-vous dans le jardin pendant plus de 17 minutes.

PASSER DU TEMPS AVEC VOS ENFANTS
- Jouez au Power Pool (jeu de billard en ligne). Vous devrez jouer 10 parties de 3 minutes environ.
- Jouez aux fléchettes – 4 parties minimum.
- Jouez 13 mains au poker.
- Réparez la voiture miniature de votre petit garçon pendant 18 minutes.

À VOTRE BUREAU
- Écrivez des mails pendant 45 minutes.
- Faites des allers et retours à la photocopieuse pendant 26 minutes.
- Tapez sur votre clavier d'ordinateur pendant 48 minutes.
- Argumentez avec un client pendant 52 minutes.

FAIRE LES CHOSES QUE VOTRE FEMME VOUS DEMANDE DE FAIRE
- Passez 13 minutes à déplacer le canapé pour trouver où il loge le mieux dans la pièce.
- Promenez Snoopy, votre toutou, pendant 23 minutes.
- Sortez les poubelles 8 fois.
- Levez et abaissez la lunette des toilettes 3 740 fois (en veillant à bien la laisser baissée la dernière fois).

FAIRE LES CHOSES QUE VOTRE MÈRE VOUS DIT DE NE PAS FAIRE
- Courez avec des ciseaux pendant 9 minutes et 30 secondes.
- Parlez la bouche pleine pendant plus de 38 minutes.
- Sautez sur le lit 1 336 fois.
- Battez-vous avec votre frère cadet sur le sol du salon pendant 7 minutes.

LE RÉGIME Men'sHealth

RÉPÉTER LA MÊME CHOSE ENCORE ET ENCORE
- Faites 97 pompes (10 par minute).
- Faites 146 abdominaux (15 par minute).
- Jouez aux machines à sous au casino 234 fois (ou pour une valeur de 8 euros).
- Puttez 156 balles de golf (6 putts par minute).

JOUER LES SCÈNES DE VOS FILMS PRÉFÉRÉS
- Prenez un club de golf et faites comme Errol Flynn dans ses films de cape et d'épée. Vous brûlerez au moins 100 calories en seulement 8 minutes et 30 secondes (et vous casserez certainement au passage toutes les lampes de la maison).
- Dansez comme Travolta pendant ses concours de danse (Disco John dans *Saturday Night Fever* : 14 minutes ; John dans *Pulp Fiction* : 18 minutes).
- Prenez la route comme Peter Fonda dans *Easy Rider* : 32 minutes.
- Rejouez les grands moments des films d'arts martiaux : environ 8 minutes.
- Imaginez-vous dans la scène des JO de tennis de table dans *Forrest Gump* : environ 10 minutes.
- Placez-vous debout devant votre miroir et répétez : « C'est à moi que tu parles ? C'est à moi que tu parles ? » 519 fois.

SE METTRE DANS L'AMBIANCE DE NOËL
- Coupez 5 sapins à la hache (vous pouvez en mettre un dans chaque pièce de la maison ou vous montrer généreux et les offrir à vos amis ou à votre famille).
- Passez une demi-heure à installer les lampes à l'extérieur.
- Faites rôtir les marrons à feu ouvert (31 minutes).
- Aidez les enfants à fabriquer un bonhomme de neige (26 minutes).
- Faites vos cadeaux de Noël à la dernière minute : marchez d'un pas énergique dans un centre commercial avec une pile de paquets et vous perdrez 100 calories en à peine 19 minutes.
- Emballez 21 de ces cadeaux quand vous rentrez chez vous.

ÊTRE POLITIQUEMENT CORRECT

- Plantez 2 arbres de taille moyenne.
- Allez au travail à vélo (ou pédalez 21 minutes sans vous presser).
- Faites une marche de protestation de votre choix pendant 10 minutes. (En portant une pancarte vous brûlerez plus de calories.)
- Écrasez 623 canettes pour les mettre dans la poubelle du recyclage.
- Portez-vous volontaire pour ramasser les détritus le long de l'autoroute pendant 19 minutes et 30 secondes.

SE LA COULER DOUCE

- Être aux commandes d'un voilier pendant 26 minutes.
- Pataugez dans un courant fort pendant que vous pêchez pendant plus de 12 minutes. (Ne vous inquiétez pas si vous n'êtes pas doué pour la pêche ; récupérer votre canne coincée dans un arbre vous fera perdre 100 calories toutes les 16 minutes.)
- Volez dans votre avion personnel pendant 38 minutes et 30 secondes.
- Lisez les pages financières de votre journal pendant 1 heure.
- Empilez l'équivalent de 560 000 € de billets de 100 en 56 petits tas de 10 000 € chacun.

ÊTRE UN BON PÈRE DE FAMILLE

- Faites semblant d'être le père fouettard et courez après vos enfants pendant 16 minutes.
- Poussez votre enfant dans une poussette pendant 30 minutes.
- Jouez à la balle au prisonnier ou à la marelle avec vos enfants pendant près de 15 minutes.
- Changez 52 couches.
- Déguisez-vous en clown et accueillez tous les enfants invités à l'anniversaire de l'un des vôtres pendant 20 minutes.
- Faites du patin à glace en famille pendant 12 minutes.
- Battez la mesure avec le pied 9 351 fois.

LE RÉGIME Men'sHealth

Trois manières de personnaliser le programme de musculation *MEN'S HEALTH*

Les exercices du programme de musculation *Men's Health* ont été soigneusement conçus par nos meilleurs conseillers en remise en forme pour optimiser les résultats le plus rapidement possible. L'entraînement fait également preuve de souplesse et vise à vous aider à être bien dans votre corps pour le restant de vos jours. Utilisez les conseils qui suivent pour aborder le programme de musculation *Men's Health* sous un angle nouveau, afin que vos séances d'entraînement ne vous paraissent jamais insipides et que vous continuiez à voir votre corps se transformer.

1. Boostez votre métabolisme

Prêt à passer à la vitesse supérieure dans le cadre de votre programme de remise en forme ? Augmentez le niveau de difficulté du programme de musculation *Men's Health* en effectuant chaque exercice pendant 60 secondes (au lieu de 30). Vous sentirez pleinement les bienfaits de ce programme de pointe et vous pourrez atteindre le niveau suivant.

2. Fabriquez-vous des « tablettes de chocolat »

Si vous vous en sentez capable, vous pouvez effectuer tous les exercices prévus pour une durée de 30 secondes en augmentant au maximum le poids que vous soulevez. Au lieu d'utiliser une paire d'haltères pendant toute la séance, vous varierez le poids pour chaque exercice afin de vous renforcer et de fabriquer plus de muscles grâce à des haltères plus lourds. Pour chaque exercice, choisissez un poids qui vous permette d'effectuer de 8 à 10 répétitions.

3. Alternez les exercices

Les exercices du programme de musculation *Men's Health* font travailler les principaux groupes de muscles sous tous les angles tout en intégrant des mouvements de la vie de tous les jours. Vos entraînements ne doivent cependant pas se limiter à 10 exercices. Suivez le programme initial pendant au moins 6 semaines, puis choisissez l'un des mouvements proposés dans la liste ci-dessous et intégrez-le dans vos séances. Vous continuez d'effectuer 10 exercices, mais ceci vous permettra de varier un peu plus, en effectuant par exemple 9 exercices du programme initial et en n'en changeant qu'un. Ou bien vous pouvez les changer tous les 10.

Grâce à ces nouveaux mouvements, vous pouvez créer des centaines d'entraînements différents qui vous permettront de voir des résultats au bout de quelques semaines seulement et de continuer de vous améliorer un an plus tard. Vous ne devez pas **changer d'exercice** à chaque entraînement de musculation, bien au contraire. Il est important d'**utiliser un même exercice pendant plusieurs séances**, pour que le corps puisse apprendre le mouvement et en retirer tous les bénéfices possibles. C'est pourquoi, dans ce que nous vous proposons, le schéma des mouvements reste le même, mais les nouveaux exercices mettront votre corps à l'épreuve d'une façon légèrement différente, ce qui vous évitera les paliers, vous aidera à renforcer vos biceps.

> **CONSEIL N°71**
>
> **Le liquide fait recette.** Selon une étude réalisée en France, le fait de payer ses courses en liquide ferait regarder à deux fois avant d'acheter des produits superflus et diminuerait ainsi jusqu'à 70 % la quantité de calories inutiles consommées.

VOICI DIX NOUVEAUX EXERCICES QUE VOUS POUVEZ UTILISER POUR VOUS AMÉLIORER.

EXERCICE STANDARD : soulevé de terre jambes tendues avec haltères
VARIANTE : ischio-jambiers inversés
MUSCLES VISÉS : ischio-jambiers, fessiers

COMMENT PROCÉDER : tenez-vous debout sur votre jambe gauche, le genou légèrement fléchi, et soulevez légèrement la jambe droite du sol derrière vous. Tendez les bras sur le côté, les pouces pointés vers le haut de sorte que le corps forme un T. Le genou gauche toujours légèrement fléchi, penchez le torse vers l'avant en gardant le dos bien droit jusqu'à ce qu'il soit parallèle au sol. Quand vous vous penchez, gardez bien les bras dans la même position, les pouces pointés vers le haut. Votre jambe droite doit rester alignée par rapport au corps quand vous penchez le torse. Marquez une pause de 15 secondes, puis relevez le torse et ramenez la jambe droite dans la position initiale. Terminez les répétitions, puis changez de jambe.

EXERCICE STANDARD : planche abdominale et rowing avec haltères
VARIANTE : pompes et rowing avec haltères
MUSCLES VISÉS : abdos, dos, biceps, épaules, pectoraux
COMMENT PROCÉDER : tenez une paire d'haltères hexagonaux en pronation (prise par le dessus) et placez-vous dans la position des pompes, les bras tendus. Faites descendre le corps vers le sol, marquez une pause, puis ramenez-le vers le haut en poussant avec les bras. Une fois en position de départ, ramenez l'haltère de la main droite contre la poitrine en la tirant vers le haut et en fléchissant le bras. Marquez une pause, puis faites redescendre l'haltère et répétez le même mouvement avec le bras gauche.

BONUS – EXERCICE POUR TOUT LE CORPS : planche ou pompes bras tendus
COMMENT PROCÉDER : tenez une paire d'haltères hexagonaux en pronation et prenez la position des pompes, les bras tendus. Le buste bien droit, tendez le bras droit vers l'avant. Veillez à ne pas faire pivoter le corps. Maintenez la position pendant quelques secondes, redescendez puis répétez le mouvement avec le bras gauche. Si l'exercice vous semble trop difficile, vous pouvez le faire sans haltères. Pour le compliquer, faites une pompe entre les mouvements des bras.
EXERCICE STANDARD : squat (flexion) avec haltères

VARIANTE : flexion, bras tendu, les haltères maintenus au-dessus de la tête

MUSCLES VISÉS : quadriceps, ischio-jambiers, fessiers, épaules, abdos

COMMENT PROCÉDER : debout, l'écartement des pieds légèrement supérieur à la largeur du bassin, tenez une paire d'haltères juste au-dessus des épaules, les bras parfaitement tendus, et contractez vos abdos. Faites descendre le corps jusqu'à ce que les cuisses soient presque parallèles au sol. Le bas du dos doit être légèrement arrondi pendant tout le mouvement. Veillez à ne pas faire tomber les haltères vers l'avant en vous accroupissant. Marquez une pause puis poussez sur les talons pour revenir dans la position de départ.

EXERCICE STANDARD : poussé-développé avec haltères

VARIANTE : squat sauté avec haltères

MUSCLES VISÉS : quadriceps, ischio-jambiers, fessiers, épaules, trapèzes, mollets

COMMENT PROCÉDER : tenez un haltère dans chaque main. Placez les bras le long du corps, la paume tournée vers l'intérieur, puis poussez les hanches vers l'arrière, fléchissez les genoux et faites descendre le corps jusqu'à ce que le haut des cuisses soit parallèle au sol. Marquez une pause puis sautez le plus haut possible. En sautant en l'air, poussez les mains au-dessus de la tête le plus haut possible pour que les bras soient parfaitement tendus. Une fois de nouveau au sol, accroupissez-vous immédiatement et recommencez.

EXERCICE STANDARD : tirage vertical avec haltères

VARIANTE : haussement d'épaule aux haltères avec saut

MUSCLES VISÉS : quadriceps, ischio-jambiers, fessiers, épaules, trapèzes, mollets

COMMENT PROCÉDER : prendre vos haltères au bout des bras, la paume des mains tournée vers le corps. Pliez les jambes, penchez le torse et les bras vers l'avant jusqu'à ce que les haltères arrivent au niveau des genoux. Poussez le bassin vers l'avant, haussez énergiquement les épaules et sautez le plus haut possible. Retombez sur le sol le plus doucement possible, reprenez la position initiale et recommencez.

EXERCICE STANDARD : le « grimpeur croisé »
VARIANTE : « le grimpeur »
MUSCLES VISÉS : abdos, obliques
COMMENT PROCÉDER : prenez la position des pompes – les bras parfaitement tendus au niveau des pectoraux (avec un écartement supérieur à la largeur des épaules), en vous appuyant sur la pointe des pieds. Soulevez le pied droit et ramenez doucement le genou le plus près possible du torse. Posez le pied droit sur le sol comme si vous grimpiez une côte. Revenez en position de départ. Recommencez avec la jambe gauche et alternez énergiquement les deux jambes jusqu'à ce que le temps soit écoulé.

EXERCICE BONUS POUR LES ABDOS : « chien de chasse » et rotation
COMMENT PROCÉDER : mettez-vous à 4 pattes et placez la main droite derrière la tête. Étendez la jambe gauche derrière vous. Amenez le coude droit et le genou gauche sous le corps de façon qu'ils se touchent. Ramenez-les dans la position de départ et ce faisant, regardez par-dessus votre épaule droite pour tenter de voir le battement de votre jambe gauche. Recommencez de l'autre côté. Veillez à bien contracter les abdos et les fessiers pour que le corps reste stable.

EXERCICE STANDARD : fentes sautées
VARIANTE : fente avec haltères
MUSCLES VISÉS : quadriceps, fessiers, ischio-jambiers
COMMENT PROCÉDER : munissez-vous d'une paire d'haltères et tenez-les à longueur de bras de chaque côté de votre corps, les paumes de main se faisant face. Avancez d'un pas avec la jambe gauche et faites descendre doucement le corps jusqu'à ce que le genou avant soit plié à 90 degrés. Marquez une pause, puis poussez sur les talons pour revenir dans la position de départ le plus vite possible. Recommencez avec la jambe droite.

EXERCICE STANDARD : pompe en T (ou en rotation)
VARIANTE : planche latérale alternée
MUSCLES VISÉS : abdos, obliques
COMMENT PROCÉDER : allongez-vous sur le côté, les genoux tendus. Faites reposer le haut du corps sur l'avant-bras gauche. Contractez les abdos comme si vous alliez recevoir un coup de poing dans le ventre. Soulevez le bassin jusqu'à ce que le corps forme une ligne droite des chevilles aux épaules. C'est ce que l'on appelle une planche latérale. Maintenez la position quelques instants, puis faites pivoter le corps de façon à retrouver la position d'une planche avant, en laissant reposer tout le poids du corps sur les coudes et en veillant à ce que le corps forme une ligne droite des épaules aux chevilles. Maintenez de nouveau cette position quelques instants, puis faites pivoter le corps sur l'avant-bras droit et effectuez une autre planche latérale. Alternez les trois planches jusqu'à ce que le temps soit écoulé. (Comptez 2 minutes pour cet exercice.)

EXERCICE BONUS POUR LE TORSE : rotation en T (sans faire de pompe)
COMMENT PROCÉDER : munissez-vous d'une paire d'haltères hexagonaux et prenez la position des pompes, les bras tendus. Levez la main droite et pivotez sur le côté droit du corps en portant l'haltère au-dessus de l'épaule jusqu'à ce que le corps forme un T. Revenez dans la position de départ et recommencez du côté gauche.

EXERCICE STANDARD : fente avec rotation
VARIANTE : fente inversée avec rotation
MUSCLES VISÉS : quadriceps, fessiers, ischio-jambiers, obliques, épaules
COMMENT PROCÉDER : munissez-vous d'un haltère de la main gauche et placez-le près de votre épaule gauche, la paume de main vers l'intérieur. Faites un pas en arrière de la jambe gauche et faites descendre le corps de façon à effectuer une fente inversée tout en portant l'haltère au-dessus de l'épaule gauche. Au moment où l'haltère est au-dessus de la tête, faites pivoter le corps vers la droite. Revenez dans la position de départ, prenez l'haltère dans la main droite et recommencez.

EXERCICE STANDARD : *rowing* (mouvement de rameur) avec haltère
VARIANTE : *rowing* alterné avec haltère
MUSCLES VISÉS : dos, biceps
COMMENT PROCÉDER : munissez-vous d'une paire d'haltères, penchez le torse et les genoux vers l'avant et faites descendre le torse jusqu'à ce qu'il soit presque parallèle au sol. Tenez les haltères en gardant les bras le long du corps, la paume des mains tournée vers vous. Au lieu de faire remonter les haltères en même temps, soulevez-les l'un après l'autre. Quand vous en soulevez un, baissez l'autre, sans arrondir le dos.

SI VOUS NE VOUS AMUSEZ PAS, VOUS N'Y ARRIVEREZ PAS

L'ennui peut réduire les effets des exercices et la dépense calorique jusqu'à 25 %.

LE RÉGIME Men'sHealth

CHAPITRE BONUS

LE PROGRAMME MINCEUR ET MUSCULATION POUR ATTEINDRE L'EXTASE
AVEC DES ALIMENTS BIEN CHOISIS, DES EXERCICES ADAPTÉS ET DE BONS CONSEILS POUR SE SORTIR D'UNE IMPASSE.

CHAPITRE BONUS

LE RÉGIME Men'sHealth

Si vous deviez dresser une liste des raisons principales qui vous poussent à perdre du poids et à retrouver une forme exceptionnelle, elle ressemblerait un peu à celle-ci :

- Être plus beau et me sentir plus à l'aise avec mon corps.
- Être en meilleure santé et à l'abri des blessures et de la maladie.
- Vivre plus longtemps et voir mes petits-enfants grandir.
- Avoir plus d'énergie et profiter davantage de la vie.

Admirable. Mais vous n'ajouteriez sans doute pas LA raison – du moins pas sur une liste que vous seriez susceptible de montrer à votre famille, à vos amis ou à votre médecin. C'est en quelque sorte une motivation silencieuse, la chose à laquelle on pense tous quand on se rend dans un centre de fitness ou que l'on choisit quelque chose d'équilibré à manger. Et quelle est la raison majeure qui nous pousse à être en forme, à nous débarrasser des kilos superflus et être en bonne santé ?

Le sexe, encore le sexe, toujours le sexe.
Il ne fait aucun doute qu'en étant plus en forme et en meilleure santé, non seulement vous serez plus à même de séduire une partenaire potentielle, mais aussi plus à la hauteur après avoir usé de vos charmes. Enfin, comme par enchantement, plus vous ferez l'amour, plus vous serez en bonne santé et en pleine forme. Notre épanouissement sexuel un tantinet narcissique contribue largement à notre épanouissement tout court et à ce que nous menions à bien diverses autres occupations.

Tenter de comprendre où se trouve la frontière entre la vie sexuelle, la santé et la forme, c'est un peu comme tenter de distinguer la limite entre la plage et l'océan. Leurs liens sont si étroits...

PLUS VOUS FEREZ L'AMOUR ET PLUS VOUS SEREZ ÉLANCÉ ET EN FORME… ET PLUS VOUS FEREZ L'AMOUR ! Vous ne serez pas surpris d'apprendre que, dès lors qu'il s'agit d'évaluer les membres du sexe opposé, hommes et femmes trouvent que les personnes obèses ont 43 % de chances en moins de séduire que les personnes au physique identique, mais plus minces. Dans la jungle de la survie génétique, nous sommes naturellement attirés par des partenaires qui donnent l'impression qu'ils seront là pour très longtemps – pour aider à élever les enfants, participer aux tâches quotidiennes, être présent pour nous aider à traverser la vie. Un corps en réel surpoids attire davantage l'attention sur une éventuelle défaillance, et la personne elle-même en est souvent embarrassée. Une étude menée par des chercheurs du *Duke University Medical Center* sur 1 200 participants a montré que les personnes obèses se plaignaient 25 fois plus d'avoir une sexualité peu épanouie que les personnes ayant un poids normal. Et si le fait d'être en forme permet d'avoir une sexualité plus remplie, cela induit également un effet retour : une vie sexuelle active permet de rester en forme. En perdant du poids, vous réveillez immédiatement votre atout séduction : plusieurs études ont montré que les personnes ont une sexualité beaucoup plus épanouie après avoir perdu ne serait-ce que 10 % de leur poids. Et bien entendu, le sexe fait brûler des tas de calories – près de 413 par heure pour un homme de 85 kg. Même avec une courte partie de jambes en l'air, vous brûlez autant de calories que pendant votre sommeil, soit près de 150 calo-

> **CONSEIL BONUS**
>
> **Du sexe, pas de stress !** Des scientifiques ont suivi 1 000 hommes pendant 4 ans et découvert que ceux qui avaient des relations extraconjugales sur le long terme étaient 2 fois plus exposés que les autres aux crises cardiaques. Les chercheurs affirment que le stress causé par une double vie fait monter la pression artérielle et le rythme cardiaque de manière significative, causant des problèmes cardiaques. Conclusion : jouez franc-jeu et vous resterez en bonne santé.

CHAPITRE BONUS

LE RÉGIME Men'sHealth

ries toutes les 20 minutes. En faisant l'amour seulement deux fois de plus par semaine que vous ne le faites actuellement, vous pèseriez 2 kg de moins en un an, ce qui représente 20 kg de bourrelets en moins sur 10 ans !

> **CONSEIL BONUS**
>
> **Fabriquez-vous des tablettes de chocolat.** Le meilleur moyen d'avoir des abdos qui se voient est de faire travailler le plus de groupes de muscles possible à chaque entraînement. Une seule séance de musculation visant tout le corps suffit pour booster votre métabolisme pendant 2 jours.

PLUS VOUS FEREZ L'AMOUR ET PLUS VOUS AUREZ UN CŒUR TONIQUE... ET PLUS VOUS FEREZ L'AMOUR ! Ce qui compte vraiment dans la santé, comme dans le sexe, c'est le flux sanguin. Quand le sang circule librement, le cœur bat, les vaisseaux sont en bonne santé, les nutriments circulent, le teint est éblouissant, les érections sont plus importantes, les orgasmes sont intenses, et tout le monde est content. Lorsque des obstructions se produisent au niveau du système circulatoire et freinent ce flux sanguin, cela n'augure rien de bon – au lit ou ailleurs. L'hypertension et le cholestérol constituent les deux raisons principales pour lesquelles les veines et les artères – notamment les minuscules réseaux de capillaires qui contrôlent la réponse sexuelle – peuvent être bloquées, ce qui augmente le risque de crise cardiaque et d'accident vasculaire cérébral. En effet, les difficultés à maintenir une érection sont souvent le premier signe de troubles cardiaques chez les hommes. (Les hommes obèses sont 5 fois plus exposés aux troubles de l'érection que les autres.) Et selon une étude publiée dans l'*American Journal of Cardiology*, les hommes ayant des relations sexuelles 2 fois par semaine sont moins exposés aux maladies cardiovasculaires que ceux dont l'activité sexuelle est réduite. Les chercheurs ayant mené cette étude affirment qu'une activité sexuelle régulière peut réduire de moitié le risque de maladie cardiaque.

PLUS VOUS FEREZ L'AMOUR ET PLUS VOUS SEREZ HEUREUX... ET PLUS VOUS FEREZ L'AMOUR ! Selon les résultats d'une recherche menée à l'*University of West Scotland*, le sexe réduit l'anxiété, diminue les hormones du stress et aide à mieux gérer les pressions inhérentes à la vie moderne. Dans le cadre d'une étude, 46 hommes et femmes ont été exposés à une situation de stress où ils devaient parler et résoudre des problèmes de mathématiques devant un public difficile. Les participants au test devaient également noter la fréquence de leur activité sexuelle pendant les 2 semaines précédant le test. Les personnes ayant eu le plus de relations sexuelles se sont senties moins stressées et leur tension artérielle est redescendue à un niveau normal plus rapidement après avoir pris la parole en public. Par ailleurs, une étude menée en Australie sur 5 000 participants a révélé que les hommes mariés sont largement plus heureux que les célibataires – ce qui n'a rien de surprenant dans la mesure où les hommes mariés ont des relations sexuelles à un rythme de 25 à 300 fois supérieur à celui des célibataires.

PLUS VOUS FEREZ L'AMOUR ET PLUS VOUS AUREZ L'AIR JEUNE... ET PLUS VOUS FEREZ L'AMOUR ! Vous vivez plus longtemps, et vous paraissez aussi plus jeune : au cours d'une étude menée sur dix ans, un neuropsychologue britannique a interrogé 3 500 adultes et découvert que les personnes qui déclaraient avoir des rapports sexuels quatre fois par semaine paraissaient environ 10 ans de moins que leur âge véritable. La raison à cela ? L'activité sexuelle favorise la libération de l'hormone de crois-

> **CONSEIL BONUS**
>
> **Alimentez votre détermination.** Quelle que soit la tentation que vous essayez d'éviter – l'appel du distributeur automatique, l'envie de sauter une séance d'entraînement, un rendez-vous avec un ex –, vous aurez davantage de volonté si vous vous en tenez à un régime de petits repas riches en protéines. Cela vient de ce que le sucre dans le sang alimente l'activité du cerveau. Lorsqu'il chute, il se passe la même chose pour votre self-control, d'après un article paru dans le *Journal of Personality and Social Psychology*.

CHAPITRE BONUS

LE RÉGIME Men'sHealth

sance – oui, la même qu'utilisent les athlètes (illégalement) pour accélérer la récupération et prolonger leur carrière.

En réalité, les bénéfices du sexe sur la santé et la forme physique sont si bien connus – des études ont montré qu'il combat à peu près tous les maux, du cancer de la prostate à l'insomnie en passant par les douleurs du dos et le plus petit rhume – que les médecins devraient le prescrire !

La bonne nouvelle, c'est qu'en suivant les règles pour avoir un corps d'athlète – et 80 % du temps est amplement suffisant, comme nous vous l'avons déjà indiqué –, vous améliorerez sensiblement et rapidement votre sex-appeal et vos fonctions sexuelles. Autre bienfait : la graisse abdominale se forme non seulement dans la zone de votre ventre, mais aussi au niveau du pubis à la base du pénis. Débarrassez-vous-en et vous vous sentirez tout de suite plus à l'aise en habit d'Adam.

En suivant le programme de musculation *Men's Health*, vous découvrirez d'autres avantages en matière de sexe. Dans le cadre d'une étude menée par l'Université d'Harvard, 160 nageurs hommes et femmes ayant de quarante à soixante ans ont montré une relation positive entre une activité physique régulière et la fréquence et le plaisir des relations sexuelles. Les nageurs sexagénaires ont révélé qu'ils avaient une vie sexuelle comparable à des personnes qui avaient vingt ans de moins. Enfin, selon une étude réalisée par l'Université du Kansas, les hommes pratiquant une activité physique ont plus d'assurance en matière de sexe.

Si cependant vous souhaitez aller au-delà de l'aisance que vous procureront les règles nutritionnelles et le programme de muscu-

> **CONSEIL BONUS**
>
> **Doucement, mais sûrement.** Prenez une voix douce et régulière quand vous voulez séduire une femme. Dans le cadre d'une étude publiée dans la revue *Archives of Sexual Behavior*, des chercheurs ont enregistré la voix d'hommes parlant à des personnes du même sexe. Au cours du suivi, ils ont découvert que ceux dont le ton variait le moins parvenaient à séduire davantage de femmes. Une voix régulière est un signe de confiance en soi, selon les scientifiques.

lation, voici quelques conseils pour ajuster ces programmes et faire en sorte que vous soyez au maximum de vos performances quand et où vous en avez vraiment besoin.

10 aliments pour vivre mieux sa sexualité

LES ÉPINARDS ET AUTRES LÉGUMES VERTS. Manger des légumes-feuilles fait partie des règles pour avoir un corps d'athlète, que nous vous avons présentées. Les légumes verts vous procurent quantité de fibres et complètent votre réserve de vitamines B (acide folique, notamment), qui améliorent l'humeur et augmentent de façon exponentielle vos chances de perdre du poids. (Souvenez-vous que, selon une étude, les personnes ayant consommé le plus d'aliments riches en acide folique ont perdu 8,5 fois plus de poids que celles qui en ont mangé le moins.) Qui plus est, l'acide folique fait équipe avec le magnésium – un autre nutriment que l'on retrouve dans les légumes-feuilles – pour maintenir les vaisseaux sanguins en bonne santé, et du même coup les fonctions sexuelles.

LE THÉ VERT NATURE. Le « thé vert », car il est riche en catéchine, un antioxydant qui favorise la circulation sanguine et renforce l'intelligence et la concentration. « Nature », car des études montrent qu'une trop grosse quantité de sucre réduit la capacité du corps à fabriquer des endorphines, et un faible taux de ces hormones conduit à la dépression et à un affaiblissement de la réponse sexuelle.

LA SALADE D'ANANAS ET DE PASTÈQUE. Vous avez certainement déjà entendu cette légende qui affirme que l'ananas améliore le goût de certains fluides corporels. Si les scientifiques ne l'ont toujours pas vraiment corroborée, ils ont en revanche démontré qu'un taux

CHAPITRE BONUS

LE RÉGIME Men'sHealth

élevé de vitamine C peut améliorer la numération et la motilité des spermatozoïdes, selon une recherche réalisée à l'*University of Texas Medical Branch*. Hachez grossièrement des morceaux d'ananas riches en vitamine C et ajoutez quelques morceaux de pastèque : elle contient quantité d'un phytonutriment appelé citrulline, que l'organisme transforme en arginine. « L'arginine fabrique de l'oxyde nitrique qui dilate les vaisseaux sanguins, le même effet qu'a le Viagra pour traiter les troubles de l'érection, voire pour la préserver », explique le Dr Bhimu Patil, directeur de recherche chez Texas A&M. Cette salade peut accompagner un déjeuner riche en protéines ou être servie en dessert après le dîner.

UN STEAK ET UN VERRE DE VIN ROUGE. Le steak fournit à lui seul des protéines qui favorisent le développement musculaire et l'élimination de la graisse, et la viande rouge est particulièrement riche en zinc, un minéral qui freine la production d'une hormone appelée prolactine qui, à un taux élevé, peut provoquer des troubles sexuels. (Une éjaculation vous coûte une journée entière de zinc, si vous voulez tout savoir.) Accompagnez ce steak d'un verre de vin rouge : les antioxydants qu'il contient déclenchent la production d'oxyde nitrique dans le sang, lequel contribue à la dilatation des parois artérielles. Autre bienfait caché : les femmes qui boivent du vin rouge sont souvent plus excitées que celles qui préfèrent d'autres alcools, selon une étude publiée dans le *Journal of Sexual Medecine*. Après avoir suivi près de 800 femmes, des chercheurs ont découvert que celles qui consommaient jusqu'à 2 verres de vin rouge par jour avaient en général un métabolisme sexuel plus élevé que les autres femmes.

LE CÉLERI. Je vous l'accorde, cela n'a rien de comparable avec un steak et du vin, mais cela vaut le coup d'en croquer. Le céleri contient deux phéromones qui sont produites naturellement, l'androsténone et l'androsténol, lesquelles envoient des signaux sensibles au sexe opposé. « Quand vous mâchez une branche de céleri, vous libérez des molécules odorantes, l'androsténone et l'androsténol, dans la bouche. Elles traversent l'arrière de la gorge pour atteindre le nez », explique le Dr Alan Hirsch, chercheur. « Une fois là, les phéromones stimulent votre excitation. Votre corps envoie alors des odeurs et des signaux qui vous rendent plus désirable auprès des femmes. » Il rafraîchit aussi l'haleine et fournit une bonne dose de potassium pauvre en calories, qui aide à soulager le stress et fait diminuer la tension.

LES GRAINES DE TOURNESOL. Aucun aliment au monde n'est aussi riche en vitamine E que ces petites pépites et aucun antioxydant connu à ce jour n'est aussi efficace pour combattre les effets du vieillissement, explique le Dr Barry Swanson, professeur de sciences de l'alimentation à la *Washington State University*. Cela dit, n'importe quelle noix ou graine contient une bonne quantité de vitamine E, tout comme un certain nombre de vitamines et de minéraux essentiels.

> **CONSEIL BONUS**
>
> **Du café pour apaiser les douleurs.**
> Boire du café pourrait donner l'impression que les exercices sont plus faciles, selon des scientifiques de l'Université de Louisiane. Dans le cadre de leurs travaux, les hommes ayant bu l'équivalent d'une tasse de café fort ont ressenti moins de brûlures musculaires que les autres. Les chercheurs pensent que la caféine contribue à bloquer les récepteurs de la douleur dans les muscles.

LE THON. Les poissons gras d'eau froide, tels que le thon, le saumon, la sardine et le maquereau, fournissent des acides gras oméga-3 essentiels EPA et DHA, qui permettent d'augmenter le taux de dopamine dans le cerveau, qui elle-même déclenche l'excitation.

CHAPITRE BONUS

LE RÉGIME Men'sHealth

CHOCOLAT NOIR. Je ne parle pas de l'aliment bon marché que l'on achète sans réfléchir au magasin du coin ; je parle de vrai bon chocolat noir – celui qui contient au moins 70 % de cacao ou de fève de cacao pure. Riche en antioxydants bons pour le cœur, le chocolat noir renferme de la phényléthylamine, un composant qui libère les mêmes endorphines que le plaisir et qui renforce littéralement l'attirance entre deux personnes, selon le *Journal of the American Dietetic Association*. En effet, dans le cadre d'une étude britannique, des scanners du cerveau ont montré que le fait de manger du chocolat provoque un épisode de stimulation cérébrale plus intense et plus long que le baiser. Les chercheurs ont contrôlé l'activité cérébrale et la fréquence cardiaque de couples pendant qu'ils s'embrassaient passionnément, puis quand ils mangeaient du chocolat. Le cerveau des hommes comme celui des femmes a montré une plus grande stimulation pendant que le chocolat fondait sur la langue que lors de l'échange de baiser.

LES ASPERGES. Oui, elles ont une forme phallique, et la nature veut peut-être nous dire quelque chose. Les asperges sont riches en vitamines B qui augmentent le niveau d'histamine, un neurotransmetteur qui aide à atteindre l'orgasme. Et les pointes, en particulier, contiennent un taux élevé de protodioscine, une substance chimique qui stimulerait le désir et aiderait même à lutter contre les troubles de l'érection chez certains hommes, selon le Dr Lynn Edlen-Nezin, auteur de l'ouvrage *Great Food, Great Sex*.

LES GRAINES DE LIN. Ces plantes minuscules aux pouvoirs nutritionnels sont remplies d'acides gras oméga-3 et oméga-6, les piliers de toutes les hormones sexuelles. Une cuillère à soupe de cette graine au goût de noisette favorise l'augmentation du taux de testostérone, l'hormone ayant le plus d'effets directs sur la libido, d'après le Dr Helen Fischer, chercheuse en sexualité. (Choisissez des graines moulues, l'organisme ne digérant pas bien les graines entières.) Les noix sont également une excellente source d'omégas.

LE PROGRAMME MINCEUR ET MUSCULATION POUR ATTEINDRE L'EXTASE

Travailler ses abdominaux pour une sexualité plus épanouie

En pratiquant le programme de musculation *Men's Health* 3 fois par semaine, vous donnez déjà un coup de fouet à votre vie sexuelle. Selon certaines études, la musculation et les exercices aérobics ont d'énormes bienfaits sur les capacités physiques et sexuelles et la confiance en soi. Et si vous travaillez un tout petit peu plus, les dividendes seront particulièrement importants.

Dans les sports d'équipe, les joueurs ne s'entraînent pas tous exactement de la même façon, selon leur position sur le terrain, et développent chacun des compétences particulières. Vous aussi pouvez cibler vos entraînements pour améliorer vos performances sexuelles, et aller au-delà des exercices classiques. Et il ne vous faudra pas plus de 10 minutes supplémentaires par rapport à l'entraînement standard. Tout ce que vous avez à faire, c'est de compléter votre entraînement par une série de 2 ou 3 exercices d'échauffement renforçant les abdominaux.

Pourquoi des abdos ? Premièrement, avec des abdominaux fermes, vous aurez l'air plus mince, même si vous avez toujours besoin de perdre du poids : quand les muscles des abdos sont fermes, ils masquent un peu les parties grasses et vous offrent une silhouette plus séduisante et élancée. Deuxièmement, ils vous aident à obtenir certains avantages que je vous laisse deviner... Troisièmement, et c'est sans doute le point le plus important, ils vous protègent d'éventuelles lésions du dos : les douleurs dorsales risquent non seulement de mettre à mal vos prouesses au lit, mais cette douleur persistante, chronique et usante risque d'affaiblir votre libido.

CHAPITRE BONUS

LE RÉGIME Men'sHealth

Pourquoi s'échauffer en faisant des abdos ? La raison est simple : les exercices d'abdominaux ne sont pas vraiment une partie de plaisir. Par conséquent, si vous les réservez pour la fin de l'entraînement, comme la plupart des hommes le font, il y a de fortes chances pour que vous y renonciez. En effectuant vos abdos à l'échauffement, vous gagnez du temps et vous vous assurez que le reste sera réalisé correctement. Mélangez et variez les exercices choisis (à l'exception de la planche que vous effectuerez une seule fois pendant 30 secondes).

EXERCICE AVEC SWISS BALL. Allongez-vous sur le dos, en maintenant une balle de stabilité entre les mollets. Le bas du dos doit toucher le sol et les jambes doivent être légèrement fléchies. Tendez les bras vers l'avant tout en arrondissant le haut du dos et en soulevant les jambes, de façon que vous puissiez toucher la balle avec le bout des doigts. Gardez la position du dos et des bras au moment où vous faites redescendre la balle, puis soulevez-la de nouveau avec les jambes et tapez-la en fin de mouvement.

ABDOS AVEC MEDECINE BALL. Allongez-vous sur le dos en tenant une medecine ball avec les deux mains. Fléchissez les genoux à 90 degrés, posez les pieds à plat sur le sol et maintenez la balle contre la poitrine. Réalisez ensuite un crunch classique en soulevant le torse jusqu'à la position assise. Redescendez lentement le dos jusqu'à ce que les épaules touchent légèrement le sol.

CRUNCH (RELEVÉ DE BUSTE) AVEC MEDECINE BALL. Allongez-vous sur le dos, jambes tendues. Tenez la balle dans les deux mains au-dessus de la tête vers le sol mais sans le toucher. Soulevez le torse et amenez en même temps la balle devant vous pour la tendre ensuite vers le bas du corps tout en ramenant le genou droit vers la poitrine. Pour finir le mouvement, amenez la balle au-dessus du genou, vers le pied droit. Revenez en position de départ et recommencez, en amenant cette fois le genou gauche et en étendant la balle vers le pied gauche.

PLANCHE AVEC SWISS BALL. Posez les avant-bras sur une balle de stabilité, les pieds au sol. Votre corps doit former une ligne droite de la tête aux chevilles. Contractez les abdos comme si vous alliez recevoir un coup de poing. Maintenez la position pendant 30 secondes. Si vous ne parvenez pas à tenir si longtemps, recommencez l'exercice.

***ROCKY SOLO* AVEC MEDECINE BALL.** Asseyez-vous par terre, les jambes légèrement fléchies, et tenez une balle avec les deux mains juste au-dessus des genoux. Maintenez les talons au sol pour être bien stable. Faites pivoter le torse vers la gauche et posez la balle sur le sol derrière vous. Relâchez, puis faites pivoter le corps vers la droite de façon à ramener la balle dans la position de départ. Recommencez 10 fois l'exercice, puis changez de côté.

MOUVEMENT DU GRIMPEUR AVEC SWISS BALL. Posez les mains sur une balle de stabilité et allongez les jambes derrière vous, comme si vous faisiez une pompe contre la balle. Gardez les bras tendus et le corps bien aligné de la tête aux pieds. Contractez les abdominaux et les fessiers. Soulevez le pied gauche et amenez le genou gauche le plus près possible du torse. Reposez le pied gauche sur le sol. Revenez dans la position de départ et recommencez l'exercice avec la jambe droite.

LES EXERCICES À FAIRE PARTOUT

L'exercice de Kegel vous dit peut-être quelque chose. C'est l'exercice le plus simple au monde et vous pouvez l'effectuer n'importe où. Cet exercice est destiné à renforcer le muscle pubo-coccygien et consiste en des contractions et décontractions alternées des muscles du plancher pelvien. Il est réputé pour donner plus de contrôle au lit, améliorer la qualité des orgasmes et renforcer la puissance et l'angle de l'érection en améliorant le tonus musculaire et la circulation sanguine là où il faut.
COMMENT PROCÉDER : imaginez que vous êtes en train d'uriner : au lieu de laisser aller le flux, concentrez-vous sur les muscles que vous utiliseriez pour le stopper. Ce sont les mêmes muscles qui se contractent pendant un orgasme et prolongent l'érection. Contractez ces muscles et tenez jusqu'à 10. Recommencez 10 fois l'exercice.

CHAPITRE BONUS — LE RÉGIME Men'sHealth

QUATRE MÉTHODES POUR ÊTRE PERFORMANT PLUS LONGTEMPS

Messieurs, je dois vous révéler un secret : la pire des choses qui puisse vous arriver si vous avez peur de ne pas tenir assez longtemps au lit est justement de vous en inquiéter.

Quel homme n'a jamais connu ce problème d'éjaculation précoce ? (D'ailleurs un homme a-t-il déjà connu une éjaculation « à temps » ?) Alors quand cela se produit, cela signifie tout bonnement que vous êtes normal. En revanche, si le problème se produit un peu trop souvent, la culpabilité s'installe : vous êtes trop tendu. L'une des règles n° 1 en matière de performance sexuelle est de se détendre et de ne pas vouloir à tout prix durer. Plus vous vous mettez la pression pour tenir, plus vous craquez au moment crucial.

Au contraire, calmez le jeu, ralentissez, vous en êtes capable. En restant calme, la pression se dissipera, et tout semblera plus facile. Voici quelques méthodes simples pour vous apprendre à ralentir, même si c'est le moment où votre partenaire monte en puissance.

LE PROGRAMME MINCEUR ET MUSCULATION POUR ATTEINDRE L'EXTASE

1. Commencer et arrêter.

Il y a quantité de façons merveilleuses de mettre ce plan à exécution, seul ou avec votre partenaire, l'idée étant de vous faire prendre davantage conscience de votre corps, de vous aider à reconnaître les signaux indiquant « demi-tour interdit » et de vous apprendre à décider de votre sortie. Pour rester simple, faites en sorte que votre partenaire vous stimule, puis arrêtez-vous avant que vous ne tombiez dans le précipice. (Vous pouvez le faire seul, mais c'est tellement plus amusant quand vous formez une équipe.)

2. Respirez par le ventre.

Respirer lentement et profondément par l'abdomen réduit l'anxiété qui mène à l'éjaculation précoce. Posez la main sur le ventre et faites-le ressortir quand vous inspirez. Essayez de repousser votre main avec le ventre en expirant.

3. Laissez-la prendre son plaisir d'abord.

Quand vous vous concentrez sur son plaisir, surtout avant le rapport sexuel, la pression retombe sur votre performance. En effet, à ce moment-là, quelle importance si vous tenez 12 ou 1 200 secondes ?

4. « Tout le monde veut devenir un CAT... »

Le CAT ou technique d'alignement coïtal est sans doute le meilleur secret sexuel qu'un homme peut posséder. Quand vous êtes en elle, dans la position du missionnaire, déplacez votre corps vers le haut de sorte que votre pubis soit contre le sien. Ne poussez pas. Au lieu de cela, faites le mambo, remuez les hanches en un mouvement circulaire en frottant votre pubis contre le sien. (Pas trop fort !) Ce mouvement est très stimulant pour elle, mais beaucoup moins pour vous. Du coup, elle risque de franchir la ligne d'arrivée avant vous.

LE RÉGIME Men'sHealth

10

DES ALIMENTS POUR TOUS LES JOURS
POUR NE FAIRE L'IMPASSE SUR AUCUN GROUPE D'ALIMENTS

Cette liste regroupe des aliments communs, bons pour la santé (et le papilles !), et vous indique leur valeur nutritive. Attention, ces valeurs ne sont que des moyennes *indicatives*. Apprenez à déchiffrer les étiquettes des produits qui vous sont proposés et vous remarquerez des écarts importants. Telle ou telle marque, telle ou telle qualité de produit ne se valent pas. Choisissez toujours le meilleur : des aliments riches en nutriments et à l'apport calorique raisonnable. Et variez votre alimentation !

Céréales et féculents

Pain et céréales sont les principales sources de glucides complexes. Contrairement aux glucides simples apportés par les aliments sucrés (confiseries, glaces, etc.), ils libèrent une énergie progressive : c'est pourquoi on les appelle souvent « sucres lents ».
Les céréales (surtout si elles sont « complètes ») apportent des fibres en quantité.

PAIN

1. Baguette
Un grand classique du pain, fabriqué à partir de farine de blé raffiné.
POUR 100 G : 265 calories, 8 g de protides, 56 g de glucides, 1 g de graisses

2. Pain de campagne
Pas de recette unique, généralement un mélange de trois farines où le blé reste majoritaire.
POUR 100 G : 262 calories, 9 g de protides, 54 g de glucides, 0,9 g de graisses

3. Pain complet
À base de farine de blé complet, c'est-à-dire que les graines sont moulues avec leur son. Riche en fibres et minéraux.
POUR 100 G : 229 calories, 9 g de protides, 44 g de glucides, 1,8 g de graisses

4. Pain de seigle
À base de farine de seigle et de farine de blé.
POUR 100 G : 232 calories, 6,7 g de protides, 49 g de glucides, 1 g de graisses

5. Biscottes
Plus grasses et plus sucrées que le pain.
POUR 100 G : 400 calories, 10 g de protides, 78 g de glucides, 7 g de graisses

6. Pain à hamburger
POUR 100 G : 289 calories, 9,5 g de protides, 50 g de glucides, 5,7 g de graisses

GÂTEAUX ET VIENNOISERIES

Très appréciées, les viennoiseries apportent certes un peu de protéines, mais trop de glucides et de graisses, et ne devraient pas être consommées quotidiennement.

7. Chausson aux pommes
POUR 100 G : 300 calories, 2 g de protides, 50 g de glucides, 20 g de graisses

8. Croissant
POUR 100 G : 380 calories, 6 g de protides, 48 g de glucides, 18 g de graisses

9. Éclair
POUR 100 G : 264 calories, 6 g de protides, 24 g de glucides, 16 g de graisses

10. Pain aux raisins
POUR 100 G : 319 calories, 8,2 g de protides, 46 g de glucides, 11,3 g de graisses

11. Pain d'épice
Choisir de préférence du pain d'épice « pur miel », sans sucre ajouté.
POUR 100 G : 321 calories, 3,2 g de protides, 70 g de glucides, 1 g de graisses

DES ALIMENTS POUR TOUS LES JOURS

FÉCULENTS

Riches en glucides complexes, en fibres, en vitamine B.
Attention aux étiquettes des produits ! Secs ou cuits, les féculents et les légumineuses n'ont pas les mêmes valeurs caloriques. Gonflés d'eau à la cuisson, ils sont moins caloriques qu'avant cuisson (rapport de 1 à 4, quasiment).

12. Boulgour (produit sec)
POUR 100 G : 362 calories, 14 g de protides, 73 g de glucides, 1,7 g de graisses

13. Flocons d'avoine (produit sec)
POUR 100 G : 356 calories, 12 g de protides, 60 g de glucides, 8 g de graisses

14. Haricots rouges (cuits)
POUR 100 G : 119 calories, 8,1 g de protides, 21,3 g de glucides, 0,5 g de graisses

15. Haricots blancs (cuits)
POUR 100 G : 131 calories, 9,2 g de protides, 23,7 g de glucides, 0,3 g de graisses

16. Lentilles (produit sec)
POUR 100 G : 320 calories, 24 g de protides, 50 g de glucides, 1,2 g de graisses

17. Maïs
POUR 100 G : 97 calories, 2,9 g de protides, 18,8 g de glucides, 1,3 g de graisses

18. Pâtes (produit sec)
POUR 100 G : 340 calories, 15 g de protides, 35 g de glucides, 1,4 g de graisses

19. Polenta (produit sec)
POUR 100 G : 353 calories, 6,7 g de protéines, 79 g de glucides, 1,2 g de matières grasses

20. Pomme de terre
POUR 100 G : 85 calories, 2 g de protides, 19 g de glucides, 0,2 g de graisses

QUINOA (PRODUIT SEC)

*Le + **Men's Health** : le quinoa, originaire du Pérou, est une des rares sources végétales de protéines complètes. Il contient tous les acides aminés nécessaires à l'organisme, tout en étant dépourvu de graisses.*
POUR 100 G : 300 calories, 5 g de protides, 27,6 g de glucides, 2,3 g de graisses.

21. Riz (produit sec)
Le riz brun est plus riche en fibres (3 g) que le riz blanc.
PAR TASSE : 230 calories, 5 g de protéines, 50 g de glucides, 0,7 g de graisses

22. Céréales du petit déjeuner
Elles sont souvent riches en sucres ajoutés. Préférez les variétés non sucrées.

23. Muesli
POUR 100 G : de 370 à 450 calories, de 7 à 9 g de protides, de 60 à 70 g de glucides, de 8 à 19 g de graisses

24. Céréales bio
POUR 100 G : de 320 à 400 calories, de 8 à 15 g de protides, de 62 à 80 g de glucides, de 1 à 8 g de graisses

25. Pétales soufflés
POUR 100 G : de 370 à 400 calories, de 4 à 7 g de protides, de 80 à 90 g de glucides, de 1 à 4 g de graisses

Œufs

Les œufs sont riches en protéines facilement assimilables par l'organisme, en vitamines, minéraux et oligo-éléments.

Le + Men's Health : *pour un même apport protéinique, on consomme moins de calories en se nourrissant d'œufs plutôt que d'autres aliments, comme l'explique le Dr Volek, de l'Université du Connecticut. Consommer le jaune est indispensable : il contient de la vitamine B 12 nécessaire à la récupération et au soutien musculaire.*

26. Blanc d'œuf
UN ŒUF : 21,7 calories, 4,8 g de protides, 0,4 g de glucides, 0,1 g de graisses

27. Jaune d'œuf
UN ŒUF : 59 calories, 2,7 g de protides, 0,05 g de glucides, 5,3 g de graisses

28. Œuf au plat
UN ŒUF : 92 calories, 6,4 g de protides, 0,6 g de glucides, 7 g de graisses

29. Œuf dur
UN ŒUF : 85,2 calories, 6,9 g de protides, 0,55 g de glucides, 5,8 g de graisses

30. Omelette
UN ŒUF : 95 calories, 6,4 g de protides, 0,63 g de glucides, 7 g de graisses

Produits laitiers

Le lait et ses dérivés sont indispensables à la construction du squelette et à son entretien, grâce au calcium qu'ils contiennent. Le beurre et la crème fraîche ne sont pas considérés comme des produits laitiers, mais classés comme matières grasses, même s'ils sont élaborés à partir du lait. Ils ne contiennent pas de calcium.

31. Fromage blanc
Existe en version « maigre » : moins de matière grasse, bien sûr, et de calories, mais souvent davantage de glucides.
POUR 100 G : 114 calories, 7 g de protides, 3,5 g de glucides, 8 g de graisses

32. Lait demi-écrémé
Préférez les laits stérilisés aux laits pasteurisés : ils auront mieux conservé leurs propriétés nutritives essentielles.
POUR 10 CL : 43 calories, 3,2 g de protides, 4,8 g de glucides, 1,5 g de graisses

33. Lait entier
POUR 10 CL : 63 calories, 3,2 g de protides, 4,8 g de glucides, 3,6 g de graisses

34. Petit-suisse
Existe en version « maigre » : moins de matière grasse, bien sûr, et de calories, mais souvent davantage de glucides.
POUR 100 G : 140 calories, 9,4 g de protides, 3,3 g de glucides, 10 g de graisses

35. Yaourt nature
Préférez les yaourts nature aux yaourts aromatisés, qui contiennent souvent des produits chimiques pour la coloration ou l'arôme.
Le + Men's Health : selon le Dr Volek, de l'Université du Connecticut, le yaourt est l'un des rares aliments qui contiennent de l'acide linoléique : celui-ci joue un rôle important dans la réduction de la masse graisseuse.
POUR 100 G : de 50 à 70 calories, de 3 à 4 g de protides, de 4 à 5 g de glucides, de 1 à 3 g de graisses

36. Yaourt maigre
POUR 100 G : 50 calories, 5,7 g de protides, 7,6 g de glucides, 0 g de graisses

37. Yaourt aux fruits
Le + Men's Health : *acheter des yaourts allégés n'est pas forcément intéressant en terme de gain nutritif. Les glucides des yaourts aux fruits pourront même doper votre insuline et favoriser la récupération après l'effort.*
POUR 100 G : 80 calories, 4 g de protides, 13 g de glucides, 1 g de graisses

FROMAGES

Relativement caloriques, les fromages n'en sont pas moins utiles, en petite quantité, pour satisfaire les besoins de l'organisme en protéines et en calcium. Mais tous n'ont pas la même teneur en calcium ou en sel.

38. Bleu
POUR 30 G : 120 calories, 7 g de protides, 0 g de glucides, 10 g de graisses, 220 mg de calcium, 1 000 mg de sel

39. Camembert
POUR 30 G : 95 calories, 7 g de protides, 0 g de glucides, 6,5 g de graisses, 180 mg de calcium, 610 mg de sel

40. Cantal
POUR 30 G : 120 calories, 8 g de protides, 1,5 g de glucides, 9 g de graisses, 290 mg de calcium, 720 mg de sel

41. Chèvre
POUR 30 G : 90 calories, 7 g de protides, 0,4 g de glucides, 8,5 g de graisses, 250 mg de calcium, 420 mg de sel

42. Emmental
POUR 30 G : 120 calories, 9,2 g de protides, 0 g de glucides, 9 g de graisses, 300 mg de calcium, 200 mg de sel

43. Mozzarella
POUR 30 G : 80 calories, 6 g de protides, 0,4 g de glucides, 6 g de graisses, 95 mg de calcium, 80 mg de sel

44. Parmesan
POUR 30 G : 130 calories, 12 g de protides, 0 g de glucides, 8,5 g de graisses, 400 mg de calcium, 300 mg de sel

45. Roquefort
POUR 30 G : 120 calories, 7 g de protides, 0,6 g de glucides, 10 g de graisses, 200 mg de calcium, 600 mg de sel

Fruits et légumes

Fruits et légumes verts, riches en fibres, vitamines et minéraux, peu caloriques, présentent un grand intérêt nutritionnel.

FRUITS

46. Abricot
Riche en vitamines A, B et C et en minéraux.
POUR 100 G : 42 calories, 1 g de protides, 10 g de glucides, 0 g de graisses

47. Ananas
Riche en vitamines et en fibres.
Le + Men's Health : la broméline, enzyme contenue dans l'ananas, aide à réduire les inflammations des tissus et des muscles après une séance d'entraînement.
POUR 100 G : 52 calories, 0,4 g de protides, 12 g de glucides, 0,2 g de graisses

48. Banane
Fortifiante et nourrissante, elle contient beaucoup de minéraux et de vitamines.
POUR 100 G : 90 calories, 1,3 g de protides, 22,7 g de glucides, 0,5 g de graisses

49. Cassis
Il se conserve mal, aussi achetez-en de petites quantités.
POUR 100 G : 54 calories, 1 g de protides, 12 g de glucides, 0 g de graisses

50. Cerise
Le plus sucré des fruits rouges est riche en flavonoïdes qui combattent les radicaux libres.
POUR 100 G : 68 calories, 1 g de protides, 15 g de glucides, 0,4 g de graisses

51. Citron jaune
Le citron est un des meilleurs antioxydants naturels.
POUR 100 G : 26 calories, 0,7 g de protides, 2,5 g de glucides, 0,3 g de graisses

52. Datte
Riche en sucre, c'est un aliment très calorique.
POUR 100 G : 278 calories, 2 g de protides, 75 g de glucides, 0,6 g de graisses

53. Figue
Comme elle est riche en sucre, il faut la consommer avec modération.
POUR 100 G : 57 calories, 0,9 g de protides, 13 g de glucides, 0,2 g de graisses

54. Fraise
Diurétique et dépurative, la fraise doit être consommée rapidement, car elle se conserve mal.
POUR 100 G : 35 calories, 0,7 g de protides, 7,5 g de glucides, 0,5 g de graisses

55. Framboise
Cette baie fragile contient quantité de minéraux et d'oligo-éléments.
100 G : 38 calories, 1 g de protides, 8 g de glucides, 0,5 g de graisses

56. Groseille
Peu calorique, cette baie a des propriétés rafraîchissantes et minéralisantes.
POUR 100 G : 33 calories, 1,1 g de protides, 9,5 g de glucides, 0,4 g de graisses

57. Kiwi
Très riche en vitamine C, le kiwi combat le vieillissement cellulaire.
Le + Men's Health : la sérotonine contenue dans le kiwi aiderait à réguler le cycle du sommeil. En manger le soir (avec modération, car il y a aussi de la vitamine C !) réduirait le temps d'endormissement.
POUR 100 G : 47 calories, 1,6 g de protides, 11 g de glucides, 0,3 g de graisses

58. Mandarine
Moins acide que l'orange, cet agrume est aussi riche en vitamine C.
POUR 100 G : 41 calories, 0,5 g de protides, 9,4 g de glucides, 0,2 g de graisses

59. Mangue
Elle est très riche en provitamine A, et excellente pour les femmes enceintes et les jeunes en période de croissance.
POUR 100 G : 56 calories, 0,5 g de protides, 15 g de glucides, 0,2 g de graisses

60. Melon
Le melon est très rafraîchissant et possède des propriétés diurétiques et dépuratives.
POUR 100 G : 48 calories, 0,8 g de protides, 8,4 g de glucides, 0 g de graisses

61. Mûre
Cette baie un peu acide contient des tannins, des fibres et des sels minéraux.
POUR 100 G : 54 calories, 1 g de protides, 12,8 g de glucides, 0 g de graisses

62. Myrtille
La myrtille possède de nombreuses vertus thérapeutiques.
POUR 100 G : 50 calories, 0,6 g de protides, 11,3 g de glucides, 0,5 g de graisses

63. Noix
Très calorique, ce fruit oléagineux est riche en acides gras insaturés et en oméga-3.
Le + Men's Health : les noix et autres fruits à coques sont l'une des meilleures sources de vitamine E facilement absorbable par l'organisme. Leurs antioxydants aident les muscles à mieux récupérer. Une consommation de deux poignées par jour est suffisante. Au-delà, elles pourraient avoir une mauvaise influence sur votre poids.
POUR 100 G : 654 calories, 15 g de protides, 25 g de glucides, 48 g de graisses

64. Noix de coco
Le fruit est très énergétique et doit donc être consommé avec modération, mais l'eau qu'elle contient est peu calorique et désaltérante.
POUR 100 G : 354 calories, 4 g de protides, 10 g de glucides, 34 g de graisses

65. Orange
Fuit précieux pour la santé par la quantité de vitamines qu'il contient, son jus doit être consommé rapidement, sinon il perd ses qualités nutritives.
POUR 100 G : 30 calories, 1 g de protides, 8,6 g de glucides, 0,2 g de graisses

66. Pamplemousse
Cet agrume est très riche en antioxydants et vitamines.
POUR 100 G : 30 calories, 0,6 g de protides, 8 g de glucides, 0,1 g de graisses

67. Papaye
Plus riche en vitamine C que les agrumes, la papaye contient une substance qui peut provoquer des allergies. Mais cette papaïne permet aussi de réduire les protéines en composants facilement assimilables.

POUR 100 G : 39 calories, 0,6 g de protides, 10 g de glucides, 0,1 g de graisses

68. Pastèque
Avec plus de 90 % d'eau, la pastèque est un fruit très rafraîchissant, idéal pendant les périodes chaudes.
POUR 100 G : 30 calories, 0,6 g de protides, 7,1 g de glucides, 0,1 g de graisses

69. Pêche
Riche en eau et en fibres, la pêche est un fruit typiquement estival.
POUR 100 G : 41 calories, 0,6 g de protides, 9,2 g de glucides, 0 g de graisses

70. Poire
Sa chair granuleuse peut irriter certains intestins fragiles, mais la poire est un fruit peu calorique et riche en fibres.
POUR 100 G : 50 calories, 0,4 g de protides, 14 g de glucides, 0,2 g de graisses

71. Pomme
Les vitamines et minéraux se concentrent dans la peau : choisissez des pommes que vous pourrez donc croquer avec leur peau.
POUR 100 G : 54 calories, 0,4 g de protides, 19 g de glucides, 0,2 g de graisses

72. Raisin
Ce fruit riche en sucre et calorique est pourtant très digeste et plein de qualités nutritives.
POUR 100 G : 72 calories, 0,9 g de protides, 16 g de glucides, 0,7 g de graisses

LÉGUMES

73. Ail
Il perd la plupart de ses propriétés nutritionnelles quand il est cuit.
POUR 100 G : 133 calories, 6,4 g de protides, 28 g de glucides, 0,5 g de graisses

74. Artichaut
Il stimule la production de la bile et facilite la digestion.
POUR 100 G : 40 calories, 3 g de protides, 1,2 g de glucides, 0,2 g de graisses

75. Asperge
Elle a un effet diurétique. Ne pas consommer en grande quantité en cas d'insuffisance rénale.
POUR 100 G : 20 calories, 2,4 g de protides, 1,5 g de glucides, 0,3 g de graisses

76. Aubergine
À cuire dans peu de matières grasses, car elle les absorbe comme une éponge !
POUR 100 G : 18 calories, 1,3 g de protides, 3,2 g de glucides, 0,2 g de graisses

77. Avocat
Aliment très complet, riche en graisses de bonne qualité.
POUR 100 G : 160 calories, 2 g de protides, 7,5 g de glucides, 15 g de graisses

78. Betterave rouge
Elle est riche en minéraux et oligo-éléments.
POUR 100 G : 37 calories, 1,5 g de protides, 8,5 g de glucides, 0,1 g de graisses

79. Brocoli
Il aurait des vertus anticancéreuses, mais est à éviter en cas de calculs rénaux.
Le + Men's Health : avant et après les séances de musculation, la vitamine C réduit les douleurs musculaires. Or les brocolis sont bourrés de cette vitamine...
POUR 100 G : 25 calories, 0 g de protides, 5 g de glucides, 0 g de graisses

80. Carotte
Elle contient davantage de vitamines quand elle est consommée crue. C'est la peau qui contient la plupart des vitamines, aussi choisissez des carottes bio et ne les épluchez pas.
POUR 100 G : 31 calories, 0,8 g de protides, 5,1 g de glucides, 0,3 g de graisses

81. Céleri
Longtemps employé comme plante médicinale, le céleri est vraiment peu calorique.
POUR 100 G : 12 calories, 1 g de protides, 2 g de glucides, 0 g de graisses

82. Champignons
Il en existe de multiples variétés, qu'il est préférable de consommer très fraîches.
POUR 100 G : 15 calories, 2 g de protides, 0,5 g de glucides, 0,5 g de graisses

83. Châtaigne
Considérée longtemps comme un « plat du pauvre », elle est très nourrissante et énergétique.
POUR 100 G : 165 calories, 4 g de protides, 42 g de glucides, 3 g de graisses

84. Chou
Le chou, quelle que soit sa couleur, perd de ses qualités nutritives quand il est cuit.
POUR 100 G : 15 calories, 1,5 g de protides, 5 g de glucides, 0 g de graisses

85. Chou-fleur
Il est riche en fibres, mais le soufre qu'il contient peut le rendre difficile à digérer.
POUR 100 G : 24 calories, 2,4 g de protides, 4,5 g de glucides, 0 g de graisses

86. Chou de Bruxelles
Parfois difficile à digérer à cause du soufre qu'il contient, il faut éviter de le cuire dans des matières grasses, qu'il absorbe.
POUR 100 G : 37 calories, 2,6 g de protides, 2,8 g de glucides, 0,4 g de graisses

87. Concombre
C'est un des légumes les moins caloriques et il assure une bonne hydratation de l'organisme.
POUR 100 G : 11 calories, 0,7 g de protides, 2 g de glucides, 0,1 g de graisses

88. Courgette
Cousine du précédent, elle est plus digeste.
POUR 100 G : 15 calories, 0,6 g de protides, 2,5 g de glucides, 0,1 g de graisses

89. Échalote
Comme l'ail, elle contient de la quercétine, qui aide à réduire le taux de mauvais cholestérol.
POUR 100 G : 65 calories, 1,9 g de protides, 13 g de glucides, 1,9 g de graisses

90. Endive
Elle est vivement recommandée dans les régimes hypocaloriques.
POUR 100 G : 8 calories, 1 g de protides, 4 g de glucides, 0 g de graisses

91. Épinard
Riche en fer, mais moins que le laisse supposer l'image de Popeye, l'épinard réduit fortement à la cuisson et perd de ses nutriments.
POUR 100 G : 17 calories, 2 g de protides, 3 g de glucides, 0 g de graisses

92. Fenouil
Peu calorique et facile à digérer, le fenouil pourrait être toxique en très grandes quantités.
POUR 100 G : 16 calories, 2,4 g de protides, 5 g de glucides, 0,3 g de graisses

93. Haricots verts
Le haricot vert est une bonne source de protéines végétales, qu'il faut cuire à la vapeur pour lui conserver ses qualités nutritionnelles.
POUR 100 G : 30 calories, 1,6 g de protides, 3,2 g de glucides, 0,1 g de graisses

94. Laitue
Cette salade extrêmement commune favorise la digestion.
POUR 100 G : 13 calories, 1,3 g de protides, 2,6 g de glucides, 0 g de graisses

95. Navet
Peu calorique, le navet contient une bonne quantité de fibres. Un bon allié pour perdre du poids...
POUR 100 G : 17 calories, 1 g de protides, 7 g de glucides, 0,2 g de graisses

96. Oignon
Quelle que soit sa variété, l'oignon présente de grandes qualités nutritives.
POUR 100 G : 34 calories, 1,2 g de protides, 6,5 g de glucides, 0,2 g de graisses

97. Petits pois
Riches en fibres et glucides, les petits poids sont appréciés pour leur goût délicat.
POUR 100 G : 80 calories, 4,9 g de protides, 10,5 g de glucides, 0,5 g de graisses

98. Poireau
La partie verte est plus riche en vitamines que la blanche, mais ses fibres sont moins bien digérées.
POUR 100 G : 28 calories, 1,2 g de protides, 3,8 g de glucides, 0,3 g de graisses

99. Poivron
La peau épaisse du poivron le rend parfois difficile à digérer. Épluchez-le !
Le + Men's Health : les poivrons rouges contiennent 60 % de vitamine C en plus que les poivrons verts.
POUR 100 G : 20 calories, 1 g de protides, 4 g de glucides, 0,3 g de graisses

100. Radis
Les fanes de ce légume-racine peuvent aussi se consommer, en soupe par exemple.
POUR 100 G : 15 calories, 1 g de protides, 3 g de glucides, 0,2 g de graisses

101. Soja
Apprécié pour ses qualités nutritionnelles, il est même conseillé par les médecins et diététiciens. Pauvre en graisses, il contient tous les acides aminés essentiels au développement des muscles.
POUR 100 G : 49 calories, 6 g de protides, 5,3 g de glucides, 1,4 g de graisses

102. Tomate
Toutes ses variétés possèdent de grandes qualités nutritives, mais sa peau peut irriter les intestins fragiles.
POUR 100 G : 15 calories, 0,8 g de protides, 3,5 g de glucides, 0,3 g de graisses

---

HERBES ET ÉPICES

Les herbes aromatiques et les épices, rarement consommées seules, viennent agrémenter nos plats, leur apportant goût, saveur, couleur et odeur, et renforcent notre plaisir à manger. Elles sont pour la plupart des sources précieuses d'antioxydants (fournis par ailleurs par les fruits, les légumes et les céréales complètes) qui aident l'organisme à se défendre des attaques des radicaux libres et participent au bon fonctionnement cardio-vasculaire.

Viandes et charcuterie

Viandes et charcuterie ne font pas partie des aliments mis en avant dans le cadre des régimes, car elles sont généralement trop riches en cholestérol et en graisses. Mais elles apportent aussi du fer, des protéines et des vitamines B (notamment B12, absente des végétaux). À condition de les consommer dans des quantités raisonnables, d'alterner viande rouge et viande blanche, et de limiter l'apport de matières grasses pour la cuisson, il n'est pas du tout interdit d'en manger!

VIANDES

103. Agneau (épaule)
Riches en fer, l'agneau et le mouton restent tout de même les viandes les plus riches en calories.
POUR 100 G : 289 calories, 16 g de protides, 0 g de glucides, 25 g de graisses

104. Bœuf
La viande de bœuf est une des moins caloriques, et c'est une bonne source de vitamines B12. Attention quand même à la dose d'acides gras saturés qu'elle contient.
Le + Men's Health : le bœuf est riche en zinc et en fer, minéraux indispensables pour construire la masse musculaire, et en sélénium, qui jouerait un rôle important dans la lutte contre le cancer de la prostate.
POUR 100 G : de 150 à 200 calories, de 15 à 28 g de protides, 0 g de glucides, de 5 à 20 g de graisses

105. Canard
La viande de canard, sans la peau, très grasse, est une viande peu calorique et très digeste.
POUR 100 G : 130 à 180 calories, 20 g de protides, 0 g de glucides, 10 g de graisses

106. Dinde
Viande maigre, la dinde est riche en fer et magnésium.
Le + Men's Health : la glutamine contenue dans la dinde est un acide aminé qui facilite la synthèse des protéines et accroît la masse musculaire.
POUR 100 G : de 100 à 150 calories, de 25 à 30 g de protides, 0 g de glucides, de 2 à 4 g de graisses

107. Lapin
Viande maigre, la chair du lapin est riche en protéines et minéraux.
POUR 100 G : 130 calories, 20 g de protides, 0 g de glucides, 5,5 g de graisses

108. Oie
La viande d'oie, riche en acides gras, doit être consommée avec modération en cas de surpoids.
POUR 100 G : 275 calories, 30 g de protides, 0 g de glucides, 17,5 g de graisses

109. Poulet
La viande de poulet convient à tout le monde. Elle contient des graisses de bonne qualité (acides gras insaturés), mais sa peau est très grasse.
POUR 100 G : 150 calories, 21 g de protides, 0 g de glucides, 7 g de graisses

110. Veau
La viande de veau est maigre, et riche en protéines, minéraux et vitamine B12.

POUR 100 G : de 110 à 150 calories, de 20 à 30 g de protides, 0 g de glucides, de 3 à 15 g de graisses

111. Porc
La viande de porc est riche en protéines et minéraux, et facile à dégraisser.

POUR 100 G : de 115 à 200 calories, de 20 à 30 g de protides, 0 g de glucides, de 5 à 15 g de graisses

CHARCUTERIE

Comme la viande, la charcuterie est riche en calories et elle l'est davantage en graisses et en sel.

112. Jambon blanc
POUR 100 G : 135 calories, 18 g de protides, 0,8 g de glucides, 6,5 g de graisses

113. Jambon cru
POUR 100 G : 330 calories, 15 g de protides, 0 g de glucides, 30 g de graisses

114. Rillettes
POUR 100 G : 542 calories, 20 g de protides, 3 g de glucides, 50 g de graisses

115. Saucisse de Francfort
POUR 100 G : 300 calories, 11 g de protides, 1,4 g de glucides, 28 g de graisses

Poissons et crustacés

Les poissons apportent des protéines nécessaires à l'entretien des muscles et à la construction du squelette. Les poissons gras, comme le saumon, la sardine, le maquereau, le hareng, sont riches en acides gras essentiels (les oméga-3 et 6). Fruits de mer, crustacés et poissons contiennent aussi de l'iode qui agit favorablement sur la thyroïde.

Le + Men's Health : *les oméga-3 contenus dans le poisson peuvent diminuer la perte de protéines après l'effort et favoriser la récupération.*

116. Bar, loup
POUR 100 G : 98 calories, 20 g de protides, 0 g de glucides, 2 g de graisses

117. Brochet
POUR 100 G : 93 calories, 21 g de protides, 0 g de glucides, 1 g de graisses

118. Calamar
POUR 100 G : 84 calories, 16 g de protides, 3 g de glucides, 1,5 g de graisses

119. Cabillaud
POUR 100 G : 74 calories, 16 g de protides, 0 g de glucides, 1 g de graisses

120. Carpe
POUR 100 G : 110 calories, 18,5 g de protides, 0 g de glucides, 4 g de graisses

121. Carrelet
POUR 100 G : 65 calories, 15 g de protides, 0,5 g de glucides, 0,6 g de graisses

122. Colin
POUR 100 G : 91 calories, 17 g de protides, 0 g de glucides, 2,5 g de graisses

123. Coquille Saint-Jacques
POUR 100 G : 77 calories, 16 g de protides, 0 g de glucides, 0,1 g de graisses

124. Crabe
POUR 100 G : 128 calories, 18,5 g de protides, 0,5 g de glucides, 3,5 g de graisses

125. Crevettes
POUR 100 G : 92 calories, 21 g de protides, 1 g de glucides, 0,5 g de graisses

126. Dorade
POUR 100 G : 91 calories, 16 g de protides, 0 g de glucides, 3 g de graisses

127. Hareng
POUR 100 G : 215 calories, 22 g de protides, 0,5 g de glucides, 14 g de graisses

128. Huître
POUR 100 G : 73 calories, 9 g de protides, 4,5 g de glucides, 2 g de graisses

129. Langouste
POUR 100 G : 92 calories, 17 g de protides, 0,5 g de glucides, 2 g de graisses

130. Lieu
POUR 100 G : 85 calories, 19 g de protides, 0 g de glucides, 1 g de graisses

131. Limande
POUR 100 G : 76 calories, 16,5 g de protides, 0 g de glucides, 1 g de graisses

DES ALIMENTS POUR TOUS LES JOURS

132. Lotte
POUR 100 G : 86 calories, 18 g de protides, 0 g de glucides, 1,5 g de graisses

133. Maquereau
POUR 100 G : 177 calories, 22 g de protides, 0 g de glucides, 12 g de graisses

134. Moules
POUR 100 G : 118 calories, 20,2 g de protides, 3,1 g de glucides, 2,8 g de graisses

135. Raie
POUR 100 G : 93 calories, 21 g de protides, 0 g de glucides, 1 g de graisses

136. Sardines
POUR 100 G : 217 calories, 22,6 g de protides, 0 g de glucides, 10,5 g de graisses

137. Saumon
POUR 100 G : 179 calories, 20 g de protides, 0 g de glucides, 11 g de graisses

138. Sole
POUR 100 G : 75 calories, 16,5 g de protides, 0 g de glucides, 2 g de graisses

139. Truite
POUR 100 G : 86 calories, 22,4 g de protides, 0 g de glucides, 3,6 g de graisses

140. Truite fumée
POUR 100 G : 156 calories, 23 g de protides, 0,2 g de glucides, 7 g de graisses

141. Thon
POUR 100 G : 137 calories, 25 g de protides, 0 g de glucides, 2 g de graisses

Boissons

L'eau est la seule boisson véritablement nécessaire à l'organisme. Les jus de fruits sont moins riches en fibres que les fruits, mais peuvent les remplacer si l'on consomme peu de fruits. Les autres boissons, comme les vins et certains alcools, le thé, le café, ont toutes des vertus, mais elles sont à consommer avec modération, car, en excès, elles se révèlent toxiques pour l'organisme.

Le + Men's Health : *les muscles contiennent environ 80 % d'eau. La moindre variation peut avoir des conséquences (blessures). Une étude allemande a d'ailleurs montré que des muscles bien hydratés synthétisent mieux les protéines.*

Hydratez-vous régulièrement tout au long de la journée et pendant les séances d'entraînement.

142. **Jus d'orange**
POUR 10 CL : 51 calories, 0 g de protides, 12,8 g de glucides, 0 g de graisses

143. **Jus de citron**
POUR 10 CL : 5 calories, 0,06 g de protides, 1,3 g de glucides, 0 g de graisses

144. **Jus de pamplemousse**
POUR 10 CL : 39 calories, 0,5 g de protides, 9,3 g de glucides, 0 g de graisses

145. **Jus de pomme**
POUR 10 CL : 49 calories, 0 g de protides, 12 g de glucides, 0 g de graisses

146. **Jus de raisin**
POUR 10 CL : 66 calories, 0,6 g de protides, 16 g de glucides, 0 g de graisses

147. **Jus de tomate**
POUR 10 CL : 20 calories, 1 g de protides, 4,4 g de glucides, 0,04 g de graisses

148. **Jus de carotte**
POUR 10 CL : 41 calories, 0,9 g de protides, 9,6 g de glucides, 0 g de graisses

149. **Thé**
Il existe deux catégories de thés : le thé vert n'a pas subi de fermentation, tandis que le thé noir est fermenté après séchage.
Le + Men's Health : *une tasse de thé matinale remonte le moral grâce à la présence de flavonoïdes et de L-théanine. Une étude menée sur plus de 2 000 Norvégiens a même démontré que les performances intellectuelles sont supérieures chez ceux qui boivent le plus de thé.*
Valeurs non représentatives

150. **Café**
Il existe plusieurs façons de préparer ce produit issu de graines torréfiées. La caféine, en dose variable selon la variété de café, a des propriétés stimulantes.
Le + Men's Health : *selon une étude de l'Université de Géorgie, la caféine améliorerait l'endurance en soulageant les douleurs musculaires. Résultat : vous pouvez vous entraîner plus longtemps.*
Valeurs non représentatives

151. **Vin**
Le vin, rouge notamment, est riche en tanins et en substances antioxydantes, qui protègent contre les maladies cardio-vasculaires. Mais en excès, il est nocif pour plusieurs organes.
POUR 10 CL : 57 calories

Matières grasses

À consommer avec modération, bien sûr, de par leur teneur en graisses. Néanmoins, les matières grasses sont aussi riches en diverses vitamines : le beurre, par exemple, est riche en vitamine A.

152. Beurre
Préparé à partir de la matière grasse du lait, c'est un produit gras, calorique, contenant des acides gras saturés.
POUR 100 G : 741 calories, 0,8 g de protides, 0,5 g de glucides, 82 g de graisses

153. Crème fraîche
Existe avec différents pourcentages de matière grasse.
POUR 100 G : 300 calories, 2,5 g de protides, 3,5 g de glucides, 30 g de graisses

154. Margarine
POUR 100 G : 744 calories, 0,1 g de protides, 0,4 g de glucides, 82,5 g de graisses

Il est conseillé de varier le type d'huile que l'on utilise : par exemple, une huile pour la cuisson, et une autre pour l'assaisonnement, afin de profiter de leurs qualités nutritives différentes.

155. Huile d'olive
Le + Men's Health : privilégiez toujours une première pression à froid, qui contient davantage de vitamine E. La graisse monosaturée de l'huile d'olive protège les articulations et maintient le tissu musculaire. Idéal après l'entraînement !
POUR 1 CUIL. À SOUPE : 121 calories, 0 g de protides, 0 g de glucides, 13,5 g de graisses

156. Huile de colza
POUR 1 CUIL. À SOUPE : 122 calories, 0 g de protides, 0 g de glucides, 13,6 g de graisses

157. Huile de tournesol
POUR 1 CUIL. À SOUPE : 122 calories, 0 g de protides, 0 g de glucides, 13,6 g de graisses

Produits sucrés

À la différence des « sucres lents » (voir céréales et féculents), les sucres simples de ces produits passent rapidement dans le sang. La glycémie s'élève et baisse rapidement, la baisse s'accompagnant de fatigue et de fringale.

Ces aliments n'ont pas tous d'intérêt nutritionnel, mais pourrait-on s'en passer ? Le plaisir ressenti en mangeant est important pour maintenir un bon équilibre alimentaire. Quelles que soient leurs qualités nutritives, tant que leur consommation reste raisonnable, il n'y a pas de raison de s'en priver totalement.

158. Sucre raffiné
POUR 30 G : 130 calories, 0 g de protides, 35 g de glucides, 0 g de graisses

159. Chocolat
Le chocolat contient des substances qui stimulent le psychisme et diminuent le stress (présence de sérotonine et de magnésium). Le chocolat noir est moins sucré que le chocolat au lait, mais tout aussi calorique.
POUR 30 G : 150 calories, 6 g de protides, 18 g de glucides, 9 g de graisses

160. Pâte à tartiner
POUR 30 G : 165 calories, 5 g de protides, 18 g de glucides, 10 g de graisses

161. Soda
En consommant des boissons sucrées, vous aurez l'impression d'avaler peu de calories. Pourtant, ils sont extrêmement caloriques !
POUR 30 CL : 120 calories, 0 g de protides, 30 g de glucides, 0 g de graisses

162. Miel
Le miel a un pouvoir sucrant plus fort que le sucre et contient quelques minéraux.
POUR 30 G : 93 calories, 0 g de protides, 23 g de glucides, 0 g de graisses

163. Confiture
POUR 30 G : 74 calories, 0,1 g de protides, 18 g de glucides, 0,1 g de graisses

164. Barre chocolatée
POUR 30 G : de 100 à 130 calories, de 1 à 3 g de protides, de 8 à 21 g de glucides, de 1 à 12 g de graisses

165. Glace
POUR 100 G : 180 calories, 4 g de protides, 20 g de glucides, 8 g de graisses

LE RÉGIME Men'sHealth

11
LES RECETTES DU RÉGIME MEN'S HEALTH
DES PRÉPARATIONS SAVOUREUSES POUR COMBATTRE LA GRAISSE ET NOURRIR VOS MUSCLES

Le régime *Men's Health* a été conçu pour vous aider à perdre des kilos, non pas en vous imposant de réduire la quantité de nourriture que vous absorbez, mais en vous armant pour la journée d'aliments riches en nutriments, à la fois copieux et délicieux. En suivant le programme de nutrition du *Men's Health*, vous éliminerez de la graisse et des calories inutiles, mais aussi les composants artificiels et mauvais pour la santé que l'on trouve dans bon nombre d'aliments transformés, qui, on le sait maintenant, contribuent à vous faire prendre du poids. Les recettes que nous vous proposons sont simples et rapides à préparer. Elles vous aideront à écarter les aliments et les additifs mauvais pour la santé, car vous serez repu pour la toute journée en brûlant des calories facilement et naturellement – même pendant votre sommeil ! Vous vous sentirez aussi en meilleure santé et plus heureux, car ce programme a été conçu pour stimuler la combustion des graisses dans votre corps et les psycho-régulateurs naturels de votre cerveau.

Le programme de nutrition du *Men's Health* Petit déjeuner et brunch

Consommez surtout un grand nombre de calories sous la forme de produits laitiers, d'œufs, de céréales complètes et de fibres.

En faisant passer le gros des calories le matin, vous perdez du poids, sans le reprendre. Consommez, par conséquent, de 30 à 35 % de votre apport journalier le matin. Si vous prenez l'habitude de ne pas sauter le petit déjeuner, vous constaterez que vous consommez moins de calories le reste de la journée et que vous maigrissez en mangeant 2 œufs, par exemple, et une tranche de pain complet tous les jours. Et si vous n'avez ni l'envie ni le temps de prendre un gros petit déjeuner au lever, essayez d'en prendre deux petits – quelque chose de léger après vous être levé, comme un verre de lait et une tranche de pain complet, puis un petit déjeuner plus consistant ou une collation une heure après.

Burrito aux épinards et au saumon fumé spécial petit déjeuner

2 cuil. à soupe de ricotta
1 tortilla au blé complet de taille moyenne
30 g de saumon fumé coupé en lanières
2 œufs brouillés dans une poêle antiadhésive
40 g de pousses d'épinard hachées
1 oignon nouveau émincé

Étalez la ricotta sur la tortilla, puis disposez le saumon, les œufs, les épinards et l'oignon nouveau. Repliez les extrémités de la galette et savourez.

Pour 1 portion : 372 calories, 38 g de protéines, 25 g de glucides (3 g de fibres, 2 g de sucre), 16 g de matières grasses, 477 mg de cholestérol, 392 mg de sodium.

Omelette aux asperges et au brocoli

5 gros œufs
Quelques brins de persil haché
1 filet de sauce soja
2 cuil. à café d'huile d'olive
2 bouquets de brocoli
5 pointes d'asperges hachées
40 g de haricots verts coupés en deux
75 g d'épinards
1 gousse d'ail, hachée
1 tour de moulin à poivre noir

1. Mélangez les œufs, le persil et la sauce soja dans une jatte.

2. Faites chauffer l'huile dans une poêle et faites revenir le brocoli, les asperges, les épinards, l'ail et le poivre noir pendant 5 min.

3. Versez le mélange aux œufs sur les légumes. Mélangez le tout pendant 30 secondes, puis laissez reposer 1 min. Remuez de nouveau jusqu'à ce que l'omelette soit prise et laissez reposer encore 1 min. Pliez l'omelette en deux et dressez-la dans une assiette.

Pour 2 portions. Par portion : 223 calories, 15 g de protéines, 5 g de glucides (2 g de fibres, 2,5 g de sucre), 14 g de matières grasses, 525 mg de cholestérol, 172 mg de sodium.

Purée de fruits gourmande au quinoa

1 tasse (150 g) de quinoa rincé
2 tasses de jus de pomme
40 g de noix concassées
1 tasse de baies bio
1 pincée de cannelle
3 feuilles de menthe

1. Dans une casserole, portez le quinoa et le jus de pomme à ébullition, puis baissez le feu et laissez frémir.

2. Couvrez et laissez cuire le quinoa pendant 15 min jusqu'à ce qu'il soit translucide.

3. Retirez la casserole du feu et laissez le quinoa reposer 2 min à couvert. Transférez-le dans un saladier et ajoutez les noix, les baies, la cannelle et la menthe.

Pour 2 portions. Par portion : 367 calories, 7 g de protéines, 62 g de glucides (6 g de fibres, 35 g de sucre), 12 g de matières grasses, 0 mg de cholestérol, 15 mg de sodium.

Porridge aux noix et aux canneberges

120 ml de lait concentré non sucré
2 cuil. à soupe de flocons d'avoine
1 cuil. à soupe de graines de lin en poudre
½ cuil. à café d'extrait de vanille
1 cuil. à soupe de noix hachées
1 cuil. à café de sirop d'érable
1 cuil. à soupe de canneberges séchées

1. Mélangez le lait et les céréales dans un saladier adapté au micro-ondes. Fouettez le mélange à la fourchette, puis passez-le 2 min au micro-ondes. Fouettez de nouveau. Cuire par tranche de 30 secondes (en remuant à chaque fois) jusqu'à ce que la préparation épaississe (env. 1 à 2 min). Incorporez les graines de lin et l'extrait de vanille, servez dans un bol, réservez.

2. Répartissez les noix sur une petite assiette allant au micro-ondes et préalablement huilée au pinceau ou avec un spray de cuisson. Arrosez-les d'un filet de sirop d'érable et passez-les 45 secondes au micro-ondes ou jusqu'à ce qu'elles grésillent. À l'aide d'une spatule, dressez les noix glacées sur le porridge et parsemez de canneberges.

Pour une portion : 370 calories, 14 g de protéines, 44 g de glucides (5 g de fibres, 21 g de sucre), 16 g de matières grasses, 35 mg de cholestérol, 140 mg de sodium.

Tortilla aux légumes

- 5 tortillas au maïs (15 cm de diamètre)
- 6 oignons nouveaux émincés
- 1 poivron rouge coupé en dés
- 1 petit piment jalapeño épépiné et finement haché (facultatif)
- 1 gousse d'ail hachée
- 1 cuil. à café de cumin moulu
- 1 boîte (420 g) de haricots noirs à teneur réduite en sel, rincés et égouttés
- 100 g de pousses d'épinard
- 1 grosse tomate coupée en dés
- 90 g de cheddar ou d'emmental râpé
- 4 cuil. à soupe de crème fraîche
- quelques feuilles de coriandre ciselée

1. Préchauffez le four à 180 °C (th. 6). Empilez les galettes sur une grande feuille de papier d'aluminium, humidifiez légèrement le dessus et refermez la feuille. Enfournez 10 min.

2. Pendant ce temps, mettez un peu d'huile d'olive à chauffer dans une sauteuse. Faites revenir les oignons nouveaux et le poivron rouge jusqu'à coloration. Ajoutez le piment jalapeño (si vous en utilisez), l'ail et le cumin. Laissez dorer le tout 2 min. Ajoutez enfin les haricots noirs, les épinards et la tomate et prolongez la cuisson de 2 min pour que tous les ingrédients aient bien le temps de cuire. Répartissez la préparation de façon homogène dans la poêle.

3. Hors du feu, parsemez la préparation de fromage et laissez-le fondre quelques minutes. Ajoutez la crème fraîche et parsemez de coriandre.

4. À la sortie du four, coupez les tortillas chaudes en quarts ou en larges bandes. Servez-les aussitôt avec la préparation aux légumes et au fromage.

Pour 4 portions. Par portion : *275 calories, 14 g de protéines, 30 g de glucides (9 g de fibres, 4 g de sucre), 13 g de matières grasses, 35 mg de cholestérol, 446 mg de sodium.*

Sandwich au bacon et au fromage

1 tranche de bacon (30 g)
½ cuil. à café d'huile d'olive extravierge
1 œuf
1 muffin anglais au blé complet
Environ 40 g d'épinards équeutés ou de pousses d'épinard
1 tour de moulin à poivre noir
1 tranche d'emmental, de gruyère ou de comté

1. Faites dorer la tranche de bacon dans une poêle antiadhésive et réservez.

2. Mettez l'huile à chauffer et faites cuire l'œuf au plat. Quand il est presque cuit, retournez-le délicatement et prolongez la cuisson d'encore 1 min. Déposez-le sur une moitié du muffin préalablement toasté et ajoutez la tranche de bacon.

3. Remettez la poêle sur le feu et laissez faner les épinards pendant 1 min environ. Donnez un tour de moulin et dressez sur le bacon. Ajoutez la tranche de fromage et refermez le sandwich.

Pour 1 portion. Par portion (avec de l'emmental) : *270 calories, 20 g de protéines, 28 g de glucides (6 g de fibres, 2 g de sucre), 12 g de matières grasses, 20 mg de cholestérol, 200 mg de sodium.*

Frittata aux légumes frais

4 champignons de Paris émincés
1 cuil. à soupe d'oignon haché
1 cuil. à soupe de poivron rouge coupé en dés
1 tour de moulin à poivre noir
2 œufs
½ petite tomate épépinée et coupée en dés
3 cuil. à soupe de lait
1 pain pita au blé entier, coupé en deux et grillé
½ avocat émincé

1. Faites chauffer une poêle à feu moyen avec un soupçon d'huile d'olive. Ajoutez les champignons, l'oignon, le poivron et poivrez. Faites revenir pendant 3 ou 4 min.

2. Pendant ce temps, mélangez les œufs, la tomate et le lait dans une jatte et fouettez jusqu'à ce que le mélange devienne mousseux. Versez dans la poêle et laissez cuire en remuant 3 ou 4 min, jusqu'à ce que les œufs soient fermes.

3. Garnissez chaque demi-pita avec les œufs et ajoutez des lamelles d'avocat.

Pour une portion : *436 calories, 22 g de protéines, 40 g de glucides (9 g de fibres, 7 g de sucre), 23 g de matières grasses, 428 mg de cholestérol, 411 mg de sodium.*

Muesli maison

6 tasses de flocons d'avoine
160 g d'amandes effilées
200 g de fruits séchés en morceaux
140 g de germe de blé grillé
70 g de graines de courges non salées
70 g de graines de tournesol non salées

1. Préchauffez le four à 160 °C (th. 5-6).

2. Répartissez les flocons d'avoine sur une plaque de four. Sur une deuxième plaque, faire de même avec les amandes. Enfournez les plaques et laissez cuire, en remuant souvent, jusqu'à coloration. Comptez 30 à 35 min pour l'avoine et 20 à 25 min pour les amandes.

3. Mettez les flocons d'avoine et les amandes dans un saladier et laissez refroidir complètement.

4. Ajoutez les fruits séchés, le germe de blé, les graines de courges et de tournesol, et mélangez le tout. Conservez la préparation dans un récipient hermétique.

5. Servez avec du lait ou un yaourt bio.

Pour 22 portions. Par portion : *190 calories, 7 g de protéines, 26 g de glucides (4 g de fibres, 7 g de sucre), 6,5 g de matières grasses, 0 mg de cholestérol, 11 mg de sodium.*

LE DÉJEUNER

Mettez l'accent sur les légumes, les légumineuses, les fruits, les noix et les céréales complètes.

Voyez votre déjeuner comme le point de ravitaillement qui vous permettra de faire le plein d'énergie pour être en forme tout l'après-midi. Pensez à consommez au moins 3 portions de légumes, qui se composent pour l'essentiel d'eau, de fibres et de vitamines. Ils vous aident à garder votre organisme bien hydraté et sont indispensables pour maintenir un bon équilibre alimentaire.

Sandwich de tortillas au poulet et à l'avocat

1 cuil. à café d'huile de colza
2 tortillas de maïs (15 cm de diamètre)
¼ avocat émincé
30 g de filet de poulet sans la peau, cuit et finement émincé
1 feuille de laitue ciselée
1 cuil. à café de sauce salsa
2 cuil. à café de coriandre fraîche ciselée

1. Dans une sauteuse, faites chauffer l'huile à feu moyen. Faites dorer les tortillas 1 min de chaque côté (elles deviendront croustillantes en refroidissant).

2. Placez les galettes sur un plan de travail. Sur l'une d'elles, déposez des lamelles d'avocat, le poulet, la laitue, la sauce, la coriandre et recouvrez avec la deuxième galette.

3. À l'aide d'un couteau bien aiguisé, coupez la préparation en 2 demi-lunes.

Pour 1 portion. Par portion : *264,5 calories, 13 g de protéines, 27 g de glucides (6 g de fibres, 1 g de sucre), 13 g de matières grasses, 24 mg de cholestérol, 112 mg de sodium.*

Salade d'épinards, patates douces rôties et sa sauce tiède orange/gingembre

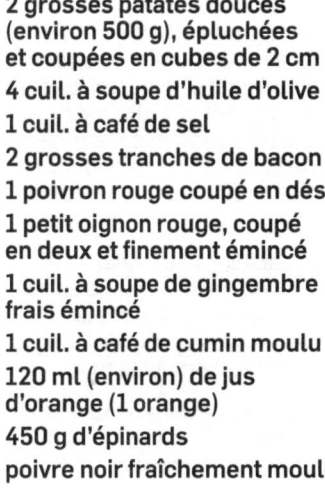

2 grosses patates douces (environ 500 g), épluchées et coupées en cubes de 2 cm
4 cuil. à soupe d'huile d'olive
1 cuil. à café de sel
2 grosses tranches de bacon
1 poivron rouge coupé en dés
1 petit oignon rouge, coupé en deux et finement émincé
1 cuil. à soupe de gingembre frais émincé
1 cuil. à café de cumin moulu
120 ml (environ) de jus d'orange (1 orange)
450 g d'épinards
poivre noir fraîchement moulu

1. Préchauffez le four à 200 °C (th. 6-7). Déposez les patates douces sur une feuille de papier sulfurisé, arrosez-les de 2 cuil. à soupe d'huile et assaisonnez-les avec les ¾ d'une cuil. à café de sel. Faites rouler les patates sur la plaque pour bien les enrober. Mettez à rôtir 30 min, en les retournant de temps en temps, jusqu'à ce qu'elles soient croustillantes et dorées à l'extérieur et tendres à l'intérieur. Sortez la plaque du four et laissez les patates jusqu'à utilisation.

2. Pendant la cuisson des patates douces, faites revenir le bacon dans une poêle à feu moyen en le retournant régulièrement jusqu'à ce qu'il soit croustillant. Égouttez-le sur du papier absorbant puis coupez-le en petits morceaux. Jeter la graisse rendue par le bacon et faites de nouveau chauffer la poêle à feu moyen en y ajoutant les 2 cuil. à soupe d'huile restantes. Ajoutez ensuite le poivron, l'oignon, le gingembre et le reste du sel. Faites-les revenir, en les retournant une ou deux fois : ils doivent être cuits mais garder leur croquant. Ajoutez ensuite le bacon et le cumin. Déglacer avec le jus d'orange et éteignez le feu.

3. Dans un saladier, mélangez les épinards, les patates douces, la sauce tiède et le poivre noir. Goûtez et rectifiez l'assaisonnement si nécessaire.

Pour 4 portions. Par portion : *274 calories, 7 g de protéines, 28 g de glucides (6 g de fibres, 10 g de sucre), 16 g de matières grasses, 4 mg de cholestérol, 799 mg de sodium.*

Salade de cresson aux nashis, betteraves jaunes et dés de truite fumée

350 g de betteraves non pelées
2 cuil. à soupe d'huile d'olive extravierge
3 ½ cuil. à café de jus de citron
2 cuil. à café de jus de yuzu (ou, à défaut, de jus de citron vert)
½ cuil. à café de sel
1 botte de cresson, débarrassé des tiges épaisses
2 endives émincées
2 nashis coupés en quartiers de 2 cm d'épaisseur
1 truite fumée (230 g environ), sans peau ni arête, détaillée en morceaux

1. Préchauffez le four à 200 °C (th. 6-7). Rincez les betteraves, enveloppez-les dans une feuille de papier d'aluminium et déposez-les sur une plaque de cuisson. Enfournez 1 h 15, jusqu'à ce que l'emballage cède sous la pression. Laisser refroidir puis enlevez la peau et coupez-les en petits quartiers.

2. Dans un saladier, faites une vinaigrette avec l'huile, le jus de citron, le jus de yuzu et le sel. Ajoutez le cresson, les endives et les nashis, et mélangez soigneusement le tout.

3. Dressez la salade dans 4 assiettes et garnissez avec les morceaux de betterave et de truite.

Pour 4 personnes. Par portion : *304 calories, 22 g de protéines, 32,5 g de glucides (15,5 g de fibres, 16 g de sucre), 11 g de matières grasses, 80,5 mg de cholestérol, 430 mg de sodium.*

Steaks végétariens au curry

2 cuil. à soupe d'huile d'olive ou de colza
1 oignon moyen haché
1 cuil. à café de curry en poudre
½ cuil. à café de coriandre moulue
½ cuil. à café de graines de fenouil pilées
200 g de champignons de Paris hachés
200 g de pois chiches cuits et égouttés
1 carotte moyenne râpée
75 g de noix concassées
3 cuil. à soupe de coriandre ciselée
1 pincée de sel
1 tour de moulin à poivre
Farine

1. Dans une poêle de taille moyenne, faites chauffer une cuillère à soupe d'huile à feu moyen.

2. Ajoutez l'oignon, le curry, la coriandre et les graines de fenouil. Faites suer en remuant souvent, jusqu'à ce que l'oignon devienne translucide (environ 2 min).

3. Ajoutez les champignons et mélangez. Couvrez et prolongez la cuisson de 4 min, jusqu'à ce que le jus s'écoule dans la poêle.

4. Retirez le couvercle et laisser cuire encore 3 min, le temps que le liquide s'évapore.

5. Transférez la préparation dans le bol d'un mixeur. Ajoutez les pois chiches et mixez jusqu'à ce que vous obteniez une consistance lisse. Versez la préparation dans un saladier.

6. Ajoutez la carotte, les noix, la coriandre, le sel et le poivre et mélangez soigneusement.

7. Farinez-vous légèrement les mains et façonnez 6 galettes d'environ 10 cm de diamètre à partir du mélange obtenu.

8. Faites chauffer le reste d'huile dans une grande poêle à feu moyen. Placez-y les galettes et faites-les dorer 4 min environ. Retournez-les et prolongez la cuisson de 4 min, pour qu'elles soient cuites à cœur. Servez dans du pain à hamburger ou avec des légumes.

Pour 6 steaks. Par portion : *170 calories, 6 g de protéines, 18 g de glucides (5 g de fibres, 4 g de sucre), 9 g de matières grasses, 0 mg de cholestérol, 18 mg de sodium.*

Porc en cocotte, sauce barbecue

1 cuil. à café de sel
1 cuil. à café de paprika
1 cuil. à café de chili en poudre
½ cuil. à café de cumin moulu
½ cuil. à café de poivre de Cayenne
1,8 kg d'épaule de porc coupée en 3 morceaux et dégraissée
1 oignon finement émincé
120 g de sucre roux
120 ml de ketchup
120 ml de vinaigre de cidre
60 ml de concentré de tomate
60 ml d'eau
2 cuil. à soupe de moutarde
2 cuil. à soupe de sauce Worcestershire
½ cuil. à café de tabasco

1. Mélangez le sel, le paprika, le chili, le cumin et le poivre de Cayenne. Frottez la viande avec ce mélange.

2. Dans une cocotte, placez le porc, l'oignon, le sucre brun, le ketchup, le vinaigre de cidre, le concentré de tomate, l'eau, la moutarde, la sauce Worcestershire et le tabasco. Couvrez et laissez mijoter 6 à 8 h.

3. Retirez la viande de la cocotte et désossez. Laissez reposer la viande pendant 10 min.

4. Détaillez la viande à l'aide d'une fourchette. Mélangez les lambeaux avec la sauce de la cocotte et servez dans un pain à hamburger.

Pour 12 portions. Par portion : *282 calories, 30 g de protéines, 14 g de glucides (1 g de fibres, 13 g de sucre), 11 g de matières grasses, 101 mg de cholestérol, 530 mg de sodium.*

Poisson grillé et salade de haricots blancs

2 cuil. à soupe d'huile d'olive extravierge

2 cuil. à soupe de jus de citron

1 cuil. à café de zeste de citron

1 pincée de gros sel

1 pincée de poivre

de 160 à 200 g de saumon ou de thon sans peau, grillés et coupés en morceaux

200 g de haricots blancs cuits

100 g de haricots verts cuits

1 tasse de tomates cerise

1 cuil. à soupe d'oignon rouge finement haché

1 cuil. à soupe de sauge fraîche finement ciselée ou de feuilles de romarin hachées

1. Dans un grand saladier, fouettez l'huile, le zeste et le jus de citron, le sel et le poivre. Prélevez 1 cuil. à soupe de l'assaisonnement et versez-le dans une jatte avec le poisson.

2. Dans le grand saladier, ajoutez les haricots blancs, les haricots verts, les tomates, l'oignon et la sauge ou le romarin et mélangez avec la sauce.

3. Dressez la salade de légumes dans 4 assiettes et disposez le poisson sur le dessus. Servez à température ambiante ou froid.

Pour 4 portions. Par portion : *374 calories, 32 g de protéines, 31 g de glucides (8,5 g de fibres, 3 g de sucre), 14 g de matières grasses, 60 mg de cholestérol, 116 mg de sodium.*

Potage aux haricots blancs, chou frisé et herbes fraîches

3 tranches de bacon finement hachées
1 cuil. à soupe d'huile d'olive
1 oignon moyen finement haché
4 gousses d'ail hachées
1 l de bouillon de poulet
250 g de haricots cannellini cuits
1 petite branche de romarin frais
1 branche de sauge fraîche
150 g de chou frisé finement haché
sel et poivre

1. Dans une cocotte à fond épais, faites cuire le bacon à feu moyen jusqu'à ce qu'il ait rendu sa graisse et qu'il soit croustillant (environ de 10 à 12 min).

2. Jetez la graisse du bacon et versez l'huile d'olive. Augmentez le feu et faites suer l'oignon et l'ail 5 min, jusqu'à ce que l'oignon soit tendre et translucide.

3. Ajoutez le bouillon, les haricots, le romarin et la sauge, et portez à ébullition. Réduisez le feu et laissez mijoter 15 min à feu doux. Retirez du feu et jetez le romarin et la sauge.

4. Transférez la moitié des aliments solides dans un robot et mixez jusqu'à ce que vous obteniez une consistance lisse.

5. Versez l'appareil dans la cocotte et mélangez bien. Portez la soupe à ébullition, retirez la cocotte du feu et ajoutez le chou frisé. Salez et poivrez à votre convenance.

Pour 6 portions. Par portion : *291 calories, 18 g de protéines, 38 g de glucides (9 g de fibres, 1 g de sucre), 9 g de matières grasses, 8 mg de cholestérol, 214 mg de sodium.*

Saumon poché et salade de légumes à la moutarde au miel

2 filets de saumon (170 g chacun), rincés et essuyés

1 cuil. à café de persil frais ou lyophilisé

Jus de ½ citron

1 cuil. à café de poivre noir moulu + 1 pincée supplémentaire

120 g d'épinards

10 tomates cœur-de-pigeon ou tomates cerise coupées en deux

80 g de myrtilles

1 cuil. à café d'huile d'olive extravierge

40 g d'oignons doux hachés

1 gousse d'ail hachée

20 pointes d'asperges

½ poivron jaune découpé en lanières

1 cuil. à soupe de moutarde au miel (avec le moins de sel possible)

1 cuil. à soupe d'amandes effilées

1. Posez le poisson bien à plat dans une sauteuse. Recouvrez-le d'eau (environ 2,5 cm).

2. Ajoutez le persil, le jus de citron et le poivre noir.

3. Portez à ébullition et laissez bouillir à feu moyen de 10 à 15 min, ou jusqu'à ce que la chair du poisson soit opaque.

4. Grattez légèrement la peau et la ligne de gras.

5. Dressez les épinards, les tomates et les myrtilles dans 2 assiettes. Déposez le poisson dessus.

6. Dans une autre poêle, faites suer l'oignon et l'ail dans l'huile. Faites-les revenir 2 min à feu moyen, ou jusqu'à ce qu'ils soient dorés.

7. Ajoutez les asperges, le poivron jaune et une pincée de poivre noir.

8. Réduisez le feu et faites cuire les légumes 2 ou 3 min, jusqu'à ce qu'ils soient tendres mais encore croquants.

9. Ajoutez la moutarde au miel et faites légèrement caraméliser la moutarde (environ 30 secondes).

10. Disposez la préparation sur le saumon et parsemez de quelques amandes.

Pour 2 portions. Par portion : *496 calories, 42 g de protéines, 33 g de glucides (10 g de fibres, 13 g de sucre), 23 g de matières grasses, 100 mg de cholestérol, 238 mg de sodium.*

Le dîner

Privilégiez les légumes et notamment les légumes verts à feuilles, ainsi que les viandes maigres, le poisson, les haricots et autres légumineuses.

Les études montrent que si, en entrée, vous prenez une petite salade verte assaisonnée avec de l'huile d'olive et du vinaigre ou des légumes vapeur, riches en acide folique, tels que le chou frisé, les épinards, le chou vert et les bettes, vous réduirez de 12 % votre apport global en calories qui plus est, de par leurs fibres, ces légumes aident à diminuer la sensation de faim et les nutriments qu'ils contiennent sont excellents pour le système immunitaire. En outre, les légumes verts, riches en acide folique, ont des vertus antidépresseur.

Maquereau grillé avec vinaigrette de Dijon

120 ml d'huile d'olive
1 cuil. à soupe de moutarde de Dijon
jus de 2 citrons
1 poignée de persil frais
2 filets de maquereau
80 g de chou frisé
sel et poivre, selon le goût

1. Battez l'huile d'olive, la moutarde, le jus de citron et le persil en vinaigrette.

2. Assaisonnez le poisson avec le sel, le poivre et une cuillerée de vinaigrette. Faites-les cuire au gril 3 ou 4 min par face, jusqu'à ce qu'ils soient légèrement grillés et fermes au toucher.

3. Pendant la cuisson du poisson, faites cuire le chou à la vapeur.

4. Mélangez le poisson et le chou puis, au moment du service, arrosez généreusement l'ensemble de vinaigrette.

Pour 2 portions. Par portion : *347 calories, 25,5 g de protéines, 33 g de glucides (8 g de fibres, 1 g de sucre), 14 g de matières grasses, 93 mg de cholestérol, 161 mg de sodium.*

Filets de poulet en croûte de sauge et chips de chou croustillant

Pour les filets de poulet

1 blanc d'œuf

1 cuil. à soupe de graines de sésame

1 cuil. à soupe de graines de tournesol finement hachées

1 cuil. à café de sauge finement hachée

2 filets de poulet (60 g environ chacun)

1 tour de moulin à poivre noir

1 cuil. à soupe de moutarde brune épicée

1 cuil. à café de miel

Pour les chips de chou frisé

140 g de chou coupé en morceaux

1 cuil. à café d'ail haché

1 cuil. à café d'huile d'olive extravierge

½ cuil. à café de graines de sésame

sel et poivre

1. Préchauffez le four à 200 °C (th. 6-7). Badigeonnez une feuille de cuisson avec de l'huile de colza. Placez le blanc d'œuf dans une assiette creuse. Mélangez la moitié des graines de sésame, les graines de tournesol, la sauge et le poivre dans une autre assiette.

2. À l'aide d'une fourchette, plongez les morceaux de poulet dans le blanc d'œuf, puis dans le mélange de graines, en veillant à bien les enrober.

3. Sur un côté de la feuille de cuisson, déposez les blancs de poulet et vaporisez un peu de spray de cuisson dessus. Retournez les morceaux à l'aide d'une fourchette et vaporisez l'autre côté.

4. Dans un saladier, mélangez le chou avec l'ail, l'huile et le reste des graines de sésame de façon à bien l'enrober. Salez et poivrez. Déposez le chou sur l'autre moitié de la feuille de cuisson. (Remarque : il n'est pas nécessaire de l'étaler en une seule couche.)

5. Enfournez de 15 à 17 min, jusqu'à ce que le poulet soit cuit à cœur et que le chou soit croustillant et légèrement doré sur les bords. Retournez le poulet et mélangez le chou à mi-cuisson.

6. Mélangez la moutarde et le miel dans un petit bol et dégustez en trempant le poulet dans cette sauce.

Pour 1 portion : *385 calories, 37 g de protéines, 22 g de glucides (4,5 g de fibres, 6 g de sucre), 16 g de matières grasses, 66 mg de cholestérol, 324 mg de sodium.*

Porc mariné aux citron vert et fajitas de légumes aux épices

550 g de côtes de porc dans l'échine désossées, parées et émincées en lamelles de 1,5 cm environ

zeste et jus de 1 citron vert

3 gousses d'ail hachées

½ cuil. à café de fleur de sel

¼ cuil. à café de piment de Cayenne

¼ cuil. à café de poivre noir moulu

4 cuil. à café + 1 cuil. à soupe d'huile de colza

3 gros poivrons (un de chaque couleur), épépinés et coupés en lamelles de 1,5 cm d'épaisseur

1 gros oignon coupé en rondelles de 1,5 cm d'épaisseur

2 piments jalapeño épépinés et coupés en fines lamelles (portez des gants pour les manipuler)

40 g de feuilles de coriandre

12 tortillas de 15 cm de diamètre, réchauffées

1. Mélangez soigneusement le porc avec le zeste de citron vert, la moitié du jus, l'ail, le sel, le piment de Cayenne, le poivre et 2 cuil. à café d'huile, de façon à bien l'enrober. Laissez mariner la viande 30 min à température ambiante (ou toute la nuit au réfrigérateur).

2. Faites chauffer 1 cuil. à soupe d'huile dans un wok (ou dans une sauteuse de 26 cm de diamètre) à feu vif. Ajoutez les poivrons, l'oignon et les piments jalapeño, et faites-les revenir de 6 à 8 min jusqu'à ce que l'oignon et les poivrons soient tendres et légèrement grillés. Transférez les poivrons et les oignons dans un saladier en métal et mélangez-les avec la coriandre et le reste de jus de citron vert. Couvrez le saladier avec une feuille de papier d'aluminium et conservez la préparation au chaud.

3. Faites chauffer les 2 cuil. à café restantes d'huile dans le wok, toujours à feu vif, et faites revenir le porc 3 ou 4 min, le temps qu'il cuise à cœur mais sans perdre son fondant. Disposez la viande dans les tortillas chaudes et terminez par les légumes.

Pour 6 portions. Par portion : *521 calories, 29 g de protéines, 58 g de glucides (5 g de fibres, 6 g de sucre), 19 g de matières grasses, 60 mg de cholestérol, 837 mg de sodium.*

Noix de Saint-Jacques sautées sur lit d'haricots blancs et d'épinards

2 tranches de bacon coupées en petits morceaux
½ oignon rouge émincé
1 gousse d'ail hachée
90 g de haricots blancs rincés et égouttés
160 g de pousses d'épinard
450 g de belles noix de Saint-Jacques
Sel et poivre selon les goûts
1 cuil. à soupe (15 g) de beurre
jus de 1 citron

1. Mettez une casserole de taille moyenne à chauffer à feu doux et faites revenir le bacon jusqu'à ce qu'il devienne croustillant. Éliminez l'excédent de matière grasse, puis ajoutez l'oignon et l'ail et faites-les revenir 2 ou 3 min jusqu'à ce que l'oignon soit translucide. Ajoutez les haricots et les épinards et prolongez la cuisson jusqu'à ce qu'ils soient cuits. Conservez la préparation au chaud.

2. Mettez une grande poêle en fonte ou une sauteuse à chauffer sur feu moyen. Épongez les noix de Saint-Jacques avec du papier absorbant, salez et poivrez. Faites fondre le beurre dans la sauteuse, puis saisissez les noix de Saint-Jacques jusqu'à ce qu'elles soient bien caramélisées (environ 2 à 3 min par face).

3. Avant de servir, ajoutez le jus de citron sur les haricots et rectifiez l'assaisonnement. Dressez les légumes dans 4 assiettes creuses et déposez les noix de Saint-Jacques sur le dessus.

Pour 4 portions. Par portion : *284 calories, 28 g de protéines, 28 g de glucides (7 g de fibres, 2 g de sucre), 7 g de matières grasses, 50 mg de cholestérol, 400 mg de sodium.*

Haricots noirs et nouilles sautées aux légumes

Pour la marinade sèche :

2 cuil. à soupe d'oignons déshydratés

2 cuil. à soupe d'ail en poudre

2 cuil. à café de persil lyophilisé

½ cuil. à café de gingembre moulu

¼ cuil. à café de petits piments pilés

½ cuil. à café de sel

Pour le sauté :

2 cuil. à café d'huile d'olive

2 poivrons rouges coupés en dés

1 petit oignon haché

1 petite courgette taillée en cubes

2 gousses d'ail émincées

450 g de nouilles shirataki (vermicelles de konjac) rincées sous l'eau chaude et égouttées

240 g de haricots noirs en conserve, égouttés et rincés

2 cuil. à soupe de sauce soja à teneur réduite en sel

2 cuil. à soupe de coriandre fraîche ciselée

Tabasco

1. Dans un petit saladier, mélangez les ingrédients de la marinade sèche.

2. Faites chauffer l'huile dans un wok ou dans une sauteuse en fonte à feu vif. Ajoutez les poivrons, l'oignon, la courgette et l'ail. Réduisez légèrement le feu et faites revenir les ingrédients 4 min en remuant de temps en temps : ils doivent être cuits, mais garder leur croquant.

3. Ajoutez les nouilles, les haricots, la sauce soja et la marinade sèche. Faites cuire le tout à feu moyen pendant 3 ou 4 min et remuez souvent pour que tous les ingrédients soient bien chauds. Ajoutez la coriandre et mélangez.

4. Ajoutez quelques gouttes de tabasco selon les goûts.

Pour 4 portions. Par portion : *106,5 calories, 5 g de protéines, 18 g de glucides (5 g de fibres, 4 g de sucre), 3 g de matières grasses, 0 mg de cholestérol, 538,5 mg de sodium.*

Tomates séchées, feta et poulet aux épinards

- 2 cuil. à soupe de tomates séchées, coupées en petits morceaux
- 2 cuil. à soupe de feta émiettée
- 2 cuil. à soupe d'olives hachées
- 2 gousses d'ail hachées
- 1 cuil. à soupe de vinaigre balsamique
- 2 filets de poulet bio
- huile d'olive extravierge
- sel et poivre noir
- 80 g d'épinards bio

1. Préchauffez le four à 230 °C (th. 7-8). Dans un saladier, mélangez les tomates, la feta, les olives, 1 gousse d'ail hachée et le vinaigre.

2. Frottez le poulet avec l'huile d'olive, le sel et le poivre. À l'aide d'un petit couteau bien aiguisé, tranchez délicatement le long de la partie épaisse du filet, de façon à former une poche. Garnissez cette ouverture avec la préparation aux tomates et déposez les filets sur une plaque de cuisson.

3. Enfournez pour 25 min environ. Nappez les filets avec le reste de garniture.

4. Pendant la cuisson du poulet, faites sauter les épinards et l'ail haché avec une cuillère à soupe d'huile d'olive. Servez avec le poulet.

Pour 2 portions. Par portion : *634 calories, 60 g de protéines, 29 g de glucides (2 g de fibres, 4 g de sucre), 29 g de matières grasses, 153 mg de cholestérol, 791 mg de sodium.*

Lentilles corail et burritos aux légumes

10 tomates séchées
25 cl d'eau bouillante + 60 cl
240 g de lentilles corail rincées à l'eau claire
1 cuil. à soupe d'huile d'olive
40 g d'oignons hachés
40 g de bouquets de brocoli coupés en petits morceaux
40 g de bouquets de chou-fleur coupés en petits morceaux
80 g de carottes coupées en fines rondelles
380 ml de sauce tomate
1 cuil. à café de curry en poudre
½ cuil. à café de cannelle
4 tortillas au blé complet (20 cm de diamètre), réchauffées

1. Placez les tomates dans un bol, recouvrez-les d'eau bouillante et laissez-les se réhydrater pendant 10 min, jusqu'à ce qu'elles soient tendres. Égouttez-les, en conservant 120 ml du jus.

2. Coupez les tomates en petits morceaux et réservez.

3. Dans une casserole, placez les lentilles et recouvrez avec 60 cl d'eau et le liquide de trempage. Portez à ébullition, puis réduisez le feu et laissez frémir de 6 à 10 min, jusqu'à ce que les lentilles soient juste tendres. Égouttez-les et réservez.

4. Faites chauffer l'huile à feu moyen dans une grande poêle en fonte ou en Inox. Ajoutez les oignons, le brocoli, le chou-fleur et les carottes et faites-les revenir 4 ou 5 min, le temps de les attendrir. Incorporez la sauce tomate, le curry et la cannelle. Ajoutez les lentilles et les tomates séchées. Laissez mijoter de 15 à 20 min jusqu'à ce que la sauce ait légèrement épaissi.

5. Dressez la préparation dans les tortillas, roulez et savourez !

Pour 4 portions. Par portion : *331 calories, 19 g de protéines, 61 g de glucides (13 g de fibres, 9 g de sucre), 5 g de matières grasses, 0 mg de cholestérol, 787 mg de sodium.*

Papillotes de truites aux fines herbes

2 filets de truite arc-en-ciel

1 citron coupé en fines rondelles

1 cuil. à soupe + 2 cuil. à café d'huile d'olive extravierge

herbes fraîches : basilic, persil, cerfeuil ou livèche

fleur de sel et poivre du moulin

200 g de bette, coupée en petits morceaux

1. Préchauffez le gril à feu moyen ou le four à 220 °C. Placez chaque filet, peau vers le bas, sur une double épaisseur de papier d'aluminium. Sur la chair, déposez les rondelles de citron, 1 cuil. à café d'huile d'olive et quelques brins d'herbes. Salez et poivrez selon votre goût. Repliez la feuille de papier d'aluminium pour former des papillotes.

2. Placez les papillotes sur le gril (ou, si vous utilisez le four, sur une grande plaque) et faites-les cuire de 10 à 12 min.

3. Pendant ce temps, faites revenir les côtes de bette avec le reste d'huile d'olive.

4. Quand le poisson est cuit, retirez-le du gril ou du four. Laissez les filets reposer pendant 2 min avant de les servir avec les côtes de bette.

Pour 2 portions. Par portion : *185 calories, 20 g de protéines, 1 g de glucides (0 g de fibre, 0 g de sucre), 11 g de matières grasses, 56 mg de cholestérol, 312 mg de sodium.*

Porc à la moutarde et au sirop d'érable

2 côtelettes de porc
1 cuil. à soupe de sirop d'érable
1 cuil. à soupe de moutarde fine
1 cuil. à café d'huile d'olive
1 petite gousse d'ail pilée
sel et poivre du moulin

1. Préchauffez une poêle en fonte à feu moyen.

2. Dans un petit saladier, mélangez le sirop d'érable, la moutarde, l'huile, le sel et le poivre.

3. Placez les côtes de porc et la préparation à la moutarde dans un sac congélation : fermez-le et secouez pour bien enrober la viande.

4. Placez les côtes de porc dans la poêle et faites-les revenir 3 ou 4 min de chaque côté. Une minute avant la fin de la cuisson, versez le reste de marinade à la moutarde sur la viande.

Pour 2 portions. Par portion : *282 calories, 39 g de protéines, 9 g de glucides (0 g de fibres, 6 g de sucre), 9 g de matières grasses, 123 mg de cholestérol, 575 mg de sodium.*

Les collations

Privilégiez les produits laitiers, les protéines, les céréales riches en fibres, les fruits, les noix, les haricots et autres légumineuses.

Si vous voulez perdre du poids et ne pas en reprendre, les collations sont indispensables. Les études montrent que les personnes qui choisissent de ne pas manger entre les repas ont tendance à consommer plus de calories sur l'ensemble de la journée : en effet, la sensation de faim nous pousse souvent à faire de mauvais choix alimentaires. De ce fait, il faut prévoir des collations qui allient toujours des glucides riches en fibres (fruits, céréales complètes, etc.), pour stimuler le cerveau, et de « bonnes » graisses ou protéines pour se sentir rassasiée plus longtemps.

Graines de courge grillées sucrées-salées

250 g de graines de courge
2 cuil. à soupe de sirop d'érable pur
1 ½ cuil. à café de fleur de sel
½ cuil. à café de paprika ou de poivre de Cayenne

1. Préchauffez le four à 220 °C. Mélangez les graines de courge, le sirop, le sel et le paprika ou le poivre de Cayenne dans un bol jusqu'à ce que les graines soient bien enrobées.

2. Placez une feuille de papier sulfurisé sur la plaque du four : étalez les graines et le reste du liquide et faites griller de 10 à 15 min, jusqu'à ce qu'elles soient bien dorées et parfumées. Laissez-les refroidir. Vous pouvez les conserver jusqu'à 5 jours à température ambiante dans un récipient hermétique.

Pour 16 portions. Par portion : *133 calories, 5 g de protéines, 4 g de glucides (1 g de fibres, 1,5 g de sucre), 11 g de matières grasses, 0 mg de cholestérol, 184 mg de sodium.*

Salade de pois chiches et tomates

120 g de pois chiches cuits
1 petite tomate coupée en dés
½ cuil. à soupe d'huile d'olive extravierge
jus de ½ citron
1 pincée de sel et de poivre noir

Mélangez les pois chiches, la tomate, l'huile d'olive et le jus de citron. Ajoutez une pincée de sel et de poivre.

Pour 1 portion. Par portion : 217 calories, 8 g de protéines, 28 g de glucides (7,5 g de fibres, 7 g de sucre), 9 g de matières grasses, 0 mg de cholestérol, 301,5 mg de sodium.

Muesli aux fruits et aux amandes

120 g flocons d'avoine
75 g d'amandes non salées et grillées
3 cuil. à soupe de graines de lin entières
1 cuil. à café de cannelle
30 g de germe de blé grillé
4 mesures de protéines de lactosérum à la vanille
2 cuil. à soupe de sucre roux
3 cuil. à soupe de miel
25 cl d'eau
3 cuil. à soupe de canneberge déshydratées
3 cuil. à soupe de dattes hachées
2 cuil. à soupe de raisins secs

1. Préchauffez le four à 180 °C (th. 6).

2. Dans un grand saladier, mélangez l'avoine, les amandes, les graines de lin, la cannelle, le germe de blé, les protéines, le sucre roux, le miel et l'eau.

3. Vaporisez du spray de cuisson sur une grande plaque de four. Étalez la préparation sur la plaque de façon à former une couche uniforme.

4. Enfournez 1 h 30, en remuant toutes les 15 min, jusqu'à ce que les céréales soient dorées et croustillantes. Si elles ne sont pas assez colorées, prolongez la cuisson de 15 min, en veillant cependant à ne pas les faire noircir.

5. Retirez la plaque du four et laissez refroidir complètement la préparation.

6. Ajoutez les canneberges, les dattes et les raisins secs, et mélangez bien.

Pour 7 portions. Par portion : 417 calories, 24 g de protéines, 57 g de glucides (9 g de fibres, 23 g de sucre), 12 g de matières grasses, 20 mg de cholestérol, 28 mg de sodium.

Salade de céleri au thon

1 boîte de thon émietté, rincé et égoutté

1 cuil. à soupe de vinaigre balsamique

½ oignon finement haché

40 g de pomme finement hachée

1 cuil. à soupe de mayonnaise

poivre du moulin

2 branches de céleri, coupées en tronçons d'environ 7,5 cm

1. Mélangez le thon avec le vinaigre, l'oignon, la pomme, la mayonnaise et le poivre dans un bol.

2. Répartissez la préparation dans les branches de céleri, réservez au frais pendant une heure ou deux et savourez.

Pour 2 portions. Par portion : *214 calories, 19 g de protéines, 7 g de glucides (1 g de fibres, 5 g de sucre), 12 g de matières grasses, 26 mg de cholestérol, 160 mg de sodium.*

Yaourt grec aux abricots et au miel

2 yaourts grecs nature

2 cuil. à soupe de miel

½ cuil. à café d'extrait de vanille

6 abricots, coupés en deux dans le sens de la longueur

Fouettez le yaourt, le miel et la vanille dans un bol. Versez le mélange sur les abricots et servez.

Pour 2 portions. Par portion : *69 calories, 4 g de protéines, 13 g de glucides (1 g de fibres, 12 g de sucre), 1 g de matières grasses, 2 mg de cholestérol, 12 mg de sodium.*

Salade de fruits aux amandes grillées

2 cuil. à soupe d'amandes effilées
3 oranges Navel de taille moyenne
1 gros pamplemousse rose
3 kiwis mûrs mais fermes, épluchés, parés et coupés en demi-lunes
2 cuil. à soupe de cerises en bocal

1. Placez les amandes dans une poêle en fonte. Faites les griller à sec en remuant souvent, jusqu'à ce qu'elles exhalent leurs arômes et qu'elles commencent à dorer.

2. À l'aide d'un couteau à dents, épluchez les agrumes et enlevez la peau blanche. En travaillant au-dessus d'un bol, levez les suprêmes d'orange et de pamplemousse en passant la lame du couteau entre chaque membrane pour ne garder que la chair. Une fois l'opération terminée, pressez les membranes au dessus du bol pour récupérer le jus.

3. Ajoutez les kiwis et les cerises, et mélangez délicatement le tout. Servez la préparation dans des coupelles et garnissez-les d'amandes grillées.

Pour 4 portions. Par portion : *143 calories, 3 g de protéines, 32 g de glucides (6 g de fibres, 16 g de sucre), 2 g de matières grasses, 0 mg de cholestérol, 4 mg de sodium.*

Yaourt minute au lin et aux fruits rouges

80 g de fruits rouges frais
1 cuil. à café de graines de lin moulues
250 ml de yaourt nature

Incorporez les fruits rouges et les graines de lin au yaourt, mélangez et savourez !

Pour 1 portion : *199 calories, 10 g de protéines, 20 g de glucides (3 g de fibres, 17 g de sucre), 9 g de matières grasses, 32 mg de cholestérol, 114 mg de sodium.*

Prenez une grande partie de vos calories le matin et vous perdrez du poids sans en reprendre ! En outre, vous n'aurez pas faim de la journée et brûlerez des calories facilement et naturellement – même pendant votre sommeil !

INDEX

A

Abdominaux, 16, 21, 28, 30, 32, 54-55, 68, 71, 77, 103, 111, 154, 177, 181-182, 192-193, 201, 208, 222, 229-231
  Exercices d'–, 181-182, 192-193, 212-215
Accident vasculaire cérébral (AVC), 14, 44, **63**, 130, 146, 222
Acide folique, **13-14**, 16, 24, 43, 129-130, 144, 151, 167, 225, 268
Acides gras oméga-3, 14, 18, 74, 86, 94, 127-128, 142, 149, 151-152, 228, 242, 248
Adrénaline, 56, **75**
Agressions, 69
Alcool, 8, 15, 48, **55**, **72**, 132, 170, 173, 226, 250
Alignement, 18, 25-26, 30, 31-32, 34, 233
Aliments indispensables, 141-150
Allégé, 114, 133, 147-148, 239
Antioxydants, 43, 57, 59, 141, 149, 151, 156, 160, 170-171, 225-228, 241-242, 245, 250
Appétit, 60, 72, 75, 82, **94**, 148-150, 156
Articulations, 15, 19, 41, **49**, **58**, 105, 169, 190-191, 251
Astuces, 14
Audition, 51
Avocat, 111, **142-143**, 165, **243**

B

Bacon, 123, 164
Baies, 43
Bar, 55
Barre chocolatée, 134, **252**
Bêta-carotène, 14, 60, 167
Biceps, 19, **55**, 110, 177, 191, 193, 211, 212, 216
Bière, **73**, 94, 100, 169
Bio (aliments), 77, 81, **85**, **111-112**, 158, 237, 244
Bisphénol A, 2, 85
Bœuf, 21, 61, 86, 120-121, 129, 145, 147, 155, 157, 159, 171, 176, **246**
Boissons, 8, 24, 25, 59, 74, 80, 86, 110, 127, 130-132, 137, 159, 166, **250**
  – énergisantes, 86, **132**
  – énergétiques, 86, **173**
Brunch, 254

C

Café, 91, 110, **113**, 123-124, 132, 137, 166, 168-**169**, 171, 227, **250**
Calcium, 44, 57-58, 81, 91, 114, 121-124, 135, 146-147, 152, 158, 239-240
Calories
  – (brûler) 12, 99-101, 103, 109, 114, 118, 143, 170, 200-202, **205-207**, 209, 221, 281
  Comptage des, – 136
Cancer
  – de la peau, 60
  – de la prostate, 52, 55, 61, 62, 141, 224, 246
  – des testicules, 44
  – du côlon, 64
  – du pancréas, 92
Cardio (entraînement), 41, 55, **71**-72, 177

INDEX

Céréales, 14, 18, 24, 43, 54, 77, 80, 84, 94, 113-114, 124, 134-135, 137, 140, **141**-142, 149, 150-152, 155, 158, **236**-237, 245
Cerveau, 13, 24, 43, 51, 59, 63-64, 74-75, 77, 80-81, 96, 108, 128, 131, 133, 151, 166-167, 172, 223, 227-228, 254, 277
Charcuterie, 246-**247**
Chewing-gum, 165
Chocolat, 121, 167, 171, 228, 252
– au lait, 171
– noir, 121, 167, 171, **282**, 252
Cholestérol, 52, 57, 63-64, 69, 112, 146, 149, 156, 22, 244, 246
Circulation sanguine, 53, 57, 63, 225
Coach, 13-14, 20, 40, 176, **194-195**
Cœur, 14, 47, **52**, 55-56, 58, **62**-63, 74, 77, 96, 100, 108, 127-128, 146, 149, 156-157, 170-171, 179, 195, 222, 228
Côlon, 64
Collations, 8, 127, 150, **152**-154, **277**
Cortisol, 20, 55-56, **75**, 77, 92, 125, 153
Courbatures, 201
Crucifères, 62
Crustacés, 248

D

Dégénérescence maculaire liée à l'âge (DMLA), 40, 61
Déjeuner, 134, **151**, 170, **260**
Deltoïdes, 19, 177
Dents, **46**-47, 59, 125, 166,
Dépression, 13-14, 42, 74, 123, 130, 144, 225
Diabète, 2, 6, 7, 41, **46**-47, 53, 63, 69-70, 73, 79, 103, 105, 160,
Dîner, 24, 72, 109, 120, **151**, 157-160, 226, **268**
Dos, 54
Douleurs, 12, 19-21, 22, 24-29, 32, 54, 59, 126, 164, 169, 177, 190, 201, 224, 227, 229, 243
– articulaires, 20, 22,
– du dos, 54, 59, 224, 229

E

Eau glacée, **14**, 206

Éjaculation précoce, 232-233
Entraînement, 19, 32, 41, 48, 62, **71**-73, 93, 107-108, 110, 125, 142, 145, 152-154, 156, 158, 160, 168-169, **175-179**, 194-195, **201**-202, 210-211, 222, 223, 229,
Épices, 245
Équilibre
– alimentaire, 94, 95, 124, 129, 135, 153, 220, 252, 260
– corporel, **25**, 27, **51**, 76, 190, 192
Érection, 15, 57, 222, 226, 228,
Problèmes d'–, 226, 228, 231
Étiquettes, **83-84**, 235, 237
Exercices, 2, 6, 7, 9, 12, 13, 15, 18-21, 32, 46, 48-49, 54-56, 71-72, 77, 102, 106-108, 126, 128, 142, 143, 148, 152-153, 156-157, 176-179, 190, 195, 198-200, 202, 210-211, 217, 219, 227, 229-230
– et aliments, 142, 153, 156-157,
Exemples d'–, 71-72
– machines à éviter, 190-193

F

Faim, (**6**, 10, 12, 15, 56, **70**, 78, 110, 118-119, 129, 131, 133, 141, 152, 157-158, 268, 277, 281
Famille (exercices en), 9
Fatigue, 14, 53, 55, 126, 252
Féculents, 236-**237**, 252
Fer, **113**, 244, 246
Fibres, 8, 18, 41, 46, **79**, 97, **113**, 124, 129, 137, 140-142, 146, 149-151, 155-157, 165, 225, 236-237, 241-245, 250, 254
Flexions, 22, 177, 182, 192-193, 212-213
Flux sanguin, 57-58, 64, 222
Footing, 15
Fromage, 120, 121, 123, 134, **146**, 148, 152, 155, 158-159, 166, **239**
Fructose, 74, 81, 131-132, 173
Fruits, 8, 43, 46, 50, 57, 80, 85, 91, 94-96, 113, 124, 127-131, 137, 140, 142, **148-149**, 151-152, 155, 158-160, **241-242**, 245
– de mer, 14, 113-114, **248**
– rouges, 158-160, 241

283

G

Glace/crème glacée, 18, 123, 146, 160, 236, **252**
Glucides, 6, 13, 74, 91, 93-95, 97, 102, 108, 123-**125**, 126, 139, 141, 142, 144, 150, 153-154, 157, 164, 236-252
Glycémie, 6, **46**, 75, 79, 129, 141, 252
Graines, 18, 42-43, 77, 100, 114, 120, 128, 142, 145, **149**, 151, 155-157, 172, 227, 228, 236
 – de lin, 18, 42, 128, 151, 155-157, **172, 228**,
 – de tournesol, 155, **227**-228
Graisse
 – abdominale, 14, **68-73**, 75, 109, 115, 128, 141, 147, 224
 (brûler), 4, 13, 7, 19, 25, 32, 71, 75, **99-100**, 106, 113, 124-125, 200,
Gueule de bois, 15, 124, 173

H

Hallux varus, 36
Haltères, 15, 20, 95, **177-179**, 201, 205
 Exercices d', 24-**25**, 177-189, 191, 205, **210-216**,
Hamburger, 10, 49, 73-74, 76, 134-135, 159, 236
Herbes, 245
Huile, 21, 24, 42, 49-50, 79, 94, 130, 140, **142**-143, 146, 151, 155, 157-165, **251**
Hypothalamus, **75**, 77

I

Indice de masse corporelle (IMC), 2, **47**, 53, 55
Jus de fruits, 81, 103, 131

L

Lait, 14, 44, 91, **112**, 121, 122, 124, 135, **146-147**, 155-156, 169, 172, 173, **239**
Légumes, 14, 43, 46, 50, 51, 57, 61, 62, 74, 85, 95-96, 113, 124, 127-130, 137, 140, 143, 148, 151, 155-157, 241, **243-245**

Légumes-feuilles, 51, 57, 74, 143, 151, 155, 167, **225**
Légumineuses, **144**, 155
Libido, 15, **52**, 147, 171, 228-229

M

Magnésium, 44, 57, 81, 100, 158, 225, 246, 252
Maladie d'Alzheimer, 74, 128, 130
Masse musculaire, 4, 9, 12-13, 32, 41, 45, 47, **51**, 55, 58, 63, 86, 91, 99, **105**-106, 108, 119-121, 125-126, 153, 195, 200-201, 246
Matières grasses, 6, 8, 21, 24, 42, 53, 55, 83, 86, 91, 94-95, 97, 102, 114, 123-124, 143, 147-148, 150, 152-153, 155, 157, 159, 161, 167, 172, 239, 246, **251**
Métabolisme, 12, 14, 25, 41, **49**, 53, 60, **69**, 75, 77-78, 85, 97, 100-106, 109, **110-114**, 128, 132, 133, 140, 149, 164, 173, 178-179, 201-202, 204, **210**, 222, 226
Minéraux, 42, 77, 141-142, 227, 236
Multivitamines, 47

N

Noix, 4, 14, 53, 55, 63, 74, 78, 111, 114, 127-128, 140, 142, 145, 148, **149-**152, 155, 158, 171, **242**

O

Œuf, 54, 94, 114, 120, 121, 123-124, 140, 144-145, **146**-148, 150, 155-157, 159-160, 164-165, **238**
Os, **44**, 146
Ostéoporose, 58

P

Pain, 76, 95, 120, 123-124, 134, 141-142, 145, 155-157, 159, 173, **236**
 – complet, 124, 141, 155-156, **236**
 – de seigle, 236
Pâtes, 21, 52, 95, 108, 141, 143, 145, 155, **237**
Pectoraux, 19, 28, 31, 34, 177, 191, 193, 212, 214
Petit déjeuner, 12, 53-54, 70, 80, 113, 118,

INDEX

120, **121-124**, 133, 145, 146, 148, **150**, 151, 154, 156-160, 237, **254**,
Phosphore, 44
Pieds en canard, 36
Pizza, 6, 8, 10, 41, 52, 123, 134-135, 152
Poignées d'amour, 3, 6, 25, 108
Poisson, 14, 49-50, 55, 86, 94, 121, 128, 142, 145, 147, 151-152, 160, 227, **248**
Pompes, 28-29, 31, 51, 107, 181, 185, 187, 191, 208, 212, 214-215
Portion, 43, 49, 60-61, 93, 97, 113, 121, 127-128, **137, 140**, 142-153
Potassium, 50, 58, 156-157, 198, 227
Poulet, 43, 73-74, 120-121, 155, 158-160, **246**
Poussé-développé, **183**, 213
Produits laitiers, 24, 51, 83, 91, 114, 121, 135, 137, 140, 145-**146**, 147-152, 155, 169, **239**, 254, 277,
Produits sucrés, 252
Prostate, 61
Protéines, 12, 13, 53, 58, 94-97, 102, 108, **111, 119-128**, 139, 141, 144-145, 148-160, 164-165, 223, 226, 236, 237, 239, 242, 245-248, 250

R

Radicaux libres, 15, 43, 48, 57, 156, 241, 245
Régime
  Atkins, 95
  Weight Watchers, 97
Résistance négative (exercices), 15
Respiration ventrale, 68
Riz, 41, 81, 121, 141-142, 145, 155, 157, **237**

S

Salade, 129, 130, **245**
Satiété (sensation de), 8, 70, 94, 151, 159
Saumon, 21, 49, 86, 114, 128, 149, 155, 166, 227, 248-**249**
Sel, 24, 50, 155, 157, 159, 239-240, 242, 247
Sels minéraux, 242
Sélénium, **61-62**, 78, 156-157, 172, 246

Sexualité, 15, 57, 221, **225**, 228-229
Sida (VIH), 45
Soda, 8, 80-81, 92, 130-**133, 252**
  Allégé, 133
Soja, **73-74**, 146, 155, 157, **245**
Sommeil, 21, 60, 76, 78, **82**, 103, 170, 173, 221, 242, 254, 281
Stress, 3, 20, 22, 32, **42**, 52-53, **55-56**, 59, **75-78**, 92, 111, 125, 143, 153, 164-165, 167, 173, 221, 223, 227
Substances chimiques, 85
Sucre, 13, 42, 46, 54, 73, 75-76, **79-81**, 83, 93, 102, 103, 108, 122-**123**, 131-133, 148, 155-158, 160, 165-168, 173, 223, 225, 236-237, 241, 243, **252**
  Lents, 236, 252
Système endocrinien, 85

T

Taux
  – de sucre dans le sang, 7, 73, 156, 255
  – métabolique, 106
Tension artérielle, 9, **50**, 52, 69, 146, 165, 223
Testostérone, 15, 41, 48-49, 53, **55**-56, 65, 146, 171, 228
Thé, **20**, 225, **250**
  Vert, **225**, 250
Thon, 49, 58, 86, 114, 120, 128, 155, 157, 160, **227, 249**
Trapèzes, 19, 213
Triglycérides, 69, 135, 146
Troubles
  – cardiaques, 222
  – de l'érection, 226, 228, 231

V

Ventre, 3, 6, 7, 17, 40, **47, 53**, 56, **68**-71, 77, 87, 102, 106, 108, 135, 224, 233
Viandes, 51, 61, 83, 86, 90, 91, 94, 111, 113, 120-121, 123, 134, 137, 140, 142, **144**, 147, 152, 155, 226, **246**
  Maigre, 86, 111, 113, **144**, 148, 151-152, 155, **246**
Vitamines, 14, 42, 57, 84, 123, 131, 141,

142, 149, 151, 227, 238, 241-245, 251
- A, 51, 59, 128, 241, 251
- B, 43, 129, 144, 165, 167, 225, 228, 237, 241, 246
- B6, 47
- B12, 47, 51, 238, 246-247
- C, 14, 48, 59, 156, 167, 172-173, 226, 241-242, 245
- D, 44, **114**, 128, 147, 169
- E, 4, 48, 81, 86, 149, 227, 242, 251
- K, 44, 58, 156

Vision, 60
Vue, 40, **51**, 153

Y

Yaourt, 53, 111, 121, 125, 135, 146-147, **148**, 158, **239**
- allégé, 144, **239**
- aux fruits, 239
- grec, 158
- sans matières grasses, 148

Yoga, 59

Z

Zinc, 42, 57, 77, 171, 226, 246